데스런
기능성 운동
BASIC

데스런 기능성 운동 BASIC

초판 1쇄 발행 2025년 3월 25일

지은이	윤현용
발행인	조상현
발행처	더디퍼런스
마케팅	조정빈
일러스트	석정현 · 이종범
포토	필립
편집	이명일
디자인	나인플럭스

등록번호	제2018-000177호
주소	경기도 고양시 덕양구 큰골길 33-170
문의	02-712-7927
팩스	02-6974-1237
이메일	thedibooks@naver.com
홈페이지	www.thedifference.co.kr

ISBN 979-11-6125-534-7 13510

데스런 기능성 운동 BASIC

윤현용 지음

더디퍼런스

추천의 글

"왜"와 "어떻게"가 담겨 있는 셀프 트레이닝북.
이 책은 우리에게 무작정 따라하라고 하지 않는다. 대신, 이 동작이 "왜" 중요한지를 먼저 알려준 후, "어떻게" 해야하는지를 가르쳐준다. '헬스장에서 늘 보던 이 동작에 이렇게 많은 의미와 이유가 있었던가?'라는 생각이 들 정도로 자세하게 알려주면서도, 책을 보고 우리가 쉽게 따라할 수 있도록 간결하고 편하게 동작을 알려준다. 그래서 이 책을 읽으면 당장 자리에서 일어나 몇 가지 동작을 따라하게 된다. 엉덩이 무거운 독자들을 일으켜 세워 운동을 시킬 정도로, 소설책도 수필도 아닌 이 책은 우리의 마음을 움직여 우리의 몸을 움직이게 한다. 정석을 따르지만 지루하지 않고, 쉬워 보이지만 제대로 하려면 어려운 데스런의 훈련법. 데스런 사단 윤현용이 직접 쓰고 사진을 찍은 책을 읽노라면 통찰력을 넘어 지도자로서의 사명감까지도 느껴지는데, 내가 도움을 받았듯, 몸 구석 구석 숨어있는 통증을 줄이고 싶은 사람들, 또 건강한 몸을 만들고 싶은 많은 사람들이 이 책을 접해 도움을 받길 바라본다.
우리에게 꼭 필요한, 정말 유익한 셀프 트레이닝북 – 데스런 기능성 운동 Basic!

박칼린 [공연 연출가]

운동의 본질을 다시 생각하게 만드는 책이다. 기구 없이도 신체 컨디션을 개선할 수 있다는 저자의 신념이 담겨 있으며, 그의 경험과 노하우가 고스란히 전해진다. 건강 증진, 체력 향상, 신체 기능 개선을 원하는 모든 이들에게 유용한 길잡이가 될 만한 책으로, 누구나 부담 없이 실천할 수 있는 운동법을 제시한다. 또한, 의학적 관점에서도 관절과 근육에 무리를 주지 않으면서도 효과적인 운동이 가능하도록 구성되어 있어 더욱 신뢰할 만하다.

배형주 [영상의학과 전문의]

저자는 회원 한 분 한 분에게 깊은 관심을 갖고 진심으로 트레이닝에 임했던 전문가입니다. 오랜 경험을 바탕으로 효과적이고 안전한 기능성 트레이닝을 완성해냈으며, 그의 노하우가 이 책에 집약되어 있습니다.

한상민 [무브라이프짐 대표 , 체육학 박사]

축하드립니다. 여러분께서는 좋은 트레이너의 값진 노하우를 책을 통해 습득할 수 있는 기회를 얻으셨습니다. 이 책은 이론에만 근거한 것이 아니라, 오랜 현장 경험을 바탕으로 수많은 수정을 거쳐 누구나 쉽게 실천할 수 있도록 구성되었습니다. 정확한 지식과 진심이 담긴 이 책이 여러분의 트레이닝을 더욱 즐겁고 의미 있게 만들어 줄 동반자가 되길 바랍니다.

윤진오 [여의도 케틀벨 대표]

저자는 부모님도 안심하고 믿고 맡길 수 있는 트레이너로, 트레이너들 사이에서도 진정성을 인정받는 전문가입니다. 끊임없는 학습과 노력의 흔적이 고스란히 담긴 이 책은 제가 담당하는 회원분들에게도 자신 있게 추천드립니다. 트레이너가 인정하는 진짜 트레이너의 진가가 담긴 이 책, 꼭 읽어보시길 권합니다.

우현아 [전 배구 선수 출신 , 온핏 필라테스 원장]

데스런 기능성 운동 베이직은 인간의 기능에 대한 기초적인 내용을 이해하기 쉽게 다루고 있고 모든 사람들에게 좋은 참고서 및 영감을 주기에 부족함이 없는 책이다. 지구상에 이보다 좋은 트레이닝 방법을 쉽게 정리해 놓은 책은 없다고 생각될 정도이다!

곽기설 [이루트핏 대표]

운동 정보가 넘쳐나는 시대, 중요한 것은 나에게 맞는 운동을 제대로 선택하고 지속하는 것입니다. 건강을 위해 좋은 음식을 고르듯이, 내 몸에 맞는 운동을 찾아 실천하는 것이야말로 장기적인 건강과 최고의 퍼포먼스를 유지하는 비결입니다.
이 책은 운동을 처음 시작하는 사람부터 전문적으로 즐기는 사람까지, 누구나 효과적인 운동을 할 수 있도록 돕는 최고의 가이드입니다.

김도희 [KLPGA 프로 골퍼]

운동을 시작할 때 우리는 종종 많은 고민에 빠지게 됩니다. 정보의 홍수 속에서 개인의 상태, 나이, 환경 등을 고려해 자신에게 맞는 운동을 선택하는 것은 결코 쉬운 일이 아닙니다.
이 책은 마치 에베레스트를 안내하는 셰르파처럼, "어떻게 운동을 시작해야 할까?"라는 고민에 길잡이가 되어줍니다. '건강'이라는 산을 오르기 위해 꼭 알아야 할 기초 지식과 운동 방법을 누구나 이해하기 쉽게 풀어냈으며, 다양한 상황에서 적용할 수 있도록 안내합니다.

이진 [스포츠 사이언스 랩(SSL) 헤드 코치]

이 책은 비전공자들에게 신체 구조와 안전한 움직임을 이해하도록 돕고, 운동 지도자들에게는 몸의 기능적 움직임을 다시 고민할 기회를 제공합니다. 단순한 동작을 따라 하는 것을 넘어, 왜 이런 움직임이 필요한지에 대한 근본적인 질문을 던지게 합니다. 운동을 처음 시작하는 사람부터 지도자로 성장하고자 하는 이들까지, 모두에게 의미 있는 통찰을 줄 수 있는 책입니다.

박아름 [아름답다 필라테스 원장]

왜 기능성 운동인가?

요즘은 헬스장, 필라테스, PT 스튜디오가 한 건물에 함께 있는 것을 흔히 볼 수 있다. 그만큼 과거보다 더 많은 사람들이 다양한 운동을 하고 있는 시대라고 볼 수 있다. 피트니스 업계에서 10년 넘게 일하면서 느낀 점은, 운동도 유행을 탄다는 것이다. 마치 요즘의 탕후루나 마라탕 가게처럼, 유행이 올 때는 우후죽순으로 매장이 생기지만, 유행이 지나면 문을 닫는 피트니스 센터들도 많다.

그래서인지 회원들과 상담을 하다 보면, 다양한 운동을 경험했다고 하지만 대부분 잠깐 발만 담근 정도인 경우가 많다. 사람들은 운동을 선택할 때 그 운동이 주는 효과를 먼저 떠올리며 필라테스를 하면 체형이 교정되고, 헬스를 하면 힘이 세지고, 요가를 하면 유연해질 것이라고 생각한다. 이런 생각은 반은 맞고 반은 틀리다. 필라테스나 요가로도 힘을 키울 수 있고, 헬스로도 체형 교정을 할 수 있다. 운동은 '어떻게' 하느냐에 따라 다양한 신체 개선 효과를 얻을 수 있다.

가장 중요한 것은 자신의 신체 상태에 맞는 운동을 선택하고 실행하는 것이다. 하지만 많은 사람이 운동 동작에 자신의 몸을 억지로 맞추는 경우가 있다. 이런 방식은 운동 효과를 떨어뜨릴 뿐만 아니라 부상 위험을 높일 수 있다.

예를 들어, 헬스장에서 근육 증가를 기대하며 자신의 체중보다 훨씬 무거운 무게로 스쿼트를 시도하는 경우를 생각해 보자. 고관절이나 발목의 유연성이 충분하지 않다

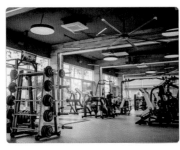 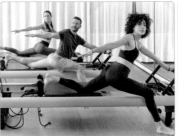 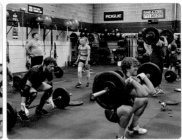

헬스 　　　　　　　　 필라테스 　　　　　　　　 크로스핏

면, 무게 중심이 흐트러지고 무릎에 과도한 부담이 가해져 부상으로 이어질 수 있다. 또, 필라테스를 시작하며 체형 교정을 기대했던 사람이 움직임에 대한 인지가 부족해 동작을 제대로 수행하지 못하면, 자세가 무너지고 특정 부위에 불필요한 긴장이 생겨 통증을 유발할 수도 있다. 이처럼 운동 자체는 훌륭하지만, 자신의 신체 상태를 고려하지 않은 무리한 동작은 오히려 문제를 만들기 쉽다. 운동은 그 자체로 문제가 되는 것이 아니라, 자신의 몸 상태를 충분히 이해하지 못하고 준비되지 않은 상태에서 시도하는 방식이 문제다.

이 책은 여러분이 자신의 신체를 깊이 이해하고, 각자에게 가장 적합한 운동법을 스스로 설계할 수 있도록 돕기 위해 썼다. 단순히 따라 하기식 운동에서 벗어나, 자신의 몸이 필요로 하는 움직임을 제대로 파악하고, 이를 바탕으로 효과적이고 안전한 운동 계획을 세울 수 있도록 안내하고자 한다.

모두가 자신만의 트레이너가 되어야 한다. 나의 몸은 평생 나와 함께하기 때문이다. 전문 트레이너가 항상 내 몸을 체크해 주는 것이 이상적이겠지만, 현실적으로는 불가능하다. 결국, 내 몸의 상태를 가장 잘 이해하는 사람은 나 자신이다. 운동도 마치 자신의 주량을 알고 술을 조절하듯, 자신의 신체 상태를 이해하고 이에 맞는 방식을 선택해야 한다.

운동은 단순히 체력을 기르는 것 이상이다. 나의 몸이 일상에서 더 건강하고 자유롭게 움직일 수 있도록 돕는 것이 진정한 운동의 목적이다. 기능성 운동은 관절과 근육의 기능을 회복하고, 신체의 균형을 바로잡으며, 효율적이고 안전한 움직임을 가능하게 한다는 점에서 필수적인 운동법이다.

나는 이 책을 통해 많은 사람들이 운동 중 흔히 겪는 부상과 통증의 원인을 스스로 이해하고, 이를 줄이는 방법을 배울 수 있기를 바란다. 나아가, 기능성 운동이 신체의 유연성과 강인함을 동시에 개발해 주고, 일상 생활과 스포츠 모두에서 더 나은 움직임을 만들어낼 수 있다는 사실을 경험하길 바란다.

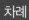

차례

PART 3 기능성 운동의 레시피 주요 관절 조리하기

PART4 상하체를 잇는 코어 기능성 운동

PART5 스포츠와 일상을 모두 개선하는 기능성 근력 트레이닝

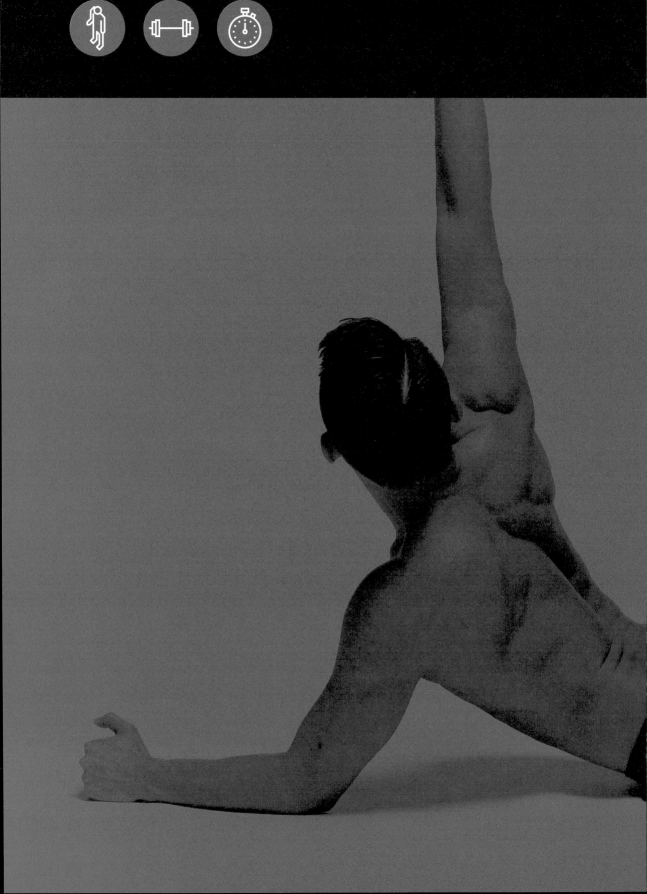

왜 기능성 운동인가?

내 몸이 원하는 운동은 따로 있다

나는 명확하지 않고 다양한 해석이 가능한 단어들을 좋아한다. 행복, 사랑, 우정, 부자와 같은 단어들은 사전적인 정의가 존재하지만, 사람마다 다르게 해석할 수 있어 그 의미가 무한히 확장될 수 있다. '기능'이라는 단어도 마찬가지다. 사전적으로는 특정 대상이 의도된 역할이나 목적을 수행하는 능력을 의미하지만, 실제로는 그 이상의 깊고 넓은 해석이 가능하다.

예를 들어 고관절을 생각해 보자. 고관절의 기본적인 기능은 체중을 지지하고 다리뼈를 움직이는 역할이다. 이것이 고관절의 사전적인 기능이라고 할 수 있다. 하지만 '기능성 운동'에서 말하는 고관절의 기능은 단순한 사전적 의미를 넘어선다. '체중을 잘 지지하기 위해 고관절을 어떻게 운동시켜야 할까?', '다리뼈를 잘 움직인다는 것은 무엇을 의미할까?', '걷거나 달릴 때 고관절만 사용하는 걸까?'와 같은 질문들이 기능성 운동의 핵심을 이루는 원칙들로 이어진다.

이러한 질문들에 답을 찾아가는 과정이 바로 기능성 운동의 넓은 의미로 해석될 수 있다. 기능성 운동은 단순히 고관절이 체중을 지탱하는 능력을 수행하는 데 그치지 않고, 신체가 더 효율적이고 안전하게 움직일 수 있도록 만드는 다양한 요소를 포함한다. 기능성 운동은 각 부위의 기능을 최적화함으로써, 일상 생활 속 다양한 움직임을 더욱 쉽게 만들어 주는 것이다.

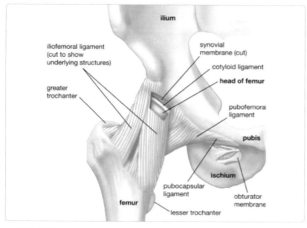

고관절의 구조

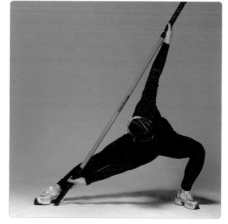

잘 움직이기 위한 고관절의 기능

고관절의 개별적인 기능을 최적화하면 우리가 앉았다 일어날 때나 걷거나 달릴 때 훨씬 더 자연스럽고 효율적인 움직임을 가질 수 있다. 또한, 고관절의 움직임을 개선하면 체중 지지와 같은 기본적인 역할을 더 효과적으로 수행할 수 있다. 이러한 관절의 개별적인 기능을 최적화하는 과정은 이후 다양한 움직임을 통합하고 협응하는 데 기초가 된다. 이 책은 각 관절의 기능을 최적화하여, 이를 통해 복잡한 움직임을 통합하고 협응할 수 있는 능력을 기르기 위한 기초편에 중점을 두고 있다.

'기능'과 반대되는 개념으로 '구조'가 있다. 구조는 어떤 대상이 어떻게 구성되어 있고, 그 구성 요소들이 서로 어떻게 연결되어 있는지를 설명한다. 고관절의 '구조'는 뼈, 연골, 인대, 근육 등 고관절을 이루는 요소들이 어떻게 배치되어 있는지를 의미한다.

과거에는 통증의 원인을 찾을 때 주로 구조에 집중했다. X-ray나 MRI 같은 영상의학 기술의 발전 덕분에 구조적 손상을 쉽게 발견할 수 있었기 때문이다. 그러나 최신 통증 과학은 통증의 원인이 단순히 구조적 문제에만 있는 것이 아니라는 점을 강조하고 있다. 그래서 요즘 병원에서는 운동 치료실을 쉽게 볼 수 있는 것이다. 구조의 문제가 아니라, 잘못된 기능이 통증의 원인이 될 수 있기 때문에, 기능적 접근이 필수적이라는 의미다.

물론 구조가 중요하지 않다는 뜻은 아니다. 구조를 잘 알아야 기능을 이해할 수 있고, 구조가 제대로 갖추어져 있어야 기능도 원활하게 발휘될 수 있다. 두 가지는 상호 보완적인 관계로, 균형 잡힌 신체 기능을 위해서는 구조와 기능 모두가 중요하다.

정리하자면, 기능성 운동이란 근육과 관절이 본래의 역할과 목적을 제대로 수행할

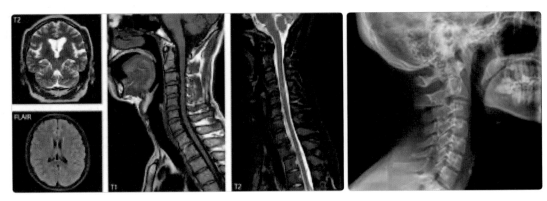

영상이 통증의 모든 것을 말해 주지 않는다.

수 있는 능력을 길러주는 모든 운동을 의미한다. 이 운동을 통해 자신의 신체에서 부족한 기능을 찾아내고, 필요한 운동을 스스로에게 적절히 처방하는 방법을 배우는 과정이다. 단순히 동작을 따라 하는 것이 아니라, 그 동작의 기능적 의미를 이해하고 몸에 적용함으로써 더 나은 신체 상태를 만드는 것이 바로 기능성 운동의 본질이다.

기능성 운동 필요 여부 체크리스트 (15가지 항목)

- [ ] 1. 신체에 불편한 곳이나 통증이 있는 곳이 있다.
- [ ] 2. 운동을 하다가 부상을 당한 적이 있다.
- [ ] 3. 간단한 스트레칭이나 움직임에도 관절이 뻣뻣하게 느껴진다.
- [ ] 4. 몸이 말을 듣지 않는다(몸치).
- [ ] 5. 몸의 움직임을 인지하는 것이 어렵고, 운동을 해도 어디를 운동하고 있는지 잘 느껴지지 않는다.
- [ ] 6. 어깨가 자주 뭉친다.
- [ ] 7. 균형 감각이 떨어진다.
- [ ] 8. 신체 불균형을 느낀다.
- [ ] 9. 대부분 앉아서 생활한다.
- [ ] 10. 30대 이상이다.
- [ ] 11. 내가 하고 있는 운동 동작에 대해 이해하고 설명하는 것이 어렵다.
- [ ] 12. 스스로 운동 프로그램을 짜는 것이 어렵다.
- [ ] 13. 저질 체력이다.
- [ ] 14. 몸을 공부하고 싶다.
- [ ] 15. 외적인 모습보다 내면의 건강이 더 중요하다고 생각한다.

5개 미만

기능성 운동의 중요성이 아직 와닿지 않을 수 있습니다. 하지만 책을 끝까지 읽고 실천하려는 노력을 멈추지 마세요. 배우고 나면 그 필요성을 자연스럽게 느끼게 될 것입니다.

5-10개

기능성 운동에 약간만 집중해도 신체의 부족한 부분이 보완되고, 전체적인 균형이 눈에 띄게 향상될 것입니다. 꾸준한 실천이 변화를 만듭니다.

10개 이상

이제 기능성 운동을 삶의 루틴으로 만들어 보세요. 일상에 자연스럽게 녹여낸다면 신체 건강뿐만 아니라 전반적인 삶의 질에서도 큰 효과를 경험할 수 있습니다.

당신의 몸은 3D로 움직이고 있나요?

기능성 운동은 신체가 가진 모든 움직임의 가능성을 극대화하기 위한 접근을 의미한다. 각 운동 동작은 단순히 따라 하는 것이 아니라, 그 움직임에 담긴 기능적 효과를 깊이 이해하고 해석해야 한다. 운동을 할 때에는 언제나 그 움직임의 논리(logic)를 파악해야만 진정한 효과를 얻을 수 있다. 운동 동작만 따라하면 몸이 좋아질 것이라는 기대를 버리고, 각 동작이 신체에 어떤 변화를 주는지 분석해야 한다. 이를 통해 어떤 부위에 집중하고, 어떤 자세에 주의를 기울여야 하는지 정확히 알 수 있게 된다.

이 책의 기능성 운동들은 신체의 세 가지 주요 평면을 활용한 동작을 다룬다. 신체는 해부학적으로 세 가지 평면으로 설명할 수 있다. 이 개념은 처음 접하면 이해하기 어려울 수 있지만, 간단히 말해 운동을 할 때 특정 방향에만 의존하지 않고, 다양한 방향으로 골고루 움직이는 것이 중요하다는 것을 뜻한다.

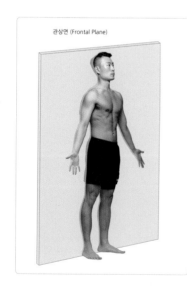 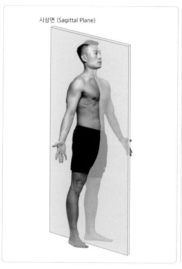 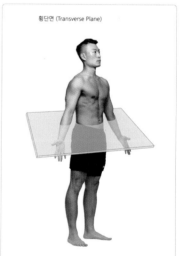

관상면 (Frontal Plane) · 시상면 (Sagittal Plane) · 횡단면 (Transverse Plane)

관상면 (Frontal Plane)

몸을 좌우로 움직이는 평면이다. 이 평면에서는 팔을 벌리거나 다리를 옆으로 움직이는 동작, 몸통을 좌우로 구부리는 동작들이 포함된다. 사이드 레터럴 레이즈와 같은 운동이 어깨를 관상면에서 움직이는 대표적인 운동이다.

시상면 (Sagittal Plane)

몸을 앞뒤로 움직이는 평면이다. 이 평면에서 이루어지는 동작으로는 고개를 숙이거나 젖히는 동작, 팔과 다리를 앞뒤로 움직이는 동작 등이 있다. 예를 들어 런지, 걷기, 달리기 같은 동작들이 시상면에서 이루어진다.

횡단면 (Transverse Plane)

몸을 위아래로 나누는 평면이다. 이 평면에서는 몸을 회전시키거나 고개를 좌우로 돌리는 동작이 이루어진다. 차에서 몸을 돌려 뒤에 있는 물건을 잡는 동작이나 몸통을 돌려 뒤를 바라보는 동작이 횡단면을 활용한 일상에서의 움직임이다.

모든 관절은 이 세 가지 평면을 따라 다양한 방향으로 움직인다. 이 개념은 해부학 교과서에서나 다룰만한 내용이지만, 실제 운동에서 이를 이해하고 활용하는 것은 매우 중요하다. 앞으로 진행할 운동들은 특정 방향으로만 움직이는 것이 아니라, 여러 방향에서 다양한 움직임을 골고루 활용하는 것을 목표로 한다. 이러한 접근을 통해 전신의 기능을 골고루 발달시킬 수 있다.

김요통(가명) 회원은 오랫동안 허리 통증으로 고생해 왔지만, 병원에서는 주사 처방과 꾸준히 운동하라는 조언뿐이었다. 하지만 헬스장에서 운동을 해도 허리 통증은 나아지지 않았다. 이후 기능성 운동 클래스에 참석하여, 신체의 세 가지 평면에서 척추의 움직임을 배우게 되었다. 허리의 움직임을 시상면뿐만 아니라, 좌우로 굽힐 수 있는 관상면의 움직임, 그리고 허리 보호를 위해 요추 위에 있는 흉추의 다양한 평면에서의 움직임과 회전 능력까지 길러 척추의 여러 면에서의 균형 잡힌 움직임을 발달시켰다. 이러한 과정에서 김씨는 자신의 신체가 다양한 방향으로 어떻게 움직여야 하는지 이해하게 되었고, 일상에서의 허리 통증도 눈에 띄게 줄었다. 만약 우리가 이러한 개념을 모른다면, 대부분의 생활이 앞뒤 방향으로 움직이는 시상면에 치우쳐 있기 때문에 몸이 불균형해질 수밖에 없다. 헬스장에서 하는 기구 운동들은 대부분 시상면의 움직임에 치우쳐 있어, 다양한 평면에서의 움직임을 소홀히 할 수 있다. 이로 인해 많은 사람들이 헬스장에서 운동을 하더라도 여러 방향에서 균형 잡힌 운동을 하지 못하고 있을 가능성이 크다. 그래서 기능성 운동의 프로그램을 구성하는 1원칙은 몸을 균형 잡히게 만들기 위해 신체가 움직일 수 있는 다양한 평면을 활용하는 것이다.

당신이 그동안 헬스장에서 했던 운동이 불균형한 프로그램?
헬스장에서 자주 하는 시상면에서의 운동들
– 트레드밀 걷기/달리기 : 시상면에서의 앞뒤 움직임
– 레그 프레스 : 시상면에서의 다리 앞뒤 움직임
– 덤벨 컬 : 시상면에서의 팔 굽힘 동작
– 런지 : 시상면에서의 다리 앞뒤 움직임
– 윗몸 일으키기 : 시상면에서의 몸통 굽힘 동작
– 트라이셉스 익스텐션 : 시상면에서 팔을 펴는 동작
– 시티드 로우 머신 : 시상면에서의 당기는 동작

이처럼 많은 운동들이 시상면에서의 움직임에 치우쳐 있어 균형 잡힌 신체 발달을 위한 다양한 평면의 움직임을 소홀히 할 수 있다. 헬스장에서 하는 모든 운동이 시상면에서의 움직임만 있는 것은 아니지만, 중요한 것은 시상면의 움직임이 나쁘다는 것이 아니라 다양한 신체의 면을 고려한 운동들을 균형 있게 조합하여 운동 프로그램을 설계해야 한다는 것이다.

통증 극복을 위한 기능성 운동 가이드

기능성 운동에 관심 있는 분들 대부분은 한 번쯤 부상을 경험했거나, 현재 통증 때문에 불편함을 느끼고 있을 것이다. 그래서 기능성 운동을 시작하려는 이유도 과거 부상을 반복하지 않기 위해서거나, 현재의 통증을 완화하기 위함일 것이다. 기능성 운동을 선택한 것은 훌륭한 결정이고, 분명 도움이 될 것이다. 하지만 통증이나 질환이 있는 분들은 꼭 기억해야 할 몇 가지 중요한 사항이 있다.

1 통증이 있다면 반드시 전문의에게 진단을 받아야 한다.

모든 통증이 구조적인 원인에서 오는 것은 아니지만, 그렇다고 모든 통증이 기능적인 문제로만 생기는 것도 아니다. 인대, 연골, 추간판 같은 구조물에 손상이 있을 경우 적절한 치료를 받으면서, 의사의 권고에 따라 운동을 병행하는 것이 안전하다. 여러 연구에서도 통증 재활 시 운동과 물리치료를 함께 했을 때 회복 속도가 더 빨랐다는 결과가 있다. 기능성 운동과 의료적 접근을 병행해 회복을 돕는 것이 중요하다.

2 만성 통증이 있거나 치료가 효과 없었다면 꾸준히 기능성 운동을 지속해야 한다.

만성 통증의 원인 중 하나는 예민해진 통증 감각 때문이다. 사소한 자극에도 통증 센서가 과민하게 반응한다는 뜻이다. 예를 들어, 허리 통증이 있는 사람이 물건을 주우려 할 때 실제로 허리를 숙이지도 않았는데 통증을 느끼는 경우도 있다. 이런 경우 통증에 대한 두려움으로 움직임은 점점 더 소극적으로 되고, 그 결과 신체는 계속해서 퇴화하며 통증이 악화되기 쉽다. 움직임에 대한 자신감을 회복하는 것이 무엇보다 중요하다. 낮은 강도의 기능성 운동부터 시작해 점진적으로 움직임에 대한 자신감을 얻으면 통증의 트라우마에서 벗어날 수 있을 것이다.

> **행동 지침 〉〉〉**
> - 운동 후 통증이 어떻게 변화하는지 운동 일지를 작성해 기록해야 한다. 어떤 운동이 긍정적인 효과를 주었는지 파악하면서 자신의 몸 상태를 더 잘 이해할 수 있다.
> - 하루에 단 5분이라도 간단한 스트레칭을 통해 작은 성공 경험을 쌓아야 한다. 이런 작은 성공들이 통증 극복에 필요한 자신감을 길러준다.

3 운동 후 다음 날 통증이 심하다면 운동 강도를 조절해야 한다.

무턱대고 운동 강도를 높이는 것은 부상의 원인이 될 수 있다. 중요한 것은 자신에게 맞는 강도를 찾는 것이다. 가능한 최소한의 강도로 시작해 천천히 높여가야 한다. 실제로 많은 사람들이 기능성 운동을 통해 근골격계 통증을 개선하고 몸의 기능을 향상시키는데, 그들의 공통점은 끊임없이 자신에게 맞는 운동 강도를 찾고, 점진적으로 도전해 왔다는 것이다.

> **행동 지침 〉〉〉**
> - 운동 강도를 조절하며 자신의 신체 반응을 기록하는 운동 강도 평가 체크리스트를 활용해야 한다.
> - 오늘의 기능성 운동 : 견갑골 운동
> - 통증 수준 (1-10) : 1
> - 운동 후 느낀 변화 (예: 통증 감소, 움직임 개선 등) : 견갑골의 움직임 훈련을 한 뒤, 평소 푸쉬업을 할 때 생긴 어깨 통증이 사라졌다.

스포츠 애호가들을 위한 기능성 운동 접근법

기능성 운동에 관심을 갖게 된 이유가 부상 때문이라면, 그 부상을 일으켰던 운동이 있을 것이다. 모든 운동과 스포츠는 어느 정도 부상의 위험을 동반한다. 하지만 한 번 부상을 경험했다고 해서 해오던 운동을 평생 그만두는 것만이 최선의 방법은 아니다. 운동을 건강하게 즐기기 위해 가장 중요한 것은 자신에게 맞는 기능성 운동을 찾아서 실천하는 것이다.

흥미 없는 운동을 계속하는 것만큼 고통스러운 일도 없다. 자신이 즐길 수 있는 운동 하나는 꼭 찾는 것이 좋다. 나의 재활 운동 수업의 마지막 단계도 계속 해왔던 운동을 다시 시작하거나, 즐길 수 있는 새로운 운동을 찾는 것이다.

운동을 오래 지속하려면 관절과 근육의 기능을 유지하고 발달시킬 수 있는 기능성 운동을 병행해야만 한다. 기능성 운동은 운동 중 발생할 수 있는 부상을 줄여주고, 오랫동안 운동을 즐길 수 있는 신체 조건을 만들어 준다.

> **행동 지침 〉〉〉**
>
> – 운동 전에는 기능성 운동을 준비 운동으로 활용해야 한다. 예를 들어, 축구를 하기 전에 고관절을 풀어주는 스트레칭을 하거나, 달리기 전에 무릎과 발목을 활성화하는 준비 운동을 하는 것이 좋다. 이런 준비 운동은 부상을 예방하는 것은 물론, 퍼포먼스를 높이는 데도 큰 도움이 된다.

많은 사람들이 기능성 운동을 시작할 때 기존에 하던 운동을 중단해야 하는지 궁금해 한다. 운동을 할 때 바로 통증이 있다면, 해당 문제를 먼저 개선한 후 다시 시작하는 것이 좋다. 통증이 없다면 운동을 계속해도 괜찮지만, 기능성 운동을 병행하면서 기존 운동의 동작과 자세를 더욱 개선해 나가는 것이 중요하다.

기능성 운동은 기존 운동을 보완하는 접근이다. 예를 들어 테니스를 즐기는 사람이 어깨 기능을 향상시키는 기능성 운동을 병행하면, 어깨 부상의 위험을 줄이고 더 안정적이고 강한 서브를 할 수 있게 된다. 기능성 운동은 기존 운동의 효과를 극대화하고 더 오래 지속할 수 있게 만든다.

운동 후에는 자가 평가를 해보자. '경기 전 기능성 운동이 부상이나 통증 완화에 어떤 긍정적인 영향을 주었는가?' 같은 질문을 스스로에게 던지고 기록하는 것이다. 이렇게 하면 앞으로의 운동 계획을 수정하고, 점진적인 개선을 위해 필요한 인사이트를 얻는 데 큰 도움이 된다.

1 운동 동작 분석하기

유명 셰프인 고든 램지는 요리의 완성도를 높이기 위해 항상 재료 하나하나를 철저히 분석하는 것으로 알려져 있다. 마찬가지로, 올림픽에 참가한 엘리트 선수들 또한 코치들과 함께 각 운동 동작을 철저하게 분석해 자신의 강점과 약점을 파악하고 개선한다. 요리를 잘하려면 재료의 특성을 이해하고, 각 재료들이 잘 어우러질 수 있게 배치해야 한다. 맛있는 음식에는 반드시 좋은 재료가 들어가듯, 운동도 마찬가지다. 요리를 잘하는 사람은 음식을 맛 보고 그 안에 어떤 재료가 들어갔는지 분석하는 능력이 뛰어나다. '다음에 이 재료를 한 번 써봐야지', '이 맛을 내기 위해 어떤 재료가 필요할까?'라는 질문을 통해 요리 실력을 키운다.

기능성 운동도 이런 식의 알아차림과 호기심이 중요하다. 움직임을 발달시키려면 배우는 동작이 어떤 관절의 움직임과 근육의 활용을 요구하는지 살펴볼 수 있어야 한다. 처음에는 동작을 완전히 이해하기 어려울 수 있다. 그래서 각 운동 동작을 배우기 전에 그 동작의 '움직임 재료'들을 소개하게 될 것이다. 움직임의 기초를 이해하고 나면, 앞으로 자신이 하는 모든 움직임을 분석할 수 있을 것이다.

운동을 하며 스스로에게 질문해 보자. '이 동작은 어떤 관절이 사용될까?', '이 관절의 움직임을 더 잘하려면 어떤 방법이 필요할까?', '이 동작에서 가장 중요한 근육은 무엇일까?', '이 동작이 일상 생활이나 스포츠에서 어떤 도움을 줄 수 있을까?'와 같은 질문을 던지며 깊이 있는 사고를 하는 것이 신체 기능을 발달시키기 위한 첫 걸음이다.

운동 동작 분석을 통한 통증 극복 사례

최날개(가명) 회원은 푸쉬업을 할 때 어깨 통증이 생겨 그 원인을 분석하기 시작했다. 배운 내용을 토대로 푸쉬업의 움직임을 분석하니, 푸쉬업을 할 때 사용되는 견갑골의 움직임이 자신은 잘 나오지 않는 것을 알아냈다. 이후 푸쉬업을 할 때 견갑골의 올바른 움직임을 훈련하기 시작했고, 이를 통해 푸쉬업 시 어깨 관절의 올바른 움직임을 얻어 통증을 극복할 수 있었다.

2 일상과 스포츠에서 적용하기

연구에 따르면 일상 생활에서의 신체 움직임 패턴을 이해하고 교정하는 사람들은 부상 위험이 크게 줄어 들고, 운동 능력이 향상된다고 한다. 예를 들어, 고관절의 움

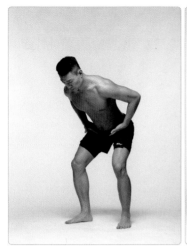
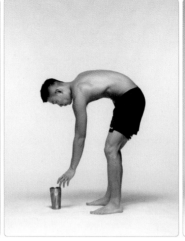
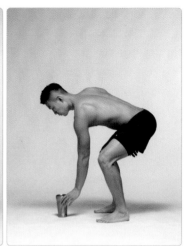

| 고관절 기능성 운동 | 고관절 기능을 제대로 사용하지 못한 예 | 고관절을 기능적으로 사용한 예 |

직임을 최적화하는 훈련을 받은 사람들은 스포츠 활동 중 안정적인 자세를 유지하는 능력이 더 뛰어나다는 결과가 있다. 올바른 관절의 움직임을 실제 상황에 적용하는 것이 얼마나 중요한지 알 수 있다. 이 책에서 배운 동작들도 실제 상황에서 활용하지 않는다면, 기능성 운동의 본래 목적을 잃은 것과 다름없다. 기능성 운동의 핵심 목적 중 하나는 일상이나 스포츠에서 좋은 움직임을 통해 부상과 통증을 예방하고, 효율적으로 힘을 발휘하기 위함이다. 고관절의 움직임을 배웠다면, 일상에서 물건을 주울 때나 운동 중에 다리를 사용하는 동작을 할 때 고관절이 어떻게 쓰이는지 생각해 보고, 배운 내용을 토대로 좋은 움직임으로 교정하는 노력이 필요하다. 이런 습관이 몸의 기능을 개선하고 부상을 줄이는 데 큰 도움이 될 것이다.

3 꾸준히 복습하기

박효율(가명) 회원은 주 1회 단체 클래스에만 참석했지만, 배운 내용을 매일 15분씩 스스로 복습하며 신체의 큰 변화를 경험했다. 반면, 이수동(가명) 회원은 매주 두 번 1:1 PT 수업을 받았지만 수업 외에 별다른 복습을 하지 않아 운동 효과를 충분히 느끼지 못했다. 박효율 회원과 이수동 회원의 사례는 꾸준한 복습이 얼마나 큰 차이를 만들어낼 수 있는지를 잘 보여주는 사례다. 실제로 주 1회 오프라인 단체 클래스에 참석하는 회원들이 주 2회 1:1 PT 수업을 받는 사람들보다 더 좋은 운동 효과를 내는 경우가 많다. 운동 효과에 가장 큰 영향을 미치는 변수는 얼마나 자주 운동을 했는가

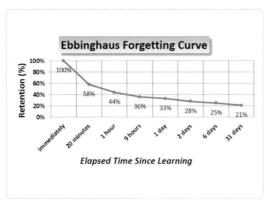

에빙하우스의 망각곡선

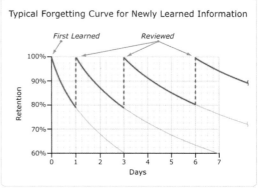

반복의 중요성

이다. 주 1회 수업을 듣더라도 배운 내용을 한 주 동안 스스로 복습하는 사람은 꾸준한 발전을 이룬다. 반면, 주 2회 PT 수업을 받더라도 수업 외에 개인 운동을 하지 않는 사람은 충분한 변화를 느끼지 못한다.

많은 수업에 참석하는 것이 빠른 효과를 낼 것이라고 생각할 수 있지만, 수업의 질이 아무리 좋아도 신체 변화를 이끌 만큼 충분한 시간을 투자하지 않으면 효과를 기대하기 어렵다. 꾸준히 반복하고 익히는 것이 결국 신체를 변화시키는 핵심이다.

에빙하우스의 망각곡선은 학습 후 시간이 지날수록 사람은 그 내용을 빠르게 잊어버린다는 사실을 보여주는 그래프다. 한 번 배운 내용을 반복하지 않으면 기억에서 사라지기 쉽다. 하지만 주기적으로 복습을 하면 망각의 속도를 늦출 수 있고, 배운 내용을 더 오래 기억할 수 있다. 운동도 마찬가지다. 운동은 몸의 움직임을 기억하고 근육의 사용법을 익히는 과정이다. 처음 운동 동작을 배울 때는 익숙하지 않아 힘들고 어려울 수 있지만, 꾸준히 반복하여 뇌에 움직임을 학습시키면 점차 근육이 강화되고 동작도 자연스러워진다. 다시 한 번 강조하지만, 신체를 기능적으로 발달시키기 위해서는 관절 움직임과 근육 사용을 얼마나 자주, 꾸준히 반복할 수 있는지가 가장 큰 영향을 미친다.

행동 지침 〉〉〉

– 매일 아침이나 저녁, 자신이 배운 운동 동작 중 하나를 10분 간 복습해 보자. 꾸준한 반복이 몸의 기능을 개선하고, 운동의 효과를 극대화하는 길이다.

4 자신에게 맞는 운동 강도 설정하기

운동에 대해 가장 많이 듣는 질문 중 하나는 "몇 회 해야 하나요?", "몇 세트를 해야 하나요?"와 같은 운동 강도 설정에 관한 것이다. 사실 이 책이 출간되기 전 원고에서는 각 운동의 횟수와 세트 수를 구체적으로 명시하지 않았다. 하지만 독자들에게 조금 더 명확한 가이드를 제공하기 위해 최종 편집 과정에서 횟수와 세트 수를 추가했다. 내가 다수에게 정보를 전달할 때, 횟수와 세트 수에 대한 언급을 자제하는 이유는 사람마다 체력 수준이 다를 뿐만 아니라, 사람들이 제시된 횟수에만 맞춰서만 운동하려는 경향이 있기 때문이다.

"몇 회 해야 하나요?"라는 질문은 마치 레스토랑에서 음식을 먹을 때 요리사에게 "저는 이 음식을 얼마나 먹어야 하나요?"라고 묻는 것과 비슷하다. 일반적인 1인분의 기준은 있지만, 얼마나 먹어야 할지는 개인의 기호, 체중, 소화 능력, 식습관 등 여러 요인에 따라 다를 수 있다.

운동에서도 마찬가지다. 이 책에서 소개하는 횟수와 세트 수는 저자가 제안하는 기본 레시피일 뿐 각자의 체력과 목표에 맞게 조정되어야 한다. 처음에는 책에 제시된 기준으로 시작해 본다. 그 후, 운동이 너무 쉽거나 어렵다고 느껴진다면 이를 바탕으로 횟수나 세트 수, 무게를 조정해 자신에게 맞는 강도를 설정해야 한다.

이 책에는 저자가 구성한 다양한 운동 프로그램이 수록되어 있다. 처음에는 이를 따라해 보다가, 나중에는 자신만의 프로그램을 만들 수 있어야 한다. 이 과정이 다소 어렵게 느껴질 수 있지만, '나만의 운동 루틴 만들기'를 지속적으로 시도해야 평생 내 몸을 관리할 수 있는 나만의 트레이너가 될 수 있다.

나만의 운동 강도 만들기 TIP

1. 낮은 횟수로 시작해서 점진적으로 증가시키기

운동을 처음 시작하거나 새로운 동작을 시도할 때는 무리하지 않고 낮은 횟수로 진행하는 것이 중요하다. 운동 후 몸의 상태를 점검하고, 점차 적응되면 횟수를 조금씩 늘려 나간다. 만약 5회조차 수행하기 어렵다면, 횟수를 조절하기보다는 자세를 더 쉽게 바꾸거나 난이도가 낮은 운동으로 대체해야 한다. 반대로, 설정된 횟수로도 자극이 없다면 운동 강도를 높일 수 있는 다른 변화를 시도해야 한다.

2. 가동 범위를 천천히 늘려 보기

처음부터 완벽한 가동 범위를 목표로 하기보다는 자신의 유연성과 관절 가동성을 고려해 천천히 동작 범위를 넓혀야 한다. 운동의 효과는 결과보다 동작 과정에서 나온다. 올바른 자세에 지나치게 집착하기보다는 동작의 주의점을 숙지한 뒤, 점진적으로 범위를 넓혀 보자. 같은 횟수라도 가동 범위에 얼마나 신경 쓰느냐에 따라 운동의 강도가 크게 달라질 수 있다.

3. 세트 간 휴식 줄여 보기

세트 간 휴식 시간을 줄이는 것만으로도 운동 강도를 높일 수 있다. 휴식을 줄이면 회복되지 않은 상태에서 운동을 이어가야 하므로 신체가 누적된 피로에 적응하면서 체력이 더욱 발전하게 된다. 이 방법은 운동 시간 대비 효율을 높이는 데도 효과적이다. 특히, 이 책에서 다루는 운동들은 무거운 무게를 다루는 운동이 아니기 때문에 긴 휴식이 필요하지 않다. 단, 자세가 무너지거나 운동 집중도가 떨어진다면 적절한 휴식 시간을 확보해야 한다.

4. 동작 속도에 변화 주기

같은 운동도 동작의 속도만 바꿔줘도 또 다른 운동 효과를 줄 수 있다. 일반적으로 천천히 운동하면 더 쉬울 것이라고 생각할 수 있지만, 꼭 그렇지는 않다. 천천히 동작을 진행하면 근육의 긴장 시간이 길어지고 더 많은 집중력이 요구되어 운동이 어려워질 수 있다. 반대로, 빠르게 동작을 진행하면 순발력과 폭발적인 힘이 필요해 또 다른 방식으로 강도가 높아진다. 속도는 단순히 방식의 차이일 뿐, 특정 속도로 한다고 해서 반드시 어렵거나 쉬워지는 것은 아니다. 어떤 속도가 어렵거나 쉬워지는지는 개인의 신체 능력과 동작에 대한 적응도에 따라 달라질 수 있다. 익숙하지 않은 방식으로 동작을 수행하면 새로운 자극을 통해 운동 강도를 높일 수 있다. 반대로, 익숙한 방식으로 동작을 수행하면 상대적으로 강도가 낮아질 수 있다. 일반적으로 초보자라면 천천히 동작을 수행하며 정확한 자세와 동작의 질을 높이는 것이 좋다.

5. 횟수 대신 타이머 설정하기

반복 횟수에 집중하기보다, 시간을 기준으로 운동을 설정하는 것도 좋은 방법이다. 스마트폰이나 타이머 앱을 활용해 운동 시간과 휴식 시간을 설정하면, 횟수를 세는 부담 없이 동작에만 집중할 수 있다. 이러한 방식은 인터벌 트레이닝이나 서킷 트레이닝으로 활용할 수 있으며, 자신에게 적합한 강도를 설정하면 짧은 시간 안에 높은 운동 효과를 기대할 수 있다.

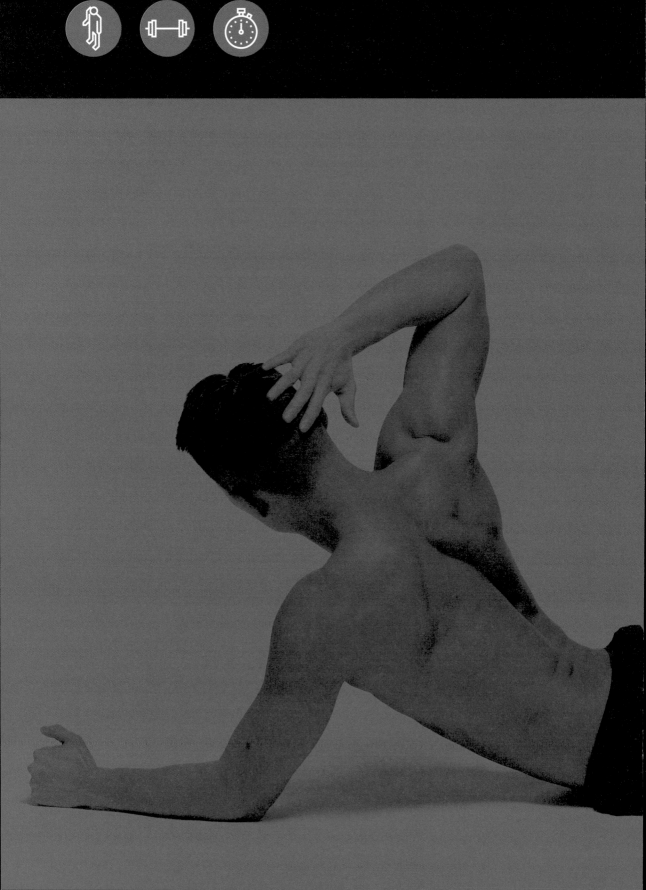

PART 2

움직임의 지능을 높이기 위한 30가지 필수 기능성 스트레칭

스트레칭만으로도
몸이 이렇게 달라진다고?

　첫 번째 파트에서는 전신을 유연하게 만드는 핵심 기능성 스트레칭에 대해 배운다. 월요일부터 토요일까지 매일 다섯 가지 스트레칭을 배우며, 6일 동안 총 서른 가지 동작을 학습하고 이를 매일의 루틴으로 활용하도록 구성되어 있다. 모든 스트레칭은 전신을 아우르는 기능성 스트레칭이지만, 각 요일마다 타깃하는 부위가 달라져 균형 있는 신체 발달을 돕는다. 이 스트레칭들은 단순히 근육을 늘려주는 수동적인 스트레칭이 아니다. 능동적으로 몸을 움직이며 근력을 사용해 신체 조절 능력을 함께 요구하는 동적 스트레칭으로, 근육과 관절의 기능적 범위를 확장하고 자연스러운 움직임을 유도한다. 또한 몸이 유연해지는 것을 넘어, 일상 속에서의 움직임이 더욱 편해지고 몸의 균형성을 향상시켜 준다.

　인스타그램에 올린 기능성 스트레칭 루틴 영상은 100만 조회수를 넘겼고, 많은 팔로워들이 이 영상을 보고 직접 따라하며 신체의 여러 문제를 해결했다는 후기를 남겼다. 한 회원은 오랜 기간 고질적인 허리 통증을 겪었지만, 이 프로그램을 통해 큰 개선을 경험했다고 한다. 또 다른 회원은 장시간 앉아 있는 생활로 생긴 목과 어깨의 뻣뻣함을 해소했다고 전했다. 이처럼 다양한 움직임 방향과 신체의 여러 면을 활용한 전신 스트레칭 프로그램은 한 부위를 집중적으로 개선하는 것이 아니라, 전체적인 신체 균형을 가꾸며 신체 문제를 개선하는데 도움을 준다.

과학적으로 스트레칭의 주요 효과는 신경계의 적응과 운동 및 감각 신경의 활성화를 통해 이루어진다. 이를 통해 근육이 늘어나는 범위를 신경계가 허용하면서 근육이 더 유연하게 느껴지게 된다. 근막의 유연성도 증가하여, 전신의 움직임이 부드러워지고, 일상에서 발생하는 통증이나 긴장감이 완화될 수 있다. 능동적인 스트레칭은 근력과 균형 감각을 향상시켜 신체의 안정성을 높이는 데 큰 기여를 한다. 이 과정에서 고유수용감각(proprioception)이 발달하여 신체 각 부분의 위치와 움직임을 더 잘 인지할 수 있게 된다.

특히, 이 스트레칭 루틴은 유연성 향상에만 그치지 않고, 자세 개선과 체형 균형, 통증 완화에도 큰 도움을 준다. 많은 사람들이 하루 대부분의 시간을 의자에 앉아 있거나 잘못된 자세로 보내는데, 이로 인해 특정 부위의 근육이 경직되고 불균형이 발생한다. 이러한 문제를 해결하기 위해 각 스트레칭은 몸의 다양한 부분을 활성화하고 긴장된 부위를 풀어주며, 나아가 근육 간의 협응을 통해 신체의 균형을 맞추도록 설계되어 있다.

이 프로그램의 강점은 일상 생활에서 쉽게 적용할 수 있다는 점이다. 스트레칭은 특별한 도구나 복잡한 준비 없이도 어디서든 수행할 수 있다. 아침에 일어나기 전, 점심 시간에 잠시 짬을 내서, 혹은 저녁에 하루를 마무리하며 할 수 있다. 꾸준히 반복할수록 몸의 변화는 점점 더 분명해질 것이다. 예를 들어, 아침 스트레칭을 통해 몸의 긴장을 풀고 하루를 활기차게 시작할 수 있으며, 퇴근 후에는 스트레칭을 통해 피로를 풀고 숙면을 도울 수 있다. 또한 운동 전 스트레칭으로 본 운동의 수행 능력을 향상시키고 부상을 예방할 수 있다.

기능성 스트레칭의 가장 큰 매력은 '내 몸에 맞춘 운동'이라는 것이다. 일반적인 운동은 모든 사람이 같은 동작을 반복하는 데 비해, 기능성 스트레칭은 개인의 신체 상태와 목표에 맞춰 조절할 수 있다. 몸이 뻣뻣하거나 통증이 있는 부위가 있다면 그에 맞춰 스트레칭 강도를 조절하고, 자신의 페이스에 맞게 진행할 수 있다. 이는 스트레칭

Q 기능성 스트레칭과 일반적인 스트레칭이 다른가요?

A 동작만 본다면 기능성 스트레칭은 기존의 스트레칭과 크게 다르지 않아 보일 수 있습니다. 그러나 기능성 스트레칭에는 '왜?'라는 질문과 그에 대한 명확한 답이 담겨 있습니다. 단순히 특정 근육이 스트레칭되는 것에 그치지 않고, 해당 근육의 역할과 기능, 문제가 생겼을 때 나타나는 기능적 장애와 불편함까지 고려합니다. 즉, 신체의 기능적 관점에서 스트레칭을 접근한다는 점이 차별점입니다.

마치 기능성 운동복을 입을 때 상황에 맞는 선택이 중요한 것처럼, 스트레칭도 몸의 기능과 필요를 이해하고 적재적소에 적용해야 합니다. 예를 들어, 추운 환경에서는 통풍이 잘 되는 운동복이 적합하지 않듯이, 스트레칭도 신체의 기능과 상태를 잘 이해해야 올바르게 활용할 수 있습니다. 이것이 바로 기능성 스트레칭의 본질입니다.

효과를 극대화하는 동시에 부상의 위험을 줄여준다.

아침에 일어나서 뻣뻣함을 느끼거나 하루 종일 앉아 있는 동안 몸이 경직되는 느낌이 드는가? 운동을 할 때 통증이 자주 발생하는가? 이 스트레칭 루틴을 통해 그런 불편함을 해소하고 더 가볍고 자유로운 움직임을 느껴 보자. 스트레칭을 통해 단순히 근육을 늘리는 것을 넘어, 몸 전체의 움직임 패턴을 개선하고 일상 생활에서 더 나은 신체 사용법을 터득할 수 있다. 이 루틴을 끝마쳤을 때 여러분은 달라진 몸의 느낌을 직접 체감하게 될 것이다.

▶ **고유수용감각(proprioception)** 우리 몸이 외부 시각적 정보 없이도 자신이 어디에 위치해 있고, 어떻게 움직이고 있는지 알 수 있게 해주는 감각이다. 이 감각은 근육, 관절, 힘줄에 있는 고유수용기(proprioceptors)를 통해 작동한다.
▶ **근막(Fascia)** 근육의 겉면을 싸고 있는 막으로, 근육을 보호하고 지지하는 역할을 한다.

기능성 스트레칭 루틴 200% 효과 올리는 법

다음 여섯 가지의 '기능성 스트레칭 루틴을 효과적으로 하는 법'을 숙지하고 실천한다면, 더 정확한 동작과 빠른 효과를 기대할 수 있을 것이다.

1 주의사항과 설명을 잘 숙지한 뒤 운동한다.

앞서 설명한 것처럼, 기능성 운동의 핵심은 자신이 하는 동작에 대해 '왜?'라는 질문을 던지며 동작을 이해하는 것이다. 스트레칭 동작마다 삽입된 동작에 관한 설명을 꼭 읽고, 이 스트레칭이 어떤 점에서 중요한지, 어떤 동작에 유의해야 하는지, 그리고 이 스트레칭이 어디를 타깃하고 있는지를 충분히 이해한 후에 운동 동작을 따라 해야 한다. 책을 여러 번 펼쳐 보며 주의할 점이나 집중해야 할 부위를 계속 반복해서 학습하면 자연스럽게 머릿속에 그려지고, 이를 통해 동작을 더욱 정확하게 수행할 수 있을 것이다.

> **행동 지침 〉〉〉**
> - 동작 설명을 들은 후, 각 동작의 목적과 작동 방식을 스스로에게 설명해 보자.
>   운동 전추 동작에 대해 간단히 일지에 기록하며 이해도를 높인다.

2 여러 번 해도 괜찮고, 다른 요일 프로그램을 함께 진행해도 괜찮다.

운동의 빈도는 운동 효과를 좌우하는 가장 중요한 변수 중 하나다. 이 스트레칭 프로그램을 하루 한 번 진행해 보고 무리가 없다면, 오전과 오후 두 번 진행해도 좋다. 만약 직장이나 집에서 짬을 내어 스트레칭을 할 수 있는 시간이 있다면 여러 번 해도 문제없다. 꼭 여섯 가지 스트레칭을 한 번에 모두 수행하지 않아도 되고, 해당 요일에 맞는 프로그램을 따를 필요도 없다. 서른 가지 스트레칭에 익숙해지면 자신만의 방법대로 프로그램을 재조합해도 된다. 중요한 것은 얼마나 자주 스트레칭을 반복했느냐이다. 마치 공부도 오래 집중할 수 있는 사람이 잘하는 것처럼, 꾸준히 반복하는 것이 핵심이다.

행동 지침 >>>
- 매주 일요일 저녁, 한 주간의 운동 계획을 세우고 일지에 적어 보자.
- 서른 가지 스트레칭을 외워 하나의 프로그램으로 연속해서 수행할 수 있을 때까지 꾸준히 반복해 보자.

3 본 운동 전에 스트레칭 프로그램을 적용해 본다.

이 스트레칭 루틴은 잠들어 있던 전신의 기능을 깨우는 데 매우 효과적이다. 그래서 어떤 운동이나 스포츠 종목을 막론하고, 본 운동을 할 때 준비 운동으로 활용하기에 적합하다. 다음 파트부터 배우게 될 다양한 기능성 운동들을 하기 전 이 스트레칭을 준비 운동으로 사용하는 것도 좋다. 0×100은 0이다. 앞에 오는 숫자가 바뀌면 뒤의 숫자가 같아도 결과는 크게 달라진다. 즉, 같은 강도의 자극(input)을 주더라도 얼마나 준비되어 있느냐에 따라 결과(output)는 크게 달라진다. 기능성 스트레칭은 운동이라는 자극을 주기 전에 신체를 최싱의 상태로 만들어, 더 좋은 결과값을 얻기 위한 최적의 준비 운동 루틴이라고 생각하면 된다.

행동 지침 >>>
- 본 운동 전 최소 5~10분 동안 스트레칭을 진행하여 몸을 깨운다.
- 스트레칭 전후에 가동 범위나 신체 변화를 체크하고, 변화된 느낌을 느껴 본다.

4 자신이 운동하는 모습을 촬영해 본다.

내가 유튜브를 하면서 가장 큰 도움을 받았던 것 중 하나는 나의 운동하는 모습을 촬영해서 직접 보는 것이었다. 자신이 운동하는 모습을 촬영해 보면, 본인이 생각한 움직임과 실제 움직임이 다른 경우를 쉽게 발견할 수 있다. 이는 매우 중요한 피드백 자료가 될 수 있다. 예를 들어, 팔을 들어올리는 동작에서 스스로는 팔을 일직선으로 들어올렸다고 생각했지만, 촬영된 영상을 보니 팔이 일직선이 아니라 삐뚤게 들어올려졌다면, 이는 신체 움직임의 인지 부조화가 일어나고 있는 것이다. 자신의 움직임을 정확하게 인식하기 위해서는, 우선 자신이 실제로 어떻게 움직이고 있는지를 체크하는 것이 필수적이다.

행동 지침 》》》
- 스마트폰이나 거울을 활용해 자신의 운동 모습을 촬영한다.
- 매주 한 가지 동작을 촬영한 후, 개선하고 싶은 점을 적고 일주일 뒤 다시 촬영해 비교해 본다.

5 움직임에 집중한다.

움직임은 뇌(신경계)와 근육의 상호작용으로 이루어진다. 따라서, 명령을 내리는 뇌가 발달해야 근육에도 더 나은 명령을 내릴 수 있다. 만약 운동을 할 때 주의가 산만하고 딴생각을 하게 된다면, 뇌는 혼란스러워지고 올바르게 근육에 명령을 내리기 어려워진다. 이는 마치 밑 빠진 독에 물 붓기와 같은 상황이 된다. 즉, 운동을 하고는 있지만 신체 변화는 전혀 일어나지 않는 상황이라는 뜻이다.

신체가 기능적으로 좋아진다는 것은 단순히 관절과 근육의 상태를 개선하는 것만이 아니다. 움직임의 컨트롤 타워인 신경계를 발전시키는 것이기도 하다. 움직임에 주의 집중을 하면, 해당 부위의 운동 신경은 더 많이 활성화된다. 스트레칭을 할 때는 각 관절과 근육의 움직임에 집중하고, 이것들이 어떻게 반응하는지 귀 기울여야 한다.

행동 지침 》》》
- 스트레칭이나 운동 중 다른 생각을 피하고, 움직임에 집중한다.
- 각 동작마다 쓰이는 근육과 관절이 어디인지 느낀다.
- 스트레칭 전후에 가동 범위나 신체 변화를 체크하고, 변화된 느낌을 느껴 본다.

6 통증에 귀 기울여야 한다.

통증이 항상 나쁜 것은 아니다. 통증은 우리 몸이 위협을 감지했을 때 보내는 신호다. 이러한 신호가 없다면 우리는 위험을 감지하지 못하고 다칠 때까지 무리하게 동작을 지속하게 될 것이다. 만약 스트레칭 도중 통증의 강도가 1에서 10 중 3 이상이라면, 스트레칭의 가동 범위를 줄이거나, 통증을 완화할 수 있는 자세로 수정해야 한다. 운동 후 다음 날 느껴지는 근육통은 대부분 지연성 근육통(DOMS)일 가능성이 크다. 보통 2~3일 내에 사라지며, 새로운 자세를 시도했거나 평소보다 강도 높은 운동을 했을 때 발생하는 자연스러운 반응이므로 부정적인 통증은 아니다. 하지만 만약 운동 후 일주일 이상 통증이 지속된다면, 이는 단순한 근육통이 아닌 부상일 가능성이 크다. 이 경우 해당 동작을 피하고 충분한 휴식을 취해야 한다. 필요할 경우 병원에서 적절한 치료를 받아야 한다. 기능성 운동도 자신에게 맞지 않는 강도로 진행하면 신체에 무리가 갈 수 있다는 점을 명심하자.

행동 지침 〉〉〉

– 통증을 느낄 때는 운동을 멈추고, 어떤 동작에서 통증이 발생했는지 기록한다.
– 운동 후에도 통증이 지속되면 전문가의 조언을 받거나 강도를 줄이는 등의 적극적인 조치를 취한다.

월요병 극복을 위한 월요일 어깨 스트레칭 처방전

어깨 통증을 호소하는 현대인들이 점점 늘어나고 있다. 통증의 원인은 사람마다 다를 수 있지만, 어떤 경우든 어깨의 기능적인 움직임을 회복시키는 것이 필수적이다. 어깨는 신체의 관절 중에서도 가장 큰 움직임의 자유도를 가지고 있어, 여러 방향으로 넓은 범위의 움직임이 가능하다. 하지만 이러한 자유도는 제대로 관리되지 않으면 오히려 쉽게 뻣뻣해지고 통증을 유발하는 약점이 되기도 한다.

어깨의 움직임을 회복시키기 위해선 다양한 방향으로의 움직임을 고려해야 한다. 단, 한 가지 방향으로만 스트레칭하거나 운동한다면, 해당 방향에서는 움직임이 개선될 수 있지만, 여전히 다른 방향으로의 움직임은 제한될 가능성이 크다. 더 나아가, 한쪽 방향으로만 치우친 움직임은 어깨의 불균형을 초래해 오히려 문제를 악화시킬 수 있다.

어깨 관절의 복잡한 구조와 기능을 고려할 때, 다양한 방향성의 움직임을 포함한 스트레칭이 중요하다. 이제 배워볼 어깨 스트레칭 루틴은 어깨를 앞, 뒤, 위 방향으로 고르게 움직이게 하며, 어깨를 감싸고 있는 핵심 근육들을 효과적으로 이완시킬 수 있도록 설계되었다.

어깨 유연성 자가 점검표

① 머리 위로 팔 올리기

양손을 천천히 들어 머리 위로 올려 귀 옆에 붙이는 것을 목표로 한다.

- ☐ 팔이 귀 옆까지 닿지 않거나 움직임에 제한이 있다.
- ☐ 양쪽 팔의 움직임 범위가 다르다.
- ☐ 팔을 올릴 때 어깨 앞쪽이나 위쪽에 통증이 느껴진다.
- ☐ 팔이 귀 옆까지 닿지만 허리가 젖혀진다.

② 허리 뒤로 손 올리기

손을 허리 뒤로 가져가 최대한 반대편 견갑골(날개뼈) 쪽으로 손을 닿게 한다.

- ☐ 손이 견갑골에 닿지 않거나 한쪽이 더 어렵다.
- ☐ 움직임 중 어깨에 통증이 생긴다.

③ 목 뒤로 손 올리기

손을 머리 뒤로 가져가 최대한 반대편 견갑골(날개뼈) 쪽으로 손을 닿게 한다.

- ☐ 손이 견갑골에 닿지 않거나 한쪽이 더 어렵다.
- ☐ 움직임 중 어깨에 통증이 생긴다.

0~1개 해당
어깨 유연성과 움직임이 양호한 편입니다. 현재 상태를 유지하기 위해 꾸준히 어깨 스트레칭과 적절한 운동을 실천하세요.

2~3개 해당
어깨 유연성이 다소 제한되어 있으며, 한쪽 어깨에 불균형이 있을 가능성이 있습니다. 꾸준한 스트레칭과 어깨 근육 강화 운동을 통해 유연성과 균형을 회복하는 것이 필요합니다.

4개 이상 해당
어깨의 움직임 제한이나 통증으로 인해 불편함을 겪고 있을 가능성이 큽니다. 정확한 진단을 위해 전문가의 도움을 받아 어깨 상태를 평가하고, 적절한 치료와 관리가 필요합니다. 가능한 운동 범위 내에서 어깨 기능을 향상시키는 운동 프로그램을 시작하는 것이 필수적입니다.

01 바닥에서 가슴 스트레칭

대흉근과 이두근의 유연성 회복!

가슴 근육이 짧아지고 수축하면 팔이 몸 안쪽으로 모인다. 이두근은 팔꿈치를 굽히는 근육이지만 어깨 관절과 연결되어 있어 근육이 짧아지면 어깨가 앞으로 굽게 된다. 따라서 이 스트레칭은 팔을 앞쪽으로 많이 사용하는 현대인들이 어깨를 활짝 펴고 바른 자세를 유지할 수 있도록 도와준다.

"평소 컴퓨터를 많이 사용해 라운드 숄더가 되는 느낌이었는데 이 스트레칭을 일주일간 매일 아침 5분씩 하니, 가슴이 열리고 어깨가 펴지는 느낌을 받았습니다. 자세도 한결 좋아졌어요!"

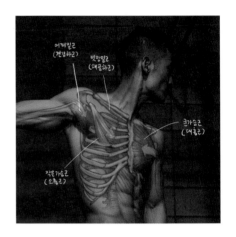

 대흉근이란?

 Q 사무실에서 할 수 있는 방법 없나요?

A 벽에 손을 댄 뒤 팔꿈치와 어깨를 곧게 펴고, 몸통을 반대 방향으로 돌려 주세요. 이렇게 하면 동일한 스트레칭 효과를 얻을 수 있어요.

 동적 스트레칭 응용

몸통의 회전 동작을 천천히 반복하며 근육이 점진적으로 늘어나도록 한다. 자세를 유지하는 시간을 짧게(2~3초) 설정해 움직임을 강조하며, 본 운동 전 준비 운동으로 적합하다.

1 바닥에 엎드려 한쪽 팔을 옆으로 뻗는다.

2 반대쪽 손은 가슴 옆에 놓아 몸을 지탱한다.

3 몸통을 반대 방향으로 회전하며 가슴 근육과 팔 근육이 늘어나는 느낌을 느낀다.

4 시선은 자연스럽게 천장을 향하며 자세를 유지한다.

5 30초간 유지한 뒤 천천히 제자리로 돌아온다.

6 양쪽 각각 30초씩 2~3세트 진행한다.

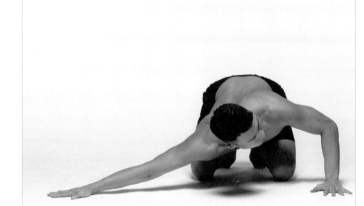

❶ 가슴 근육과 이두근이 스트레칭되는 느낌을 받는다.
❷ 팔을 옆으로 멀리 뻗어 준다는 느낌을 만든다.
❸ 몸통을 반대 방향으로 회전해 준다.
❹ 손가락과 손바닥을 펴서 팔 전체를 스트레칭해 준다.

❶ 어깨가 앞으로 튀어나오지 않도록 주의한다.
❷ 팔꿈치를 완전히 펴준다.
❸ 가슴을 활짝 펴고 스트레칭한다.

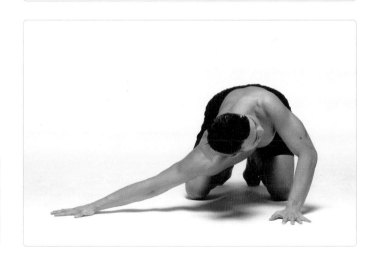

02 네발자세 바늘 실꿰기(thread the needle)

어깨 후면과 견갑골 사이 근육의 통증 완화!

앞서 했던 대흉근 스트레칭과는 반대의 동작이다. 네발자세에서 시작해 팔과 다리 사이로 손을 넣으며 마치 바늘에 실을 꿰는 듯한 동작으로 스트레칭을 한다. 어깨가 긴장되거나 뻣뻣해 졌을 때 한 부위만 문제를 일으키지 않기 때문에 여러 방향에서 스트레칭해 주는 것이 중요하다. 어깨 뒤쪽에 위치한 대표적인 근육으로는 후면 삼각근, 능형근, 극하근 등이 있다. 팔을 몸 안쪽으로 모아 주는 동작을 할 때는 이 근육들이 스트레칭된다. 그래서 이 근육들의 뻣뻣함은 스트레칭을 하는 동작과 관련된 일상과 스포츠에서의 모든 움직임에 제한을 준다는 의미와도 같다.

예를 들어, 라켓이나 골프채로 팔을 몸 안쪽으로 강하게 휘두르는 동작은 이 근육들이 잘 늘어나야만 가능한 동작들이다. 만약 이런 동작을 할 때 움직임 제한이나 통증이 있다면, 이와 같은 동작으로 스트레칭해 줘야 한다.

"골프를 친 후 항상 날개뼈 주변에 통증이 있었는데, 네발자세 바늘 실꿰기를 스윙 전 준비 운동으로 해보니 통증이 사라졌어요. 특히 어깨와 등 근육이 부드러워져서 스윙 동작이 훨씬 더 편안해 졌습니다."

Q 팔을 뻗으니 어깨가 집히는 느낌이 납니다.
왜 그런가요?

A 팔을 뻗는 동작에서 어깨 전면부가 집히는 느낌이 드는 원인은 견갑골이 충분히 움직이지 않아서일 가능성이 큽니다. 팔뼈(상완골)만 움직이려고 하면 어깨 관절 주변 구조에 압박이 가해질 수 있습니다. 팔을 뻗을 때 견갑골이 척추와 멀어진다는 느낌으로 움직여 주세요. 이는 팔과 견갑골이 자연스럽게 함께 움직이며 어깨의 부담을 줄이는 데 도움이 됩니다.

정적 스트레칭 응용

스트레칭 자세를 20~30초간 유지하며 근육이 부드럽게 늘어나는 느낌을 느낀다. 정적 스트레칭은 동적 스트레칭이 익숙하지 않은 초보자에게 적합하다. 스트레칭 동안 천천히 깊게 호흡하며, 뻗은 손을 조금씩 더 멀리 보내도록 시도해 본다.

1 네발자세에서 손목이 어깨 아래, 무릎이 엉덩이 아래에 위치하도록 한다.

2 한쪽 팔을 반대쪽 팔 아래로 통과시켜 최대한 멀리 뻗는다.

3 손바닥은 천장을 향하게 하고, 반대쪽 팔꿈치는 자연스럽게 굽혀 준다.

4 몸통을 살짝 회전하며 견갑골 사이의 근육과 어깨의 후면 근육이 늘어나는 느낌을 느낀다.

5 2초간 자세를 유지한 뒤 천천히 원위치로 돌아온다.

6 양쪽 10회씩 각각 3세트 진행한다.

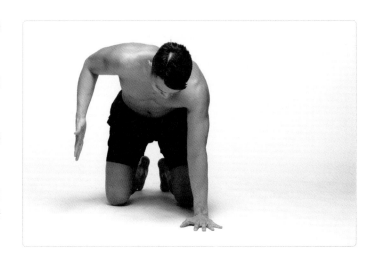

❶ 손가락까지 최대한 펴준다.
❷ 손을 최대한 멀리 보내며 스트레칭한다.
❸ 날개뼈(견갑골)가 척추와 멀어진다는 느낌을 주며 견갑골 사이의 근육을 스트레칭해 준다.

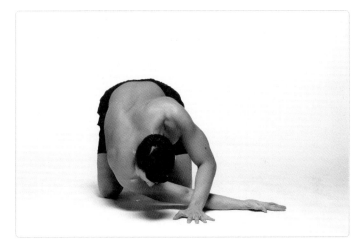

❶ 어깨 전면부에 집히는 느낌이 들면 동작 범위를 줄인다.
❷ 어깨가 귀 쪽으로 올라가지 않도록 내려 준다.
❸ 몸통을 먼저 돌리면 어깨 스트레칭이 제대로 되지 않으므로 팔을 먼저 뻗는다.

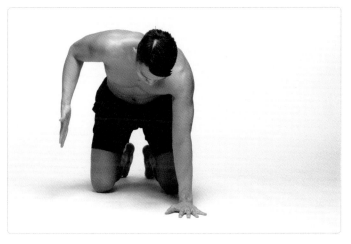

03 엎드린 자세에서 광배근 스트레칭

팔 올리는 동작을 더 편안하게!

이 스트레칭은 겨드랑이 부위에 있는 광배근을 스트레칭하는 동작이다. 광배근은 상체와 하체를 이어주는 등의 핵심 근육으로, 팔을 뒤로 당기는 동작, 몸통을 뒤로 젖히는 동작, 몸통을 회전시킨 움직임에서 핵심적으로 사용된다. 팔을 머리 위로 뻗는 동작에서 광배근이 늘어난다. 만약 광배근이 긴장되어 있으면 팔을 들어올리는 동작이 제한되고, 이로 인해 어깨 통증이 생길 수 있다.

턱걸이와 같은 광배근 수축 동작을 많이 한 사람들은 광배근이 과도하게 단축되어 있는 경우가 많다. 또한 평소 어깨 관절을 충분히 움직이지 않는 사람들도 시간이 지날수록 광배근의 유연성이 감소하게 된다. 근육을 짧게 수축시키는 운동은 근력 향상에 도움이 되는 것은 사실이지만, 힘을 쓰는 능력만큼이나 잘 늘어나는 능력도 중요하다. 따라서 광배근을 스트레칭 시켜주는 것도 광배근의 기능을 좋게 만들어 주는 것이다. 광배근 스트레칭을 하기 전과 후에 팔을 머리 위로 올려 보면, 스트레칭 후에 어깨 관절의 움직임이 훨씬 더 부드러워진 것을 느낄 수 있다.

"멋진 등근육을 만들기 위해 턱걸이를 자주 했습니다. 덕분에 등이 넓어지고 근육 모양도 좋아졌지만, 팔을 들어올리는 범위가 줄어 들고 어깨에 통증이 생기기 시작했어요. 이후 운동 전후에 광배근 스트레칭을 꾸준히 해보니 어깨 가동 범위가 개선되었고, 턱걸이를 할 때도 움직임이 훨씬 편안해 졌습니다."

Q 팔을 들어올려 뻗을 때
허리가 과도하게 젖혀지는 느낌이 듭니다.

A 어깨 유연성이 부족할 경우, 팔을 머리 위로 들어올릴 때 허리를 과도하게 젖히는 보상 동작이 발생할 수 있습니다. 이때 허리의 움직임을 최소화하려고 의식적으로 노력하고, 겨드랑이와 옆구리가 충분히 스트레칭되는 느낌에 집중해 보세요. 꾸준히 어깨 유연성을 개선하면 팔을 들어올릴 때 허리의 불필요한 개입이 점차 줄어들 것입니다.

광배근이란?

동적 스트레칭 응용

엉덩이를 뒤꿈치 방향으로 천천히 앉았다가 다시 무릎 선상으로 일어나는 동작을 반복하며 근육을 점진적으로 늘려 준다. 손바닥은 지면을 꾸준히 눌러 광배근의 긴장감을 유지하며 스트레칭 효과를 높인다. 스트레칭 자세를 2~3초간 유지한 뒤 반복하며, 한쪽당 10회씩 진행한다.

1 바닥에 엎드려 양팔을 머리 위로 곧게 뻗어 바닥에 댄다.

2 스트레칭하는 쪽 손을 반대쪽 손의 바깥쪽에 위치시킨다.

3 손바닥으로 바닥을 눌러주며 엉덩이를 뒤로 이동시킨다.

4 겨드랑이와 몸통 측면 근육이 길게 늘어나는 느낌에 집중하며 자세를 유지한다.

5 자세를 30초간 유지한 뒤 천천히 원래 자세로 돌아온다.

6 양쪽 각각 3세트 진행한다.

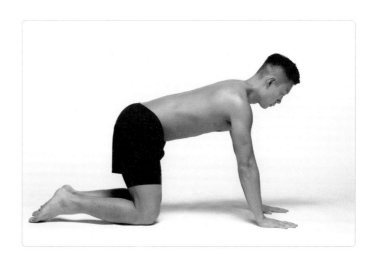

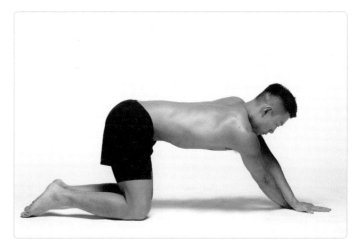

❶ 손바닥으로 지면을 지그시 눌러 팔과 몸통을 분리시킨다.
❷ 겨드랑이 부위가 스트레칭되는 것을 느낀다.
❸ 마치 옆구리까지 늘어난다는 느낌으로 광배근 전체를 스트레칭한다.

❶ 팔꿈치를 최대한 편다.
❷ 어깨에 통증이 있으면 팔꿈치를 살짝 굽혀 통증이 없는 범위를 찾는다.
❸ 몸통과 엉덩이를 팔 반대 방향으로 움직이는 동안 손이 따라가지 않도록 한다.

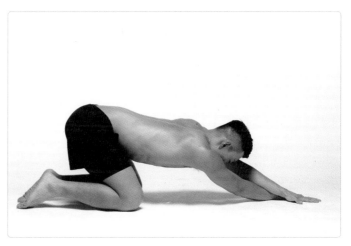

04 엎드린 자세에서 티컵(tea cup) 운동

어깨 회전의 조절 능력 강화!

앞서 어깨를 세 가지 방향에서 스트레칭했다면, 이제 어깨 근육이 스트레칭 전보다 부드러워졌음을 느낄 수 있을 것이다. 만약 여기서 스트레칭을 끝내면, 근육은 금세 다시 뻣뻣해 질 수 있다. 하지만 어깨를 조절하며 움직이는 훈련을 해주면, 새로 만들어진 가동 범위를 더 오랫동안 유지할 수 있다. 이는 마치 영어 문장을 외운 뒤 바로 원어민과 대화를 하면 영어 실력이 더 빨리 향상되는 것과 같은 학습법이다. 이 동작은 어깨의 회전 운동으로, 손바닥 위에 물이 가득 찬 찻잔을 올려두고 물을 떨어뜨리지 않으려는 느낌으로 동작을 하면, 어깨의 움직임을 더 미세하게 조절할 수 있어 관절 조절 능력이 향상된다.

"티컵 운동을 꾸준히 한 후, 셔츠나 외투를 입을 때 어깨의 통증이 줄어 들고 움직임이 훨씬 부드러워 졌습니다. 또한, 샤워할 때 등을 씻는 동작도 훨씬 수월해져서 일상 생활에서 불편함이 크게 줄었습니다."

 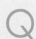

Q 팔을 돌릴 때 어깨에서 소리가 나거나 걸리는 느낌이 듭니다.

A 어깨 관절이 긴장되었거나 움직임이 원활하지 않을 때 나타날 수 있는 현상입니다. 통증이 없다면 불편하지 않은 범위에서 운동을 계속해도 괜찮습니다. 동작의 속도를 줄이고, 작은 범위로 천천히 움직이며 찻잔을 돌리는 느낌으로 진행해 보세요. 시간이 지나며 어깨의 가동 범위가 회복되면 소리와 걸리는 느낌이 점차 줄어들 것입니다. 가장 중요한 것은 통증이 있는지 확인하는 것입니다.

어깨 회전 운동을 해야 하는 이유

어깨 관절은 고관절과 마찬가지로 둥근 소켓 안에 팔뼈가 들어가 있는 '절구 관절' 형태를 가지고 있다. 이러한 절구 관절의 가장 큰 특징은 다양한 방향으로 회전할 수 있는 광범위한 움직임을 가능하게 한다는 점이다. 즉, 어깨 회전은 관절의 본질적인 기능이다. 우리의 일상 생활과 스포츠 활동에서 어깨는 크고 작은 회전 동작을 끊임없이 수행한다. 어깨 부상은 회전 자체에서 발생하는 것이 아니라, 회전을 필요로 하는 상황에서 어깨가 회전할 수 있는 능력이 부족할 때 주로 발생한다. 기능성 운동의 기초편에서는 어깨 회전 운동을 따로 다루지는 않는다. 어깨의 기본적인 움직임과 안정성이 확보되지 않으면, 회전을 포함한 복합적인 운동이 관절에 무리를 줄 수 있기 때문이다.

1 무릎을 꿇고 엎드린 자세에서 한 손바닥을 천장을 향하게 뒤집어 찻잔을 들고 있다고 상상한다.

2 손바닥이 천장을 향한 상태를 유지하며, 팔을 몸 안쪽으로 돌리며 원을 그린 뒤, 바깥쪽으로 팔을 길게 뻗는다.

3 팔을 뻗은 상태에서 다시 원을 그리며 처음 자세로 천천히 돌아온다.

4 동작 중 어깨가 앞으로 굽지 않도록 주의하며, 시선은 손의 움직임을 따라간다.

5 한 손당 10회씩 원을 그린 뒤 반대쪽 팔도 동일하게 반복한다.

6 양쪽 각각 3세트씩 진행한다.

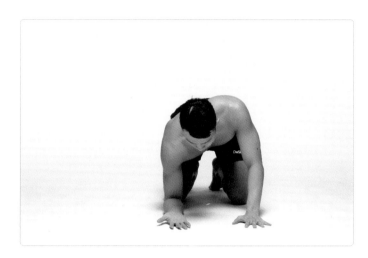

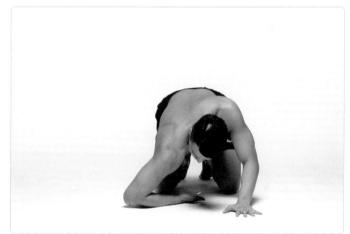

❶ 손을 몸 안쪽으로 돌린 후, 멀리 있는 옆 사람에게 찻잔을 건네준다는 느낌으로 동작을 한다.

❷ 동작에 익숙해질 때까지 시선은 손을 따라간다.

❶ 어깨가 굽지 않도록 최대한 신경 쓴다.

❷ 어깨에 통증이 있다면 동작 범위를 줄이거나 운동을 중단한다.

❸ 손바닥이 계속 천장을 향하도록 유지한다.

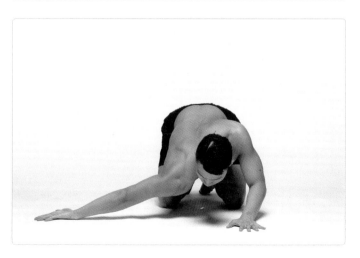

05 런지 자세 풀다운

코어와 상·하체 협응을 강화하는 능동적 스트레칭!

이 동작은 근육을 단순히 스트레칭하는 것보다는 근육을 수축시키는 운동에 가깝다. 근육을 늘린 후 다시 짧아지게 만드는 것이 의아할 수 있지만, 한쪽 근육이 수축할 때 반대쪽 근육은 자연스럽게 스트 레칭이 이루어진다. 예를 들어, 팔을 들어올리는 동작은 어깨 근육인 삼각근에 힘이 들어가는 운동이지만, 그 반대 근육인 광배근은 늘어난다. 반대로, 팔을 아래로 당기는 동작은 광배근을 짧아지게 하지만, 반대의 역할을 하는 근육은 늘어나게 된다. 이렇게 스스로 관절을 움직여 근육에 힘을 주는 것은 더 능동적인 스트레칭이라고 할 수 있다. 단순히 근육을 늘린 상태에서 스트레칭을 마치면 그 효과는 오래 지속되지 않는다. 새로운 가동 범위에서 근육을 수축하고 이완하는 훈련을 병행해야 지속적인 효과를 볼 수 있다. 특히, 런지 자세는 기저면이 좁아 하체 근육과 몸통을 안정시키기 위해 코어 근육의 역할이 중요하다. 이러한 자세에서 어깨를 훈련하는 것은 단순히 어깨 근육만 사용하는 것이 아니라 상체와 하체가 협응하여 움직이는 것을 훈련하기 때문에 더욱 기능적인 운동이라고 할 수 있다.

"배드민턴을 칠 때 코어와 하체가 약해서 팔을 들어올릴 때 몸의 균형이 잘 안 잡혔어요. 런지 자세 풀다운을 한 뒤 어깨 유연성도 향상되고 몸통과 다리에도 힘이 붙은 느낌이 나요."

Q 런지 자세에서 허리가 과도하게 젖혀집니다.
어떻게 교정할 수 있나요?

A 허리가 과도하게 젖혀지는 원인은 하체의 불안정과 척추 정렬의 부족에서 비롯됩니다. 이를 교정하려면 우선 골반을 중립 위치로 유지하는 데 집중하세요. 런지 자세에서 앞발의 발바닥으로 지면을 단단히 눌러주며, 뒷다리 엉덩이 근육에 힘을 주어 하체를 안정화합니다. 이때 허리를 지나치게 펴려 하지 말고, 복부에 힘을 살짝 주어 척추를 반듯하게 세우는 것을 목표로 하세요. 이렇게 하면 하체와 골반이 안정되며 척추도 자연스럽게 정렬됩니다.

맨손 운동, 절대 무시하지 말 것!

종종 맨손 운동을 보고 '저게 운동이 돼?'라며 무시하는 사람들이 있다. 하지만 정작 동작을 직접 해보면 '생각보다 힘드네!'라는 말을 하게 된다. 맨손 운동은 단순히 도구 없이 하는 운동이 아니다. 정확히 말하면, 팔뼈의 무게를 활용한 자연스러운 중량 운동이다. 특히, 어깨에 통증이 있는 사람들은 자신의 팔뼈 무게조차 제대로 조절하지 못해 부상을 당하는 경우다. 이 때문에 운동 능력을 기를 때는 팔뼈 무게를 조절할 수 있는 기본 능력부터 키우는 것이 올바른 순서. 기억하자. 가장 훌륭한 운동 도구는 값비싼 기구가 아니라 바로 자신의 신체다. 무거운 도구 없이도, 자신의 몸을 활용한 운동만으로도 충분히 효과적이고 강력한 운동을 만들 수 있다.

1 한 발을 앞으로 내딛어 앞뒤 다리를 안정적으로 벌린 상태에서 런지 자세를 만든다.

2 런지 자세를 취한 상태에서 양팔을 머리 위로 곧게 뻗는다.

3 팔꿈치를 천천히 구부려 견갑골 사이의 근육이 수축되는 느낌을 느낀다.

4 팔꿈치를 당긴 상태에서 2초 정도 자세를 유지한 뒤, 팔을 다시 위로 뻗는다.

5 이 동작을 10회 반복하고, 2~3세트 진행한다.

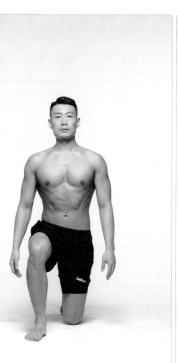
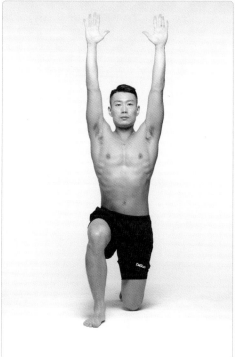
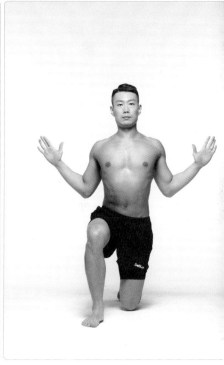

① 런지 자세를 할 때, 양쪽 무릎이 90도 각도가 되도록 한다.
② 키가 커진다는 느낌으로 척추를 곧게 세운다.
③ 어깨와 귀가 멀어진다는 느낌으로 목을 길게 유지한다.
④ 견갑골 사이 근육에 힘이 들어가는 것을 느낀다.

① 팔꿈치가 등 뒤를 향해 내려오지 않도록 주의한다.
② 허리를 과도하게 젖히지 않도록 한다.
③ 등이 굽지 않도록 주의한다.

하루 종일 앉아 있는 당신을 위한 화요일 스트레칭 처방전

현대인의 생활은 대부분 앉아 있는 자세로 이루어져 있다. 책상에서 일하거나 운전을 하고, 집에 돌아와 소파에 앉아 쉬는 시간이 많다. 이렇게 하루 대부분을 고관절을 굽힌 상태로 보내다 보면, 고관절을 굽히는 근육인 장요근, 대퇴직근, 대퇴근막장근과 같은 고관절 굴곡근이 점차 짧아지고 긴장된다. 그 결과, 우리 몸은 다양한 기능적 문제를 겪게 된다.

고관절 굴곡근은 우리가 걷고, 뛰고, 앉고, 서는 모든 기본 동작에 중요한 역할을 한다. 마치 경첩이 부드럽게 움직여야 문이 열리고 닫히듯, 고관절 굴곡근은 고관절의 움직임을 부드럽고 효율적으로 만들어 준다. 하지만 오랜 시간 앉아 있는 자세가 반복되면, 이 근육은 계속 짧아진 상태로 고정된다. 시간이 지나면서, 문이 삐걱거리기 시작하는 것처럼 고관절과 전신의 움직임에도 문제가 발생한다.

짧아진 고관절 굴곡근은 엉덩이 근육(둔근)의 기능에 큰 영향을 미친다. 엉덩이 근육은 고관절을 펴주는 역할을 하지만, 굴곡근이 긴장되고 단축되면 엉덩이 근육이 제대로 작동하지 못하게 된다. 이는 둔근 약화로 이어지며, 결과적으로 무릎과 허리에 과도한 부담을 주어 통증을 유발한다. 예를 들어, 앉아 있는 시간이 긴 사람들에게 무릎 통증이나 허리 통증이 흔히 나타나는 이유가 바로 이것이다. 따라서 이 근육들을 효과적으로 스트레칭하여 짧아진 상태를 정상적인 움직임 범위로 회복시키는 것이 필요하다.

이 스트레칭 루틴은 짧아진 고관절의 굴곡근들을 다시 정상적인 길이로 회복시켜 주는 동시에, 약화되어 있는 엉덩이 근육의 기능을 살리는 동작들로 구성되어 있다.

고관절 굴곡근 단축 및 긴장 자가 점검표

- ☐ 허벅지 앞쪽이 항상 뭉치거나 딱딱한 느낌이 든다.
- ☐ 허리를 곧게 펴고 서 있으려 하면 허리 근육에 과도한 긴장이 생긴다.
- ☐ 서서 한쪽 무릎을 굽힌 상태로 다리를 배꼽 높이까지 들어올리기 어렵거나, 유지 시간이 짧다. 또한, 지지하는 다리의 무릎이 곧게 펴지지 않고 굽혀진다.
- ☐ 자고 일어나면 항상 허리가 아프다.
- ☐ 장시간 앉아서 생활한다.
- ☐ 앉았다가 일어나는 순간 허리 통증을 경험한 적이 있다.
- ☐ 스쿼트 동작을 할 때 고관절이 집히는 느낌이 난다.
- ☐ 러닝을 할 때 고관절이 불편하거나 뻐근한 느낌이 든다.
- ☐ 엉덩이에 힘을 잘 주지 못한다.
- ☐ 고관절에서 소리가 난다.
- ☐ 다리를 자주 꼰다.
- ☐ 다리 길이에 차이가 있다고 느껴진다.
- ☐ 골반이 앞으로 기울어져 있다.

1~3개 해당
고관절 굴곡근 상태는 비교적 양호한 편입니다. 하지만 언제든 생활 습관이나 자세로 인해 근육이 단축될 가능성이 있으므로, 예방 차원에서 고관절 스트레칭과 둔근 강화 운동을 꾸준히 실천하는 것이 중요합니다.

4~7개 해당
고관절 굴곡근의 단축과 긴장이 진행 중일 가능성이 높습니다. 현재의 증상을 개선하기 위해 꾸준한 스트레칭과 운동, 그리고 생활 습관 교정이 필요합니다. 특히, 자세 불균형이나 허리 통증이 있다면 지속적으로 신체를 점검하며 정기적인 관리를 실천하세요.

8개 이상 해당
고관절 굴곡근의 단축과 긴장으로 인해 신체의 다른 관절과 근육에도 부정적인 영향을 미치고 있을 가능성이 큽니다. 정확한 상태를 진단받기 위해 전문가와 상담하시고, 체계적인 관리 계획을 세우는 것이 필수적입니다. 정기적인 스트레칭과 강화 운동을 통해 고관절의 가동성과 균형을 회복하세요.

06 누워서 90/90 자세에서 팔 뻗기

고관절과 어깨 관절 유연성을 동시에 향상!

이 스트레칭은 고관절을 굽혀 주는 주요 근육 중 하나인 대
퇴근막장근과 함께 몸통, 어깨까지 연결된 전신 근막의 유
연성과 기능을 동시에 향상시키는 동작이다. 이 동작은 대
퇴근막장근을 주요 타깃으로 하지만, 고관절과 몸통을 동
시에 스트레칭하여 전신 근막의 연속성을 효과적으로 활용
한다.

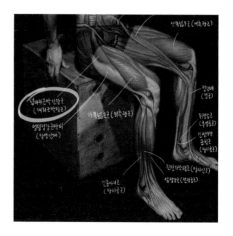

대퇴근막장근은 고관절의 안정성과 움직임에 핵심적인 역
할을 하며, 외측선(Lateral Line)이라고 불리는 근막 체계의
중심적인 요소로 작용한다. 이 근육이 뻣뻣해지면, 해당 근막과 연결된 다른 근육들의 기능에도 부정
적인 영향을 미칠 수 있다. 따라서 스트레칭 시 대퇴근막장근뿐만 아니라 이와 연결된 근육들까지 고
려하여 동작을 수행하면 보다 효율적이고 포괄적인 효과를 기대할 수 있다.

"책상에 오래 앉아 있으면 허리와 골반이 자주 뻐근했는데, 이 운동을 매일 하다 보니 허리가 훨씬 가벼워지고, 앉아 있을
때 골반도 한결 편안해 졌어요."

Q 스트레칭 중 허리에 통증이 느껴져요.
어떻게 해야 하나요?

A 허리가 과도하게 젖혀지지 않도록 복부에 가볍게 힘을 주어 몸통을 견고하게 유지하는 것이 중요합니
다. 고관절이 유연하지 않다면 스트레칭하는 쪽 다리의 무릎을 억지로 바닥에 닿게 하려 하지 말고, 대
신 몸통과 둔부 근육을 살짝 수축한 상태에서 반대편 다리로 부드럽게 눌러 주세요. 무릎이 바닥까지 내려가지
않더라도 스트레칭되는 느낌을 받으실 수 있을 거예요.

동적 스트레칭 응용

다리를 옆으로 눕힌 상태에서 팔을 뻗어 손을 최대한 멀리 늘려 준다. 이후 천천히 손을 몸쪽으로 되돌리는 동작을 반복한
다. 이 과정을 통해 고관절과 어깨가 연결되어 움직임을 경험할 수 있도록 돕는다. 10회씩 3세트 반복한다.

1 바닥에 누워 양쪽 무릎을 굽힌 다음, 한 쪽 다리를 반대쪽 무릎 위에 올린다.

2 교차한 다리를 옆으로 눕히면서 옆으로 눕힌 다리의 무릎과 몸통이 일직선이 되도록 정렬한다.

3 스트레칭되는 쪽 팔을 위로 길게 뻗으며 몸통과 어깨를 함께 늘려 준다.

4 자세를 30초간 유지한 뒤, 천천히 원래 자세로 돌아온다.

5 양쪽 각각 3세트 반복한다.

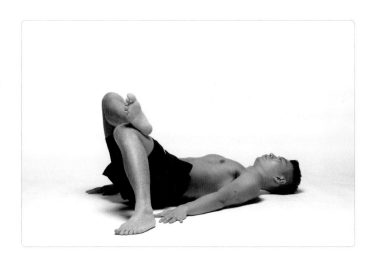

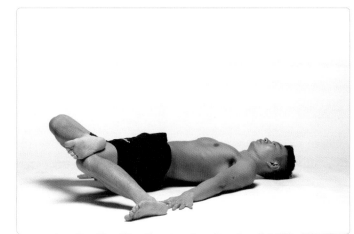

❶ 스트레칭하는 쪽 허벅지가 몸통과 일 직선이 되도록 한다.

❷ 팔을 뻗을 때는 먼 곳에 있는 리모컨 을 잡는다는 느낌으로 길게 뻗어 준 다.

❸ 눌러주는 다리로 스트레칭되는 다리 를 지그시 눌러 준다.

❶ 허리가 과하게 젖혀지지 않도록 주의 한다.

❷ 스트레칭하는 쪽 골반이 과하게 들리 지 않도록 한다.

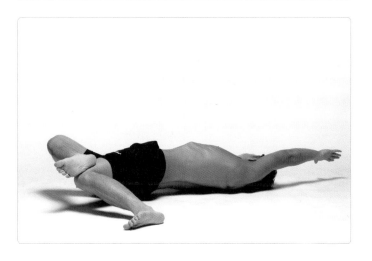

07 런지 자세에서 고관절 굴곡근 스트레칭

굳어 있는 몸통 전면 근육을 부드럽게!

런지 자세에서 뒤쪽에 있는 다리는 몸통과 일직선으로 펴져 있기 때문에 고관절의 굴곡근이 스트레칭된 상태가 된다. 이 자세만으로도 충분히 허리와 무릎까지 연결된 고관절을 굴곡시키는 근육을 스트레칭할 수 있지만, 여기에서 팔까지 들어 올려 준다면 복부와 팔에 연결된 근육까지도 스트레칭할 수 있게 된다. 고관절 앞쪽에 연결된 근막은 몸통을 지나 팔까지 연결되어 있기 때문에 이런 방법으로 스트레칭하면 전신 근막의 연결성과 기능 향상을 극대화할 수 있다.

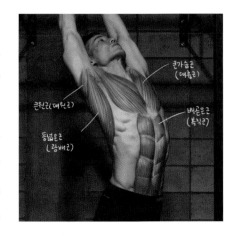

"운전하는 시간이 길어 골반 앞쪽이 자주 뻣뻣하게 굳었는데, 이 스트레칭을 하고 나니 허리 통증이 줄고 운전할 때 자세도 한결 편안해 졌어요."

Q 무릎이 아프면 어떻게 해야 하나요?

A 무릎 아래에 쿠션이나 접은 매트를 깔아 무릎에 가해지는 압박을 줄여 보세요. 만약 그래도 무릎이 아프다면, 난이도를 약간 높여 뒤쪽 무릎을 바닥에서 떼고 다리를 더 멀리 뻗은 상태에서 스트레칭을 시도해 보세요.

동적 스트레칭 응용

팔을 머리 위로 들었다가 내리는 동작을 천천히 반복한다. 팔을 올릴 때 앞쪽 무릎을 살짝 앞으로 굽혔다가, 제자리로 돌아올 때 무릎도 원래 위치로 되돌린다. 이 동작을 10~15회 반복한다.

1 런지 자세를 취한 후, 엉덩이가 뒤로 빠지지 않도록 주의하며 상체를 곧게 세운다.

2 뒤에 위치한 다리 쪽 팔을 머리 위로 들어올리고, 바닥에 닿은 무릎과 손이 멀어진다는 느낌으로 길게 뻗는다.

3 뒷다리 엉덩이 근육에 힘을 주며, 허벅지 앞쪽과 골반 전면부가 충분히 늘어나는 느낌을 느낀다.

4 30초간 자세를 유지한 뒤 천천히 원래 자세로 돌아온다.

5 양쪽 번갈아가며 각각 3세트 반복한다.

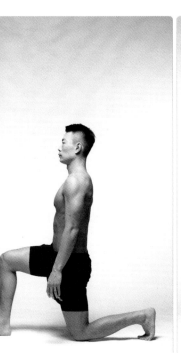
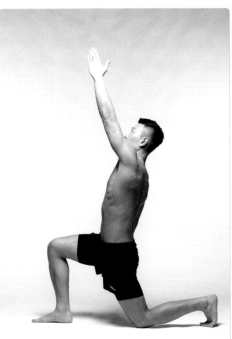
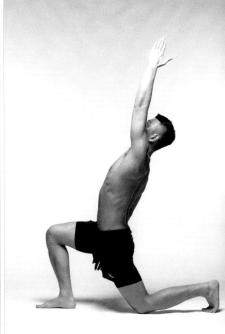

❶ 팔을 들어올릴 때, 바닥에 닿아 있는 무릎과 손이 멀어진다는 느낌으로 들어 준다.
❷ 허벅지 앞쪽과 골반 전면 부위가 스트레칭되는 느낌을 느낀다.
❸ 뒤쪽 다리의 엉덩이 근육에 힘을 준다.
❹ 허벅지 앞쪽의 스트레칭이 덜 느껴지면 뒤쪽 다리를 한 뼘 정도 더 뒤로 위치시킨다.

❶ 엉덩이가 뒤로 빠지지 않도록 한다.
❷ 허리를 과도하게 젖히지 않는다.
❸ 팔을 올릴 때 어깨에 통증이 있으면 팔꿈치를 살짝 굽혀 준다.

08 90/90 자세에서 천장 찌르기

고관절 유연성과 엉덩이 기능 강화를 동시에!

90/90 자세는 양쪽 다리의 무릎을 각각 90도로 굽혀 앞쪽과 뒤쪽으로 위치시키며 앉는 자세를 말한다. 이 자세는 양쪽 고관절의 회전 유연성이 충분히 필요하며, 이 자세를 유지하면서 운동을 한다는 것은 이미 고관절 회전에 대한 스트레칭이 이루어지고 있음을 뜻한다. 90/90 자세를 활용하면 다양한 운동 동작을 시도할 수 있다. 이번 동작은 한쪽 손을 바닥에 대고, 마치 스쿼트를 하듯 지면을 밀어내며 고관절을 펴주는 운동이다. 이 동작을 통해 고관절 전면부를 스트레칭하는 동시에 반대쪽 고관절 후면부 근육의 근력을 활용하며, 한 번의 동작으로 여러 운동 효과를 동시에 얻을 수 있다.

"평소 엉덩이 운동을 할 때 엉덩이 근육에 힘이 제대로 들어간다는 느낌을 받지 못했는데, 이 운동을 하니 고관절이 잘 펴지고 엉덩이 근육에 힘이 들어오는 게 훨씬 더 잘 느껴졌습니다. 그래서 데드리프트를 하기 전에 이 동작을 반드시 루틴에 추가하고 있습니다."

Q 90/90 자세를 만들기 어렵습니다.
어떻게 해야 하나요?

A 90/90 자세는 고관절의 유연성을 많이 요구하는 자세이기 때문에 처음에는 골반과 척추를 반듯하게 세우기가 쉽지 않을 수 있습니다. 만약 90/90 자세를 취했을 때 척추가 약간 휘어진다면, 그로 인해 큰 부상이 생길까 걱정하지 않아도 됩니다. 고관절의 유연성이 점차 향상될 때까지 현재 가능한 자세에서 운동을 진행하면 됩니다. 운동을 할 때 '완벽한 자세'를 고집하다 보면 다양한 동작을 자신있게 시도하는 것이 어려워집니다. 올바른 자세를 목표로 삼는 과정에서는 다소 어설프거나 보기 좋지 않은 자세가 나올 수도 있습니다. 중요한 것은 우리가 어떤 자세를 목표로 하고 있는지, 그리고 그 목표를 달성하기 위해 무엇을 주의해야 하는지에 대해 인지하고 있는 것입니다. 만약 90/90 자세를 만들기 어렵다면 엉덩이 아래에 쿠션을 깔고 앉아 보세요.

힙업을 위한 전제 조건

엉덩이 근육을 제대로 활성화하고 힙업 효과를 얻기 위해서는 먼저 고관절 굴곡근(장요근, 대퇴직근 등)의 상태를 점검해야 한다. 고관절 굴곡근이 긴장되어 있거나 지나치게 타이트한 상태라면, 그 반대에 위치한 엉덩이 근육(대둔근)이 제 역할을 하기 어려워진다. 고관절 굴곡근이 타이트하면 골반이 앞으로 기울어지는 전방경사 상태가 만들어지고, 이로 인해 엉덩이 근육이 늘어난 상태에서 약화될 수 있다. 이렇게 되면 대둔근이 본래의 힘을 발휘하지 못하고, 다른 주변 근육(햄스트링, 허리 근육 등)이 엉덩이의 역할을 대신하려 한다. 결과적으로 이런 상태에서 아무리 무거운 중량을 들거나 엉덩이를 자극하는 운동을 반복해도, 실제로 자극은 엉덩이가 아닌 다른 근육에만 집중될 가능성이 크다. 엉덩이를 제대로 자극하고 힙업 효과를 얻기 위해서는 먼저 고관절 굴곡근의 긴장을 완화하는 것이 필수적이다. 이를 위해 장요근이나 대퇴직근과 같은 고관절 굴곡근을 스트레칭해 주는 것이 도움이 된다.

1 90/90 자세를 취한 뒤, 한쪽 손을 엉덩이 옆 바닥에 가볍게 짚는다.

2 반대쪽 손은 천장을 향해 뻗을 준비를 하며, 손끝이 천장을 향하도록 한다.

3 바닥에 짚은 손으로 지면을 가볍게 밀어내는 동시에 다리로 바닥을 밀어내며 고관절을 편다.

4 이때 반대쪽 손은 천장 쪽으로 끝까지 뻗어 준다.

5 시선을 손끝을 따라가며 고관절과 몸통이 활짝 열리는 느낌을 느낀다.

6 천천히 고관절을 원래 자세로 되돌린다.

7 한쪽 당 10회씩, 총 3세트를 반복한다.

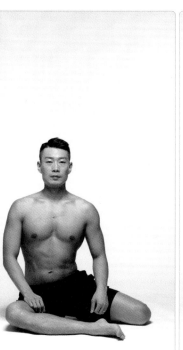
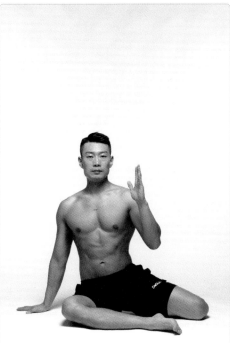
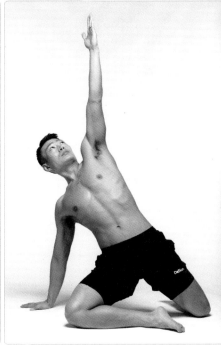

① 90/90 자세를 만들 때, 척추는 최대한 곧게 세운다.
② 손을 천장 쪽으로 최대한 뻗어 준다.
③ 앞쪽 허벅지 측면으로 바닥을 밀어 준다는 느낌을 받는다.
④ 뒤쪽 다리의 고관절 전면부가 스트레칭되는 것을 느낀다.
⑤ 뒤쪽 다리의 엉덩이 근육에 힘을 준다.

① 허리가 과도하게 젖혀지지 않도록 주의한다.
② 지지하는 쪽 어깨가 굽지 않도록 활짝 펴고 운동한다.
③ 시작 자세로 돌아올 때는 허리가 굽지 않도록 하고, 골반 전면부가 경첩처럼 접힌다는 느낌으로 내려온다.

09 스파이더맨 흉추 회전

고관절 굴곡근과 척추 유연성을 동시에!

푸쉬업의 준비 자세처럼 엎드린 다음 한쪽 발을 손 옆으로 갖다 댄 자세인 스파이더맨 자세는 고관절 전면 근육의 가동성을 개선하는 데 매우 효과적인 운동이다. 동시에 고관절의 유연성을 확인하는 지 표로도 활용될 수 있다. 만약 이 자세에서 고관절이 충분히 펴지지 않거나 무릎을 펼 수 없다면, 이는 고관절을 굽혀 주는 근육(고관절 굴곡근)의 긴장도가 높다는 것을 의미한다. 스파이더맨 자세에서 고관 절 굴곡근을 스트레칭하는 동시에 흉추 회전 동작을 추가하면 고관절과 몸통의 협응을 통해 상하체 의 연결성을 개선하는 데 도움을 준다. 고관절 굴곡근이 과도하게 긴장되어 있다면 흉추의 회전 능력 또한 제한될 수 있는데, 이 운동은 두 부위를 동시에 자극하여 이러한 제한을 완화시킬 수 있다.

흉추의 회전 동작은 척추 상부의 유연성을 향상시키고, 장시간 앉아 있는 자세로 인해 구부정하게 굳 어진 상체를 개선하는 데 효과적이다. 대부분의 일상 생활에서 흉추의 움직임은 제한되기 쉽기 때문 에, 이 운동은 흉추의 회전 가동성을 회복하고 어깨와 목의 부담을 줄이는 데도 큰 도움을 준다.

"본 운동 전 준비 운동을 할 시간이 항상 부족했는데, 이 스트레칭 하나로 하체와 상체를 동시에 풀어낼 수 있어 정말 유용 합니다. 하체 운동을 할 때는 물론 상체 운동을 할 때도 이 스트레칭을 활용하며 몸 전체가 균형 있게 준비되는 느낌을 받 습니다."

Q 호흡은 어떻게 하나요?

A 일반적으로, 근육이 늘어나는(스트레칭) 순간에는 깊게 숨을 내뱉는 것이 효과적입니다. 이는 부교감 신경계를 자극하여 몸을 더 이완시키고, 근육의 유연성을 극대화하는 데 도움을 줍니다. 그러나 특정한 규칙보다는 개인의 편안함과 상황에 맞게 호흡을 조절하는 것이 더 중요합니다. 예를 들어, 가슴이 확장되는 자 세에서는 숨을 들이마시는 것이 횡격막의 움직임과 흉곽 확장 측면에서 호흡을 자연스럽게 만들어 줍니다. 반면, 힘을 주는 동작에서는 숨을 내뱉는 것이 순간적으로 복압을 높여 몸을 더 안정적으로 만들어 줍니다. 결국, 가장 중요한 것은 자신에게 편안한 호흡 패턴을 유지하며 스트레칭을 진행하는 것입니다.

1 푸쉬업 자세에서 시작해 한쪽 발을 손 옆으로 이동시켜 스파이더맨
자세를 만든다.

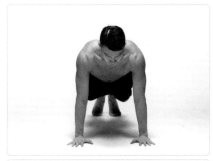

2 앞쪽 무릎이 발목과 일직선이 되도록 유지하고, 뒤쪽 다리는 최대한
펴준다.

3 상체를 회전하며 천장을 향해 한 팔을 들어올리고, 시선은 손끝을 따
라간다.

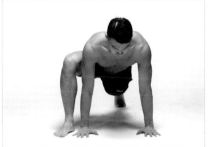

4 2초간 자세를 유지한 뒤, 원래 자세로 돌아오면서 손을 몸 안쪽으로
깊게 넣어 주며 반대쪽으로 몸통을 회전시켜 준다.

5 다시 몸통을 돌려 팔을 천장 쪽으로 뻗어 준다.

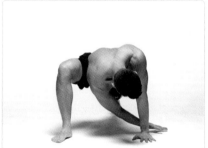

6 이 동작을 양쪽 각각 10회씩 반복하며 2~3세트 진행한다.

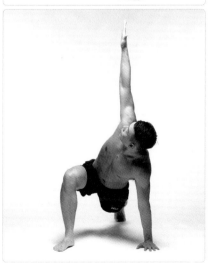

① 몸통을 회전할 때, 뒤쪽 다리를 최대한 펴준다는 느낌을 유지한다.
② 몸통이 회전할 때 견갑골이 모아진다는 느낌을 받는다.
③ 뒤쪽 다리의 엉덩이 근육에 힘을 준다.
④ 앞쪽 다리의 무릎이 발목과 일직선이 되도록 한다.

① 몸통을 돌릴 때, 지지하고 있는 쪽 어깨가 무너지지 않도록 견고하
게 힘을 준다.
② 뒤쪽 다리의 무릎이 굽혀지지 않도록 노력한다.
③ 몸을 회전할 때, 천장 쪽으로 뻗는 어깨가 굽지 않도록 주의한다.
④ 자세가 무너진다면 횟수를 줄인다.

10 스파이더맨 자세에서 팔 돌리기

어깨와 고관절의 연결성 강화!

이 동작은 스파이더맨 자세에서 어깨 관절의 움직임을 강조한 운동이다. 고관절을 스트레칭하면서 동시에 어깨의 가동 범위를 넓히고, 몸통과 팔의 협응력을 강화하는 데 도움을 준다. 월요일 스트레칭에서 다뤘던 티컵 운동과 마찬가지로, 어깨를 돌릴 때 회전 움직임을 활용하여 어깨 관절의 다양한 방향에서의 움직임을 한 번에 타깃할 수 있다.

"수영에서 특히 자유형을 할 때 팔을 돌리는 동작이 매끄럽지 않았습니다. 이 스트레칭을 매일 반복한 후, 어깨와 몸통의 유연성이 향상되면서 팔 회전이 부드러워지고 스트로크 속도도 빨라졌습니다."

Q 팔을 돌릴 때 어깨가 아프면 어떻게 해야 하나요?

A 어깨에 통증이 느껴지면 팔을 돌리는 반경을 줄이고, 통증이 없는 범위에서 작은 원을 그리며 동작을 시작하세요. 또한, 이 스트레칭을 하기 전에 월요일 스트레칭 루틴을 먼저 수행한 뒤 이 동작을 시도해 보세요. 만약 통증이 줄어들었다면, 어깨가 충분히 준비되지 않은 상태에서 회전 동작을 수행했기 때문일 가능성이 높습니다.

고관절 굽힘근을 스트레칭할 때 엉덩이에 힘을 줘야 하는 이유

고관절 굽힘근을 스트레칭할 때 엉덩이에 힘을 주는 이유는 단순히 동작의 형태를 유지하기 위한 것이 아니라, 신경학적으로 스트레칭 효과를 극대화하기 위한 중요한 원리가 있다. 그 원리는 바로 '상호억제작용(Reciprocal Inhibition)'이라는 신경학적 메커니즘이다. 상호억제작용은 서로 반대 역할을 하는 근육들 간에 발생하는 신경 반응으로, 한쪽 근육이 수축하면 반대쪽 근육이 자동적으로 이완되도록 신경계가 조절하는 원리다. 예를 들어, 고관절을 굽히는 역할을 하는 장요근과 대퇴직근 같은 굽힘근을 스트레칭할 때, 고관절을 펴는 역할을 하는 엉덩이 근육(대둔근)이 수축하면 신경계는 굽힘근의 긴장을 완화하여 더 깊게 늘어날 수 있도록 돕는다. 이는 마치 근육들이 "네가 힘을 쓰는 동안 나는 이완할게"라고 서로 협력하는 것과 같다. 만약 엉덩이에 힘을 주지 않고 고관절을 펴는 동작만 수행한다면, 고관절 굽힘근은 여전히 긴장 상태를 유지하기 쉽다. 하지만 대둔근을 수축하여 엉덩이에 힘을 주면, 굽힘근의 긴장을 자연스럽게 풀어내면서 스트레칭 효과를 한층 높일 수 있다. 이는 단순히 근육을 물리적으로 늘리는 것이 아니라, 신경계가 근육 이완을 돕는 신경학적 메커니즘을 활용하는 과정이다. 결국, 고관절 굽힘근을 스트레칭할 때 엉덩이에 힘을 주는 것은 동작의 안정성을 높이는 것 이상의 의미가 있다. 이는 스트레칭의 깊이와 효율성을 극대화하며, 근육과 신경이 상호 작용하여 최적의 결과를 만들어내는 핵심적인 방법이다.

1 푸쉬업 자세에서 시작해 한쪽 발을 손 옆으로 이동시켜 스파이더맨 자세를 만든다.

2 앞쪽 무릎은 발목과 일직선이 되게 유지하고, 뒤쪽 다리는 최대한 뻗어 준다.

3 한 팔을 천천히 앞으로 뻗은 뒤, 최대한 큰 원을 그리며 어깨를 돌린다.

4 손을 뒤로 보내며 몸통을 자연스럽게 열어 준다.

5 원을 그린 뒤 처음 자세로 돌아가며 동작을 반복한다.

6 양쪽 각각 10회씩 반복하며 2~3세트 진행한다.

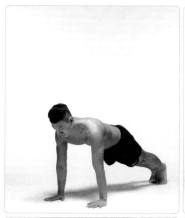
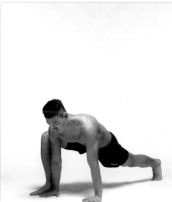
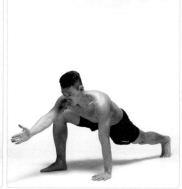
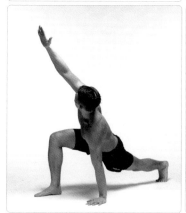
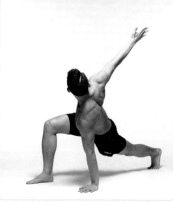
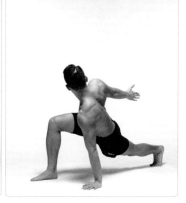

❶ 손을 앞으로 최대한 뻗은 후 팔을 돌린다.
❷ 팔을 뻗을 때, 뒤쪽 다리가 펴진 상태를 유지한다.
❸ 팔을 돌릴 때는 최대한 큰 원을 그리며 돌려 준다.

❶ 어깨에 통증이 있으면 팔을 돌리는 반경을 줄인다.
❷ 이 운동은 고관절을 타깃으로 하기 때문에, 스파이더맨 자세를 유지하는 것이 기본이다.
❸ 어깨를 돌릴 때 어깨가 굽어지지 않도록 주의한다.

한 주의 전환점, 반듯한 척추를 위한 수요일 스트레칭 처방전

흉추는 목뼈(경추)와 허리뼈(요추)를 연결하며 척추의 중심 역할을 담당하는 부위로, 우리 몸에서 매우 중요한 기능을 수행한다. 흉추는 몸통의 회전, 굽힘, 뒤로 젖힘과 같은 다양한 움직임을 가능하게 하며, 이러한 움직임은 일상 생활에서 없어서는 안 될 중요한 역할을 한다.

그러나 현대인은 좋지 않은 자세와 움직임 부족으로 인해 흉추가 굽어져 있거나 뻣뻣해져 있는 경우가 흔하다. 이런 문제는 어깨, 목, 허리와 같은 주변 관절들에 악영향을 미칠 수 있다. 어깨 관절의 움직임이 나오지 않고, 목과 허리가 흉추 대신 과도한 부담을 받게 되어 통증과 부상의 원인이 되기도 한다. 따라서 흉추의 유연성을 유지하고 가동성을 개선하는 것은 전신의 건강과 균형을 유지하는 데 매우 중요한 요소이다.

그동안 다양한 신체 부위의 통증과 불편함을 호소하며 운동을 배우러 온 여러 회원들이 흉추의 움직임을 개선함으로써 통증 완화와 자세 개선의 효과를 경험했다.

현장에서 검증된 이번 흉추 스트레칭 프로그램은 흉추의 회전 동작을 중심으로 구성되어 있다. 이 프로그램은 어깨와 팔의 움직임을 동반한 전신 운동으로, 척추의 전반적인 유연성을 한 번에 개선하고 흉추와 협력하는 다양한 근육들이 조화롭게 작동하도록 돕는다. 만약 운동을 배우기 전에 이론적 지식을 먼저 습득해야 효과적으로 학습할 수 있는 학습 스타일이라면, 프로그램을 시작하기 전에 파트 3으로 넘어가 흉추의 구조와 기능적 중요성에 대해 먼저 배우는 것도 좋은 방법이다. 파트 3에서는 흉추의 해부학적 구조와 움직임이 신체 전반에 미치는 영향을 깊이 다루고 있다. 이론 학습을 마친 후 다시 프로그램으로 돌아와 실행한다면, 흉추 스트레칭의 효과를 더욱 깊이 이해하고 실천할 수 있을 것이다.

흉추 유연성 및 자세 문제 자가 점검표

- ☐ 앉은 자세에서 몸을 좌우로 돌리기가 어렵거나 불편하다.
- ☐ 허리를 굽히거나 뒤로 젖힐 때 상체의 움직임이 제한된다.
- ☐ 목과 어깨의 긴장이 자주 느껴지며, 목이 뻣뻣하다.
- ☐ 앉아 있으면 상체가 굽거나 등이 둥글게 말린다.
- ☐ 몸통을 좌우로 회전할 때 한쪽 방향이 더 제한된다.
- ☐ 깊게 숨을 들이쉬면 등이나 흉추 부위가 답답하게 느껴진다.
- ☐ 운동 중 몸통을 회전하거나 상체를 사용하는 동작에서 제한을 느낀다.
- ☐ 걷거나 달릴 때 몸통이 자연스럽게 회전되지 않아 어색한 느낌이 든다.
- ☐ 양팔을 들어올려 만세 동작을 할 때 척추 상부가 충분히 뒤로 젖혀지지 않는다.
- ☐ 몸통을 돌릴 때 허리에 통증이 생긴다.
- ☐ 등이 굽어 있다.

1~3개 해당
현재의 문제들이 흉추에서만 기인하지 않을 가능성이 있습니다. 체크한 항목들을 바탕으로 다른 신체 부위의 상태도 함께 점검해 보세요. 흉추 가동성을 개선하기 위한 간단한 스트레칭을 시작하며, 꾸준한 운동 계획을 통해 해당 증상이 더 진행되지 않도록 관리하세요.

4~7개 해당
흉추의 가동성 부족과 자세 문제가 진행 중일 가능성이 높습니다. 이 상태가 지속되면 현재의 통증이 한 부위에 국한되지 않고 목, 어깨, 허리 등 여러 부위로 퍼질 수 있습니다. 정기적인 흉추 스트레칭을 통해 가동성을 개선하고, 현재 상태에서 더 악화되지 않도록 예방적인 관리를 실천하세요.

8개 이상 해당
흉추의 상태가 전신에 부정적인 영향을 미치고 있을 가능성이 큽니다. 특히 몸통을 회전하거나 상체를 사용하는 스포츠 활동을 즐기고 있다면, 운동 전 흉추 가동성 운동과 준비 운동을 철저히 해야 부상을 예방할 수 있습니다. 특히 흉추 회전 스트레칭을 할 때 허리에 과도한 부담이 가지 않도록 주의하세요.

11 옆으로 누워서 흉추 회전

흉추 회전 운동의 기초 중에 기초!

흉추의 회전 스트레칭이라고 해서 동일한 부위를 타깃한다고 모두 같은 스트레칭이라 할 수는 없다. 흉추의 회전 움직임이 비슷하게 이루어지더라도, 다양한 자세를 활용하면 흉추를 움직일 때 전신의 협응이 달라지기 때문에 흉추의 움직임을 더 다양한 기능적 차원에서 훈련할 수 있다. 운동 자세에 따라 흉추 스트레칭의 난이도가 달라지는데, 서 있는 자세보다는 앉은 자세가, 앉은 자세보다는 누운 자세가 흉추 조절 난이도가 낮아져 운동 부위에 더 집중하기가 쉬워진다. 일상 생활이나 스포츠에서는 다양한 자세를 요구받기 때문에, 누운 자세에서 훈련을 시작했다면 이후에는 반드시 다른 자세로 변형하여 운동해야 신체를 더 기능적으로 활용할 수 있다. 정리해 보자면, 같은 관절을 훈련하더라도 다양한 자세를 활용해 움직임의 다양성을 높이는 것이 중요하며, 스트레칭은 쉽고 단순한 동작에서 시작해 점진적으로 난이도가 높은 동작으로 구성해야 한다. 이번에 배워 볼 자세는 흉추 회전 스트레칭 중 비교적 난이도가 낮은 운동에 속하지만, 흉추가 아닌 허리의 움직임으로 잘못된 자세로 운동을 하면 운동 효과가 떨어지거나 허리에 부담을 줄 수 있다. 따라서 운동에 대한 설명과 주의사항을 충분히 숙지한 후 올바른 자세로 운동하도록 하자.

"육아를 하면서 하루 종일 아기를 안아주고, 등을 굽히는 동작이 많다 보니 하루가 끝날 때쯤이면 등이 돌처럼 굳어 있고, 몸이 굽어진 느낌이 들어 잠들기가 어려웠어요. 그런데 이 동작으로 하루를 마무리한 뒤부터는 쌓여 있던 등의 피로가 회복되고, 숙면을 취할 수 있게 되었어요."

Q 허리가 따라 돌아가는 느낌이 들어요.
어떻게 해야 하나요?

A 허리가 돌아가는 것을 방지하려면 복부에 가볍게 힘을 주고, 굽힌 다리의 무릎이 바닥에서 떨어지지 않도록 유지하세요. 만약 굽힌 다리의 무릎이 바닥에 닿는 것이 어렵다면, 이는 고관절의 유연성이 부족해서일 수 있습니다. 이런 경우, 무릎 아래에 쿠션을 대면 더 편안하게 자세를 유지할 수 있습니다. 또한, 몸통 회전 동작을 천천히 진행하며 척추의 상부 움직임에 집중하고, 의식적으로 조절해 보세요.

동적 스트레칭 응용

몸통을 최대한 회전한 뒤, 다시 제자리로 돌아오며 이 동작을 10~15회 반복한다. 동적인 움직임을 통해 흉추의 능동적인 회전 가동성을 효과적으로 강화할 수 있다.

1 옆으로 누워 위쪽 다리를 90도로 굽힌 뒤, 바닥 쪽에 있는 손으로 무릎을 고정한다.

2 천장 쪽에 있는 팔을 앞으로 뻗은 후, 팔을 반대 방향으로 돌리며 상체를 회전시킨다.

3 위쪽 팔을 멀리 뻗으며, 흉추가 회전되는 느낌을 느낀다.

4 자세를 30초간 유지한 뒤 천천히 원래 자세로 돌아온다.

5 양쪽 각각 3세트씩 반복한다.

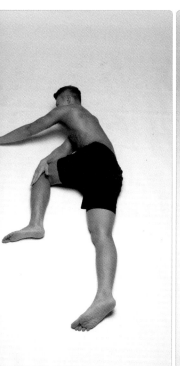
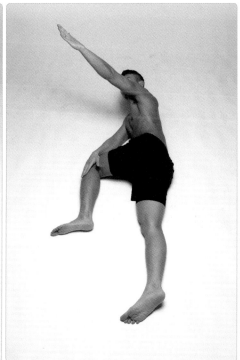
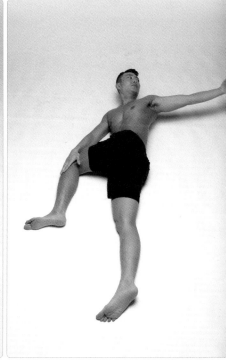

① 몸통과 뻗은 다리를 일직선으로 만든다.
② 난이도를 낮추려면 다리를 포개서 진행한다.
③ 목이 아프다면 머리 밑에 쿠션을 받친다.
④ 팔을 멀리 뻗는 느낌으로 스트레칭한다.
⑤ 대흉근이 스트레칭되는 느낌을 느낀다.

① 몸통을 먼저 회전한 후 어깨를 펴고, 그다음 팔을 뻗는다.
② 어깨가 굽지 않도록 주의한다.
③ 허리가 돌아가지 않도록 복부에 긴장감을 유지한다.
④ 굽힌 쪽 무릎이 바닥에서 떨어지지 않도록 한다

12 옆으로 누워서 흉추 회전 팔 돌리기

흉추와 어깨의 회전 능력을 동시에!

앞서 스파이더맨 자세에서 흉추 회전 운동을 할 때 팔을 평행하게 벌리는 동작을 배웠다. 그다음 동작으로는 팔을 회전시키며 움직임을 응용했다. 이렇게 한 가지 운동을 배우더라도 그 원리를 이해하고 응용한다면 다양한 운동을 만들어 낼 수 있는 능력이 생긴다. 하나를 알면 열을 깨닫게 되고, 아는 만큼 더 많은 것이 보이는 것과 같다.

이전 동작에서 누워서 흉추를 회전하기 위해 어깨를 평행하게 펼쳤다면, 이번 동작에서는 팔뼈를 회전시키는 동작으로 변형하여 어깨 관절의 또 다른 움직임을 적용할 것이다. 이를 통해 흉추의 또 다른 방향에서 회전 움직임을 만들어낼 수 있다. 흉추는 12개의 척추뼈가 탑처럼 쌓인 구조이기 때문에 다양한 관절 움직임을 조합할 수 있어 움직임의 경우의 수가 매우 많다.

그래서 흉추 움직임은 여러 관절의 동작을 조합함으로써 무궁무진하게 변형할 수 있다. 이러한 원리를 이해하면 단순히 운동을 따라 하기만 하는 것이 아니라, 움직임의 본질을 파악하고 더 창의적인 방식으로 응용할 수 있게 된다.

"라운드 숄더와 굽은 등 때문에 스트레스를 많이 받았어요. 그리고 이 동작을 꾸준히 반복했습니다. 처음에는 자세 교정 효과보다는 스트레칭 범위가 늘어나는 정도였지만, 시간이 지난 뒤 예전 사진과 비교해 보니 자세가 눈에 띄게 좋아진 것을 확인할 수 있었습니다."

Q 어깨 통증이 있어도 참고 운동해야 하나요?

A 운동 중 통증은 무조건 참고하는 것이 아니라, 통증의 원인과 상태를 파악한 뒤 신중하게 대처해야 합니다. 모든 운동은 통증을 최소화하면서 진행하는 것을 권장드리며, 급성 손상이나 특정 근골격계 질환이 있다면 더욱 조심하셔야 합니다. 만약 어깨에 열감, 부종, 갑작스러운 힘 빠짐, 찌릿한 통증 같은 증상이 동반된다면, 이는 급성 손상의 신호일 수 있으니 통증이 전혀 없는 범위에서만 운동을 진행하거나, 가능한 동작부터 시도해 주시는 것이 좋습니다. 통증이 경미하고(1~10 중 3 이하), 운동 후 통증이 심해지거나 지속되지 않는다면, 움직임의 범위를 무리하지 않는 선에서 가볍게 시도해 보셔도 괜찮습니다. 그러나 운동 후 통증이 24시간 이상 지속되거나 악화된다면, 이는 부상의 신호일 가능성이 높으므로 반드시 전문가의 상담을 받아보시길 바랍니다. 운동은 통증의 원인을 파악하고, 통증을 유발하지 않는 안전한 방법으로 점진적으로 진행하는 것이 핵심입니다.

1 옆으로 누워 위쪽 다리를 90도로 굽힌 뒤, 바닥 쪽에 있는 손으로 무릎을 고정한다.

2 위쪽 팔을 앞으로 뻗은 뒤, 손가락으로 바닥을 쓸듯이 큰 원을 그리며 팔을 돌린다.

3 팔이 몸 바깥 방향으로 지나갈 때 상체를 부드럽게 회전시키고, 시선은 손을 따라간다.

4 팔이 처음 자세로 돌아오면 동작을 반복한다.

5 양쪽 각각 10회씩 반복하며, 2~3세트 진행한다.

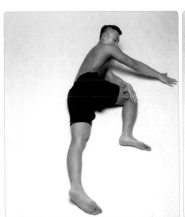
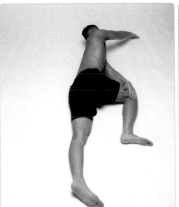
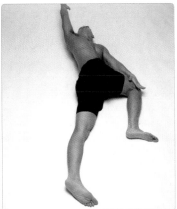
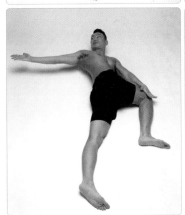
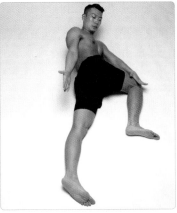

❶ 손가락으로 바닥을 쓸면서 어깨를 회전시키는 느낌으로 팔을 돌린다.

❷ 시선은 손을 따라가며 자연스럽게 고개를 돌린다.

❶ 허리가 아프다면 양쪽 무릎을 포개서 진행한다.

❷ 어깨에 통증이 있다면 팔을 돌리는 반경을 줄인다.

❸ 목에 통증이 있다면 목을 고정하거나 쿠션을 베고 진행한다.

❹ 어깨가 굽지 않도록 한다.

❺ 허리가 개입되지 않도록 복부에 긴장감을 유지한다.

13 런지 흉추 회전

코어 강화와 흉추 회전을 동시에!

런지 자세는 기능성 운동에서 자주 활용되는 기본 동작이다. 운동을 지도하면서 이 자세만으로도 회원들의 하체의 균형과 움직임 패턴을 평가할 수 있는 좋은 도구로 활용하기도 한다. 만약 이 자세에서 중심을 제대로 잡지 못하거나 엉덩이가 뒤로 빠지는 모습처럼 보인다면, 하체의 안정성 부족과 골반의 부정렬을 의심해 볼 수 있다. 이러한 문제들에 신경쓰면서 운동을 진행한다면, 런지 자세는 하체 안정성과 골반 정렬을 개선하는 데 효과적으로 활용될 수 있다.

런지 자세에서 중요한 포인트는 골반이 앞으로 기울어지지 않도록 반듯하게 세우는 것이다. 이를 위해 뒤쪽 다리의 엉덩이에 힘을 줘야 한다. 그러면 고관절 전면부가 스트레칭되면서 하체와 상체의 연결을 이루게 된다. 이 자세가 제대로 세팅되면, 상체를 움직이는 방향에 따라 신체의 연결성을 다르게 만들 수 있게 된다. 마치 하체에서 시작해 골반을 중심으로 여러 경로로 길이 뻗어나가는 분기점과 같다고 보면 된다.

이번 동작은 런지 자세에서 팔을 바닥과 평행하게 펼치며 흉추를 회전시키는 동작이다. 런지 자세를 통해 누운 자세에서의 흉추 운동보다 더 능동적으로 하체 근육과 균형을 활용해 흉추를 운동시킬 수 있게 된다.

"골반이 전방경사되어 오리궁뎅이처럼 보이는 자세로 지내왔는데, 이 운동을 통해 골반을 반듯하게 세우는 능력을 키우고, 척추까지 반듯해지는 효과를 얻어 자세가 눈에 띄게 좋아졌어요."

Q 런지 자세에서 균형을 잡기가 어려워요.
어떻게 해야 하나요?

A 벽이나 의자를 가볍게 잡고 동작을 진행해 보세요. 균형이 잡히면 점차 손의 지지를 줄여가는 방식으로 연습하시면 됩니다. 이때 주의할 점은 벽이나 의자에 너무 많은 힘을 실어 지지하지 않는 거예요. 상체가 앞으로 기울어지면 골반을 반듯하게 세우기 어렵고, 그만큼 운동 효과도 떨어질 수 있거든요. 자신의 힘을 최대한 활용해 몸을 반듯하게 세우는 데 집중해 보세요!

1 런지 자세를 취한다.

2 양쪽 팔을 들어올려 팔을 최대한 편 상태로 손바닥이 서로 마주 보게 한다.

3 팔과 몸통을 천천히 회전시키며 흉추와 어깨를 부드럽게 스트레칭한다.

4 시선은 회전하는 방향을 따라가며, 견갑골이 척추 쪽으로 모아지는 느낌을 유지한다.

5 천천히 원래 자세로 돌아오며, 이 동작을 10~15회 반복하고 양쪽 각각 3세트 진행한다.

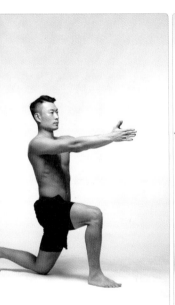
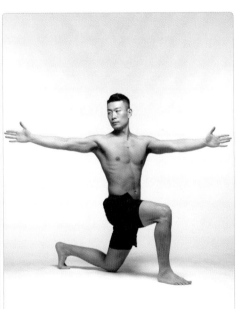
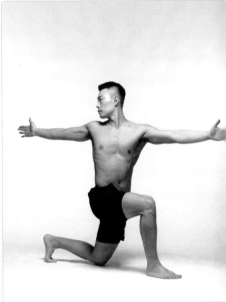

❶ 엉덩이에 힘을 줘 골반을 안정적으로 고정시킨다.
❷ 런지 자세에서 균형 잡기가 어렵다면 시선을 정면에 고정한다.
❸ 몸통-어깨-팔 순으로 동작을 연결하여 진행한다.
❹ 견갑골이 척추 방향으로 모아지도록 한다

❶ 앞쪽 다리의 무릎이 몸통이 회전할 때 발 바깥쪽으로 벌어지지 않도록 주의한다.
❷ 어깨가 굽지 않도록 한다.
❸ 골반이 앞으로 과도하게 기울어지는 전방 경사가 발생하지 않도록 유지한다.
❹ 무릎이 바깥쪽으로 벌어지지 않도록 한다.

14 네발자세 흉추 회전

코어 강화와 흉추 회전을 동시에!

네발자세는 견갑골 주변과 코어를 활성화하는 데 효과적인 기본 운동 자세로, 런지와 마찬가지로 기능성 운동에서 자주 사용된다. 등이 천장을 향한 상태에서 흉추를 회전시키는 동작은 중력의 반대 방향으로 몸통의 힘을 더 많이 요구하기 때문에 동작의 난이도가 상대적으로 높아진다. 또한, 네발자세는 엎드린 상태에서 어깨, 몸통, 다리가 체중을 고르게 지탱해야 하므로 단순히 관절을 움직이는 힘뿐만 아니라 자세를 유지하기 위한 근육들까지 함께 훈련된다. 이 때문에 어깨 관절의 안정성과 코어 활성화를 동시에 강화할 수 있는 동작으로 분석할 수 있다. 특히, 네발자세에서 흉추를 회전시키는 동작은 어깨 관절의 안정성을 높이고 코어를 활성화하는 데 큰 도움이 된다. 그래서 몸통의 안정성을 요구하는 골프와 같은 회전 스포츠에서 매우 유용한 트레이닝 동작 중 하나로 활용 되어진다.

"골프 백스윙을 할 때 몸이 뒤로 젖혀지는 리버스 피봇(Reverse Pivot) 자세가 문제가 되었는데, 네발자세에서 흉추를 회전하는 움직임을 훈련한 이후로 백스윙 시 코어가 안정적으로 잡히는 느낌이 확실히 좋아졌습니다."

 Q 손목이 아프다면 어떻게 해야 하나요?

A 손목에 통증이 있다면 엉덩이를 살짝 뒤로 빼서 무게 중심을 조절하고, 손바닥 대신 주먹을 쥔 상태로 동작을 진행해 보세요. 또한, 손목 아래에 수건이나 쿠션을 받쳐 압박을 줄이는 것도 좋은 방법입니다. 이렇게 조절해도 통증이 계속된다면 손을 바닥에 댄 자세에서의 운동을 피하고, 손목 문제의 근본적인 원인을 찾아서 개선을 시켜야 합니다.

우리 모두 이미 네발자세 운동을 해본 적이 있다?

사실 우리 모두는 아기 시절에 네발자세 운동을 이미 경험해 본 적이 있다. 신체가 발달하는 과정에서 네 발로 기는 자세는 견갑골, 척추, 고관절의 발달에 중요한 역할을 한다. 이 자세는 우리가 걷고 달리는 데 필요한 근육과 신경의 협응력을 키우는 기초 과정이었다. 아기가 네 발로 기기 시작하면 견갑골과 어깨 주위 근육이 안정성을 갖추고, 척추는 움직임과 함께 유연성과 근력을 발달시킨다. 이러한 과정을 통해 우리는 걷고, 달리고, 점프하는 등 더 복잡한 움직임을 위한 기초를 다지게 된다. 네발자세는 단순히 아기의 운동 발달 과정에서만 중요한 것이 아니라, 성인이 된 지금도 신체를 재조정하고 강화하는 데 매우 유용한 자세. 실제로 아기들의 움직임을 모티브로 삼은 기능적 움직임 운동들이 전 세계적으로 유행해 왔고, 이러한 동작을 통해 올바른 움직임을 재학습하는 재활 기법들이 발전해 왔다. 생각해 보면, 네발자세조차 제대로 갖추지 못한 상태에서 헬스장에서 무거운 무게를 들며 운동한다는 것은 기초 없이 높은 건물을 짓겠다고 기둥 대신 모래를 쌓는 것과 같다.

1 네발자세를 취한 뒤, 손목은 어깨 아래, 무릎은 엉덩이 아래에 위치하도록 정렬한다.

2 한 손을 귀 옆에 가볍게 대거나 머리 뒷부분에 댄다.

3 팔꿈치를 천천히 뒤로 보내면서 흉추를 회전시키고, 시선은 팔꿈치 방향을 따라간다.

4 최대로 회전한 상태에서 잠시 유지한 뒤, 천천히 원래 자세로 돌아온다.

5 한쪽 당 10회씩 반복하며, 2~3세트 진행한다.

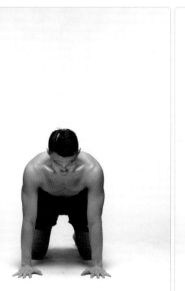
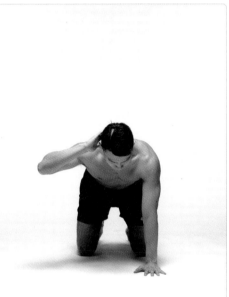
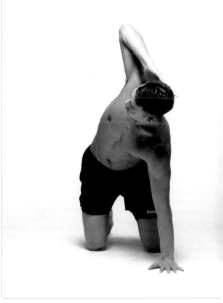

➊ 어깨 유연성이 부족하다면 손가락을 귀에 대고 진행한다.
➋ 네발자세에서는 어깨, 팔꿈치, 손목이 일직선이 되도록 한다.
➌ 몸통을 돌리는 쪽 팔꿈치를 후방으로 보내면 견갑골이 모아지는 동시에 흉추 회전을 더 많이 유도할 수 있다.

➊ 네발자세에서는 등이 천장과 가까워진다는 느낌으로 지면을 밀어낸다.
➋ 네발자세에서 손목이 아프다면 엉덩이를 뒤로 빼고, 손을 더 멀리 두고 동작을 진행한다.

15 엎드린 자세에서 흉추 회전

상체 힘과 유연성을 동시에!

엎드린 자세는 보기에는 쉬워 보일 수 있지만 실제로는 난이도가 높은 동작 중 하나다. 수요일 프로그램에서는 특히 이 자세가 가장 어렵게 느껴질 수 있는데, 이는 하체가 바닥에 고정된 상태에서 몸통과 등 근육을 더욱 집중적으로 사용해야 하기 때문이다.

이 자세의 핵심은 중력을 추가적인 저항으로 활용한다는 점이다. 네발자세와 마찬가지로, 엎드린 상태에서 상체를 회전하려면 흉추 주변 근육이 더욱 강하게 작동해야 한다. 이러한 특징 덕분에 엎드린 자세는 격렬한 스포츠에서 요구되는 몸통 회전력을 강화하는 데 매우 효과적이다.

이 동작은 어깨 근육의 유연성과 힘을 크게 요구하므로 자신의 어깨 상태를 미리 점검한 뒤 진행하는 것이 중요하다. 어깨에 부담을 줄 수 있는 경우에는 난이도를 낮춰 부상에 주의하도록 하자.

"집에서 도구없이 등 근육을 어떻게 운동해야 할지 고민이 많았는데, 이 스트레칭 동작을 해보니 등 근육이 제대로 사용되는 것을 느낄 수 있었어요. 이 동작을 하면 마치 등 운동을 한 것처럼 근육에 힘이 들어가는 느낌이 듭니다. 척추가 약한 편이었는데, 이 운동을 통해 척추를 세워주는 힘이 길러지는 것을 확실히 느꼈어요."

Q 허리디스크(허리 협착증)가 있는데 이 운동을 해도 되나요?

A 허리디스크나 협착증이 있다고 해서 모든 운동이 제한되는 것은 아닙니다. 하지만 질환의 발생 시기, 통증 정도, 증상의 심각도에 따라 어떤 운동을 해야 할지, 혹은 피해야 할지에 대한 운동 처방이 달라질 수 있습니다. 운동을 시도할 때는 통증이 없는 범위 내에서 진행하는 것이 가장 중요합니다. 처음에는 움직임 범위를 최소화하여 시작하고, 점진적으로 동작의 범위를 늘려나가는 것이 안전합니다. 무리하게 동작을 수행하면 증상이 악화될 수 있으므로 항상 자신의 상태에 맞는 수준에서 진행해야 합니다. 운동을 시작하기 전에는 반드시 전문가(의사, 물리치료사, 재활 트레이너 등)와 상담하여 본인의 상태에 맞는 운동 프로그램을 설계 받는 것이 가장 현명한 방법입니다.

1 바닥에 엎드려 양 팔꿈치를 90도로 구부려 전완부를 바닥에 대고 플랭크 자세를 취한다.

2 고정된 팔의 전완으로 지면을 밀어내며, 반대쪽 팔을 천천히 천장 쪽으로 뻗으며 상체를 회전시킨다.

3 상체를 최대로 회전한 상태에서 잠시 멈춘 뒤, 천천히 원래 자세로 돌아온다.

4 양쪽 각각 10회씩 반복하며, 2~3세트 진행한다.

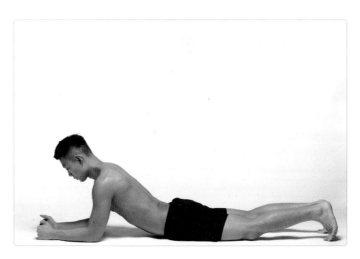

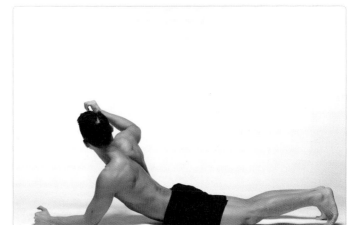

① 바닥에 대고 있는 전완 부위로 지면을 밀어내면서 운동을 진행한다.

② 시선과 함께 고개도 자연스럽게 돌려준다.

③ 손가락을 천장을 향해 찌른다는 느낌으로 동작을 한다.

④ 흉추와 어깨 유연성이 부족해 동작이 제한된다면, 손을 머리 뒷부분에 대고 진행한다.

① 어깨가 굽지 않도록 주의한다.

② 허리를 젖힐 때 통증이 있다면 이 운동은 생략한다.

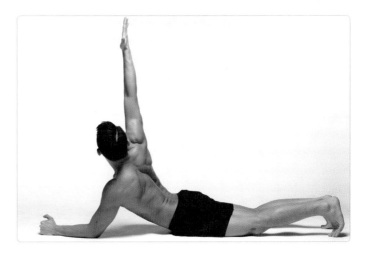

뻣뻣해진 하체를 깨우는 목요일 스트레칭 처방전

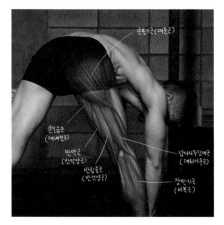

하체 후면 근육

목요일 스트레칭 프로그램은 하체 후면부 근육(종아리와 햄스트링)을 타깃으로 설계된 루틴이다. 현대인은 하루 종일 앉아 있는 시간이 많고 발목을 크게 움직일 기회가 적어, 이 부위가 뻣뻣해지기 쉽다. 이런 상태가 지속되면 발목과 고관절의 움직임에 제한이 생겨 운동 능력은 물론 일상적인 기능에도 부정적인 영향을 미칠 수 있다.

햄스트링의 유연성을 테스트하는 가장 간단한 방법은 몸을 숙여 손가락이 바닥에 닿는지 확인해 보는 것이다. 만약 손가락이 바닥에 닿지 않는다면, 최소한의 햄스트링 유연성조차 부족하다고 볼 수 있다. 하지만 손가락이 바닥에 닿는다고 해서 반드시 햄스트링의 유연성이 좋다고 말할 수는 없다. 이 동작에서 허벅지 뒤쪽 근육 대신 허리가 과도하게 굽혀져 손이 바닥에 닿는 경우도 있기 때문이다.

종아리의 유연성을 평가하는 방법으로는 발을 모은 상태에서 엉덩이가 발뒤꿈치에 닿을 때까지 쪼그려 앉아 보는 것이다. 만약 끝까지 앉지 못하거나 뒤로 넘어지려고 한다면, 종아리 근육의 유연성이 부족으로 발목이 뻣뻣해서일 가능성이 높다. 이러한 평가 결과는 일상 생활에서의 움직임에 큰 차이를 가져올 수 있다. 예를 들어, 햄스트링이 유연하지 않으면 바닥에서 물건을 들거나 몸을 숙일 때 허리에 더 많은 부담이 가해질 수 있다. 종아리가 뻣뻣한 경우 걷거나 러닝을 할 때뿐 아니라 하체를 사용하는 모든 동작에서 움직임이 제한되며, 그로 인해 무릎에 불필요한 부하가 가중될 수 있다.

이러한 근육들을 유연하게 만들고 부상을 예방하기 위해서는 단순히 근육의 길이를 늘리는 것을 넘어, 근육이 능동적으로 스트레칭될 수 있는 기능적인 유연성을 길러야 한다. 목요일 스트레칭 루틴은 하체 후면부의 유연성을 개선하고, 일상과 스포츠에서의 여러 부상을 예방할 수 있는 유용한 해법이 될 것이다.

하체 후면부 유연성 및 긴장 자가 점검표

- ☐ 몸을 숙여 손가락을 바닥에 닿게 하려고 할 때 허벅지 뒤쪽이 당기거나 불편하다.
- ☐ 손가락이 바닥에 닿지 않거나, 닿기 위해 허리를 과도하게 굽혀야 한다.
- ☐ 물건을 들거나 몸을 숙일 때 허리에 부담이 느껴진다.
- ☐ 걷거나 달릴 때 허벅지 뒤쪽이 당기거나 뻐근한 느낌이 든다.
- ☐ 의자에 앉을 때 골반을 바로 세우지 못하고 후방경사가 된다.
- ☐ 러닝 중 종아리에 피로감이나 긴장이 쉽게 생긴다.
- ☐ 쪼그려 앉을 때 뒤로 넘어지려고 하거나 균형을 잡기 어렵다.
- ☐ 하체를 사용하는 스포츠 후 하체 뒤쪽에 근육통이 심하다.
- ☐ 누운 상태에서 무릎을 펴고 다리를 들어올릴 때 80도 이상 올리기 어렵다.
- ☐ 등을 기대지 않고 앉아 있으면 허리가 금방 피로해진다.
- ☐ 걸을 때 발을 끌면서 걷는 습관이 있다.

1~3개 해당

하체 후면부의 유연성과 긴장 상태는 비교적 양호한 편입니다. 현재 큰 문제가 없다면, 현재의 유연성을 유지하고 기능적인 움직임을 강화하기 위해 햄스트링과 종아리의 강화 운동을 병행하는 것이 좋습니다.

4~7개 해당

하체 후면부의 유연성 부족이 자세와 움직임에 영향을 주고 있을 가능성이 큽니다. 현재 통증이나 불편함이 한정적일 수 있지만, 이 상태가 지속되면 허리, 무릎, 발목 등 하체 주요 관절에 부담이 가중될 수 있습니다. 햄스트링과 종아리 스트레칭을 포함한 정기적인 유연성 운동을 통해 하체의 가동 범위를 넓히세요.

8개 이상 해당

하체 후면부 유연성의 문제가 통증이나 부상의 잠재적인 원인이 될 가능성이 높습니다. 근력을 강화하기 이전에 유연성을 확보하는 것이 최우선입니다. 현재 상태에서는 과도한 스트레칭이 오히려 근육을 더 긴장하게 만들 수 있으니, 폼롤러로 근육을 마사지 한 후 운동해 주는 것이 좋습니다.

16 누워서 햄스트링 스트레칭

햄스트링의 유연성과 힘을 동시에!

근육의 원심성 수축(Eccentric Contraction) 또는 신장성 수축은 중력이나 외부의 저항에 대응하여 근육이 서서히 늘어나면서 힘을 발휘하는 과정을 뜻한다. 예를 들어, 계단을 내려갈 때 허벅지 앞쪽 근육(대퇴사두근)은 원심성 수축을 통해 무릎이 급격히 굽혀지지 않도록 제어한다. 이처럼 원심성 수축은 관절의 움직임을 안정적으로 조절하기 위해 중요한 역할을 한다. 원심성 수축이 근육이 늘어나는 과정이라고 해서 유연성이 좋은 사람이 이 능력 또한 좋은 것은 아니다. 유연성은 근육이 얼마나 많이 늘어나느냐에 관한 능력이라면, 원심성 수축 능력은 근육이 얼마나 잘 늘어나면서도 힘을 발휘할 수 있느냐에 관한 능력이다. 데드리프트를 할 때는 햄스트링의 유연성도 필요하지만, 바벨을 바닥에 내려 놓는 과정에서 햄스트링이 무게 저항을 잘 이겨내며 유연함을 발휘해줘야만 허리 부상을 예방해줄 수 있다. 이번에 배워볼 스트레칭 동작은 햄스트링의 최대 가동 범위에서 근육이 늘어나는 힘을 길러주는 원심성 운동이다.

"저는 서서 햄스트링 스트레칭을 할 때마다 허리가 아팠는데, 이렇게 누워서 스트레칭을 하니 허리에 부담 없이 스트레칭 할 수 있어서 정말 좋습니다. 누운 자세에서 스트레칭을 충분히 한 뒤에 일어서서 스트레칭을 해보면, 유연성이 눈에 띄게 좋아져서 허리 부담 없이 다양한 운동을 할 수 있게 되네요."

**Q 스트레칭을 했는데 다음 날 근육통이 있습니다.
괜찮은 건가요?**

A 스트레칭 후에도 충분히 근육통이 생길 수 있습니다. 특히, 근육의 장력을 발휘하며 진행하는 원심성 수축을 포함한 스트레칭은 근력 운동과 유사한 자극을 근육에 주기 때문에 근육통이 더 발생할 가능성이 큽니다. 이것은 자연스러운 반응으로, 보통 근육통은 2~3일 내에 회복됩니다. 이 과정에서 근육이 회복되면서 근력과 가동 범위가 더 향상되게 됩니다. 다만, 근육통의 정도와 발생 여부는 개인마다 차이가 있을 수 있어요. 근육통이 나타나지 않았다고 해서 스트레칭을 잘못 수행한 것은 아니니 너무 실망하지 마세요. 보통 근육통은 운동을 오랜만에 하거나 익숙하지 않은 동작을 했을 때 발생하는 경우가 많아요. 꾸준히 운동을 해왔거나 몸이 비교적 유연한 경우, 스트레칭 후에도 근육통이 나타나지 않을 가능성이 높습니다.

1 바닥에 누워 한쪽 다리를 들어 허벅지가 지면과 수직이 되도록 만든다.

2 양손으로 허벅지를 단단히 고정한 상태에서 무릎을 천천히 펴며 햄스트링을 스트레칭한다.

3 발목을 정강이 쪽으로 당겨 종아리 근육까지 함께 스트레칭한다.

4 무릎을 굽혔다 폈다 하는 동작을 10회씩 반복하며, 양쪽 다리 각각 3세트를 진행한다.

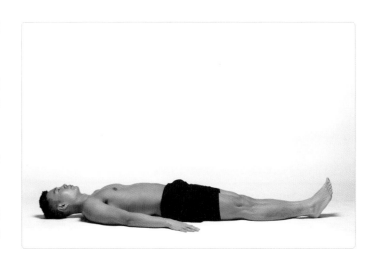

❶ 허벅지를 지면과 수직으로 유지한 상태에서 무릎을 최대한 펴려고 노력한다.

❷ 허벅지가 수직 상태를 벗어나지 않도록 양손으로 단단히 고정시켜 준다.

❸ 발목을 정강이 쪽으로 당겨주면 종아리 근육까지 함께 타깃할 수 있다.

❹ 허벅지 뒤쪽 근육에 자극이 느껴지지 않는다면, 무릎을 가슴 쪽으로 당긴 후 스트레칭을 진행한다.

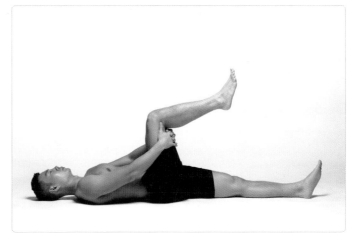

❶ 허벅지를 고정시키기 어렵다면 수건을 활용한다.

❷ 운동 중 허리에 통증이 있으면 운동을 중단한다.

❸ 무릎을 빠르게 펴지 말고, 천천히 지그시 펴준다.

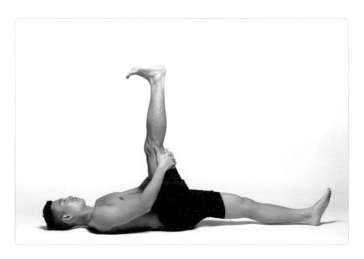

17 런지 & 보우(Lunge & Bow)

전신 후면과 전면의 조화로운 움직임!

몸을 기능적으로 사용한다는 여러 의미 중 하나는 움직임이 연속적이고 부드럽게 이어진다는 것을 뜻한다. 예를 들어, 달리기를 할 때 어깨를 앞으로 굽혔다면, 그다음 동작으로 어깨를 펴는 과정이 매끄럽게 연결되어야 한다. 이러한 흐름이 자연스러울수록 달리기와 같은 동작에서 신체가 효율적으로 움직일 수 있다.

또한, 우리가 점프를 할 때 단순히 무릎을 펴는 동작만 중요한 것처럼 보일 수 있지만, 실제로는 무릎을 굽히는 준비 동작이 반드시 선행되어야 그다음 동작인 무릎을 펴는 움직임이 원활하게 이루어진다. 이처럼 굽히는 동작과 펴는 동작은 서로 보완적인 역할을 하며, 이러한 연속성과 유기성이 신체 기능의 핵심 요소라 할 수 있다.

런지 & 보우 자세는 이러한 원리를 활용한다. 먼저 전신을 숙이는 동작으로 신체 후면부를 스트레칭하고, 이어서 몸을 펴는 동작으로 전면부를 스트레칭한다. 이렇게 서로 반대되는 움직임을 유기적으로 연결함으로써 전신의 균형과 조화를 훈련하게 된다.

"이 동작을 처음 할 때, 제 몸이 이렇게 부드럽지 못하다는 걸 깨달았어요. 저는 유연한 편이라고 생각했거든요. 그런데 이 동작은 단순히 유연성만으로 할 수 있는 동작이 아니더라고요. 무릎, 고관절, 몸통, 허리까지 연속적으로 굽혔다 펴는 동작을 반복하는 게 생각보다 쉽지 않았어요. 하지만 계속 연습하다 보니 몸에 리듬감이 생기면서 균형 감각도 훨씬 좋아졌어요."

Q 허리를 굽히는 동작은 안 좋은 것 아닌가요?

A 허리를 굽히는 동작이 디스크를 유발하거나 허리 부상의 원인이 된다고 많이들 알고 계실 겁니다. 하지만 단순히 허리를 굽힌다고 해서 모두가 문제가 생기는 것은 아니에요. 허리(요추)는 회전하는 움직임에는 제한적이지만, 굽히고 펴는 동작은 허리 본연의 자연스러운 움직임입니다. 사실 어떤 동작이든 과도한 부하가 걸리거나 근육이 약하면 통증을 유발할 수 있죠. 허리를 굽히는 동작이 특별히 문제를 일으키는 '나쁜 자세'라고 하기엔 허리가 억울할 수 있어요. 예를 들어, 바닥에 있는 물건을 들어올릴 때 허리는 고관절, 무릎 관절과 함께 자연스럽게 어느 정도 굽어지게 돼요. 허리만 단독으로 사용하면 당연히 허리에 부담이 크겠지만, 주변 관절과 근육을 올바르게 활용하면 부상의 위험은 크게 줄어 들어요. 사실 우리는 일상에서 허리를 굽히는 동작을 피하고 살 수 없어요. 스포츠를 하든, 집안일을 하든 허리를 굽히는 상황은 자주 생기죠. 그래서 허리를 굽히는 동작도 안전하고 효과적으로 할 수 있는 능력을 키우는 것이 중요해요. 단, 허리에 이미 질환이 있거나 허리 근육이 충분히 제 역할을 하지 못하는 상황에서는 허리를 굽히는 동작을 삼가는 것이 좋아요.

1 런지 자세를 취한 뒤, 앞쪽 무릎을 굽히며 양팔을 머리 위로 들어올리고 상체를 살짝 뒤로 젖힌다.

2 앞쪽 무릎을 편 상태에서 고관절부터 움직이며 상체를 천천히 앞으로 숙이고, 손을 앞발 쪽으로 뻗는다.

3 이 동작을 10회 반복하며, 양쪽 각각 3세트를 실시한다.

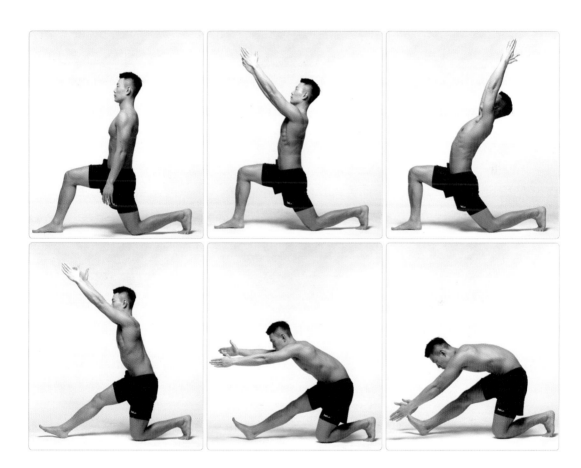

❶ 만세할 때는 상체를 뒤로 살짝 젖혀 허벅지 앞쪽부터 복부까지 신체 전면이 스트레칭되는 것을 느낀다.
❷ 숙일 때는 종아리부터 허벅지 뒤쪽이 스트레칭되는 것을 느끼며 상체도 자연스럽게 굽힌다.
❸ 무릎 아래에 쿠션이나 두껍게 접은 매트를 깔아주면 운동 중 무릎 통증을 예방할 수 있다.

❶ 앞으로 숙일 때는 고관절을 사용하여 허리에 가는 부담을 줄인다.
❷ 허리 통증이 있을 경우 운동을 중단한다.
❸ 동작 중 중심을 잡지 못하고 넘어질 것 같다면, 한 동작씩 멈추고 정적 스트레칭을 한다.

18 발 잡고 무릎 굽혔다 펴기

햄스트링의 한계 넘어서기!

기능적인 유연성을 향상시키기 위해서는 관절과 근육의 가동 범위 끝지점(End Range)에서 운동을 하는 것이 효과적이다. 여기서 끝지점이란, 우리가 더 이상 움직일 수 없는 근육과 관절의 한계에 가까운 위치를 말한다. 이런 끝지점에서 운동을 반복하면, 단순히 근육을 늘리는 것만이 아니라 고유수용감각도 훈련된다. 고유수용감각은 우리 몸이 어디에, 어떤 상태로 있는지 스스로 인식하는 능력이다. 관절, 근육, 힘줄에 있는 감각 수용기를 통해 끊임없이 정보를 보내며 몸의 위치와 움직임을 신경계에 전달한다. 이를 통해 우리는 눈으로 보지 않아도 손이나 발이 어디에 있는지 알 수 있고, 움직임을 조절할 수 있는 것이다. 고유수용감각을 내 몸의 GPS라고 생각해 보자. 이 GPS가 정확할수록 우리 몸은 목표한 곳에 더 안전하고 정확하게 이동할 수 있다. 하지만 이 GPS가 잘 작동하려면 지속된 정보의 업데이트가 필요하다. 가동 범위 끝 지점에서 운동을 반복하는 것은 마치 GPS가 새로운 데이터를 받아서 더 넓고 정확한 지도를 만들어가는 과정과 같다. 가동 범위의 끝 지점에서 근육과 관절의 감각 수용기가 자극되면, 수용체들이 더 많이 활성된다. 이것은 우리가 근육의 길이나 장력에 대한 인식을 높이고, 더 넓은 움직임 범위를 몸에 학습시키는데 도움을 준다. 예를 들어, 이번에 배워볼 운동처럼 발을 잡고 무릎을 폈다 굽혔다 하는 동작에서 처음엔 허벅지 뒤쪽 근육이 더이상 스트레칭 되지 않아 끝까지 무릎을 펴기 어렵지만, 반복적으로 끝 지점까지 움직이면 신경계가 '이 정도 범위까지는 괜찮아'라고 움직임 범위를 허락해 준다. 그 범위를 안전하다고 느끼도록 신경계의 적응을 유도하는 것이다. 이 운동은 햄스트링의 가동성을 훈련하기 위해 허리가 부담되지 않는 상황에서 끝지점을 경험할 수 있도록 설계된 운동이다.

"처음에는 발을 잡아도 무릎을 거의 펴지 못했는데, 하루에 여러 번 이 동작을 연습하다 보니 이제는 발을 잡은 상태에서도 무릎을 완전히 펼 수 있게 되었어요. 저는 몸을 많이 숙여야 하는 일을 하는데, 이 동작을 꾸준히 하니 이전보다 허리가 훨씬 덜 아파졌어요."

Q 저는 종아리에 느낌이 강한데,
잘못하고 있는 건가요?

A 이 동작은 허벅지 뒤쪽 근육인 햄스트링을 스트레칭하는 동시에 종아리도 함께 늘려주는 동작입니다. 종아리 근육의 유연성이 부족한 경우, 햄스트링보다 종아리에서 더 강한 느낌을 받을 수 있습니다. 이런 경우, 뒤꿈치 쪽에 무게 중심을 살짝 두고 스트레칭을 진행하면 햄스트링에 자극을 더 잘 느낄 수 있을 거예요.

1 발을 골반 넓이만큼 벌리고 선다.

2 무릎과 고관절을 굽혀 발바닥 아래로 손을 넣어 발을 잡는다.

3 허리가 과도하게 숙여지지 않도록 유지한 상태에서 무릎을 천천히 편다.

4 허벅지 뒤쪽 근육이 당기는 느낌을 느낀다.

5 이 동작을 10~15회 반복하며, 총 3세트를 수행한다.

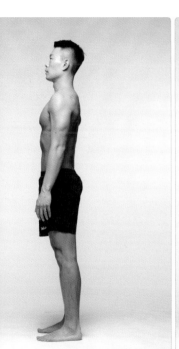
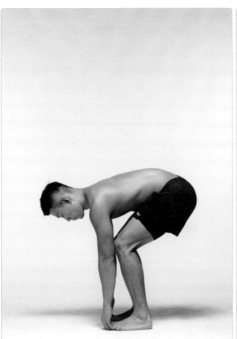
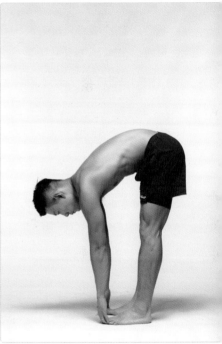

❶ 자신의 유연성에 맞게 발 아래에 손을 넣는 깊이를 설정한다.

❷ 발을 잡고 무릎을 펼 때, 무릎이 완전히 펴지지 않을 정도의 강도로 운동한다.

❸ 무릎을 편 후 2초 정도 버티고 다시 굽힌다.

❶ 무릎을 펼 때 허벅지 뒤쪽에 긴장감이 느껴지지 않고 허리만 굽어지지 않도록 주의한다.

❷ 무릎을 천천히 편다.

❸ 운동 중 허리 통증이나 엉덩이 주변에 신경통이 생기면 운동을 중단한다.

19 서서 종아리 스트레칭

발목의 유연성과 근력을 동시에!

현대인의 생활 양식이 점점 편리해지면서, 움직임의 사용이 줄어 들고 가장 문제가 되는 부위 중 하나가 바로 발목이다. 발목을 크게 움직일 일이 적어지다 보니, 발목 주변 근육이 굳고 관절 움직임의 기능에도 문제가 생기게 된다. 특히 발목을 발등 쪽으로 굽히는 동작은 발의 기능 중 핵심적인 움직임이다. 이 동작을 수행할 때 중요한 역할을 하는 것이 바로 종아리 근육이다. 발목 유연성이 부족한 사람들은 발등을 정강이 쪽으로 굽히는 동작이 제한되고, 이 유연성 부족의 원인은 종종 아킬레스건으로 연결되는 종아리 근육의 경직에서 비롯된다. 앞서 배운 상호억제작용을 종아리 스트레칭에 적용하려면, 종아리 근육과 반대 역할을 하는 전경골근(정강이뼈 앞쪽에 붙어 있는 근육)에 힘을 주어야 한다. 발등을 최대한 정강이 방향으로 당기면 전경골근이 짧아지는 수축을 하게 되고, 반대로 종아리 근육은 자연스럽게 스트레칭되며 늘어나게 된다. 이 스트레칭 동작은 운동 시간을 따로 내지 않아도 일상 생활 속에서 쉽게 해줄 수 있는 간단한 방법이기 때문에, 바쁜 현대인들에게 매우 추천할 만한 운동이다. 발목 유연성을 꾸준히 개선하면 걷기, 뛰기 등 기본적인 움직임부터 운동 능력까지 큰 변화를 경험할 수 있다.

"하루를 마치면 종아리에 부종이 심했는데, 이 스트레칭을 회사에서 1시간에 한 번씩 해주는 습관을 만든 뒤로는 종아리 붓기와 통증이 개선됐어요"

Q 종아리 스트레칭 보드를 사용하면 효과가 떨어지나요?

A 종아리 스트레칭 보드를 사용해도 종아리 근육의 유연성을 충분히 향상시킬 수 있습니다. 다만, 발목을 스스로 당겨주는 운동은 별도로 해주는 것이 더 효과적입니다. 종아리 유연성을 높이는 것과 발목 기능을 향상시키는 것은 서로 다른 관점으로 접근해야 합니다. 단순히 근육을 늘린다고 발목 기능이 자동으로 좋아지는 것은 아니기 때문입니다. 따라서 송아리가 능동적으로 늘어나도록 힘을 기르는 운동, 예를 들어 발목을 정강이 방향으로 당기는 동작을 함께 병행하는 것이 더욱 효과적입니다. 스트레칭과 능동적 운동을 적절히 조합하면 유연성과 발목 기능을 모두 개선할 수 있습니다.

1 바르게 선 상태에서 한쪽 다리를 앞으로 내민다.

2 앞으로 내민 발의 발끝을 정강이 방향으로 최대한 당겨준다.

3 엉덩이를 뒤로 빼듯 고관절을 접으며 상체를 가볍게 숙인다.

4 발끝을 당긴 상태에서 종아리가 늘어나는 느낌을 느끼며 잠시 멈춘다.

5 다시 고관절을 펴면서 상체를 세워 원래 자세로 돌아온다.

6 이 동작을 천천히 굽혔다 폈다 반복하며 양쪽 각각 10회씩 2~3세트 진행한다.

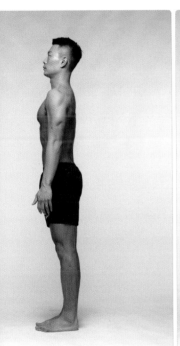
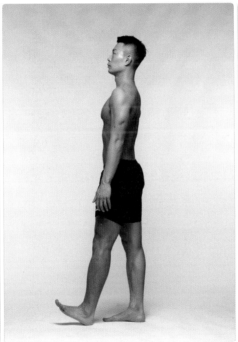
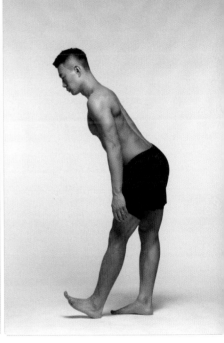

❶ 고관절을 굽히면서 상체를 기울이면 종아리 스트레칭 강도를 높일 수 있다.

❷ 균형 잡기가 어렵다면 벽에 손을 대거나 의자를 잡고 진행한다.

❸ 발목을 스스로 당길 힘이 없다면, 벽에 발을 올려 수동적인 스트레칭부터 시작한다.

❶ 엄지발가락과 새끼발가락이 평행하게 발목을 젖혀 준다.

❷ 고관절을 굽혀주면서 상체를 숙인다.

❸ 강도를 높일 때 허리만 굽어지지 않도록 주의한다.

20 다운독(Down dog) 무릎 굽혔다 펴기

종아리와 전신 후면부를 동시에!

요가 동작 중 다운독 자세는 전신 후면부를 타깃으로 하는 훌륭한 스트레칭 자세이다. 종아리 근육은 허벅지 뒤쪽과 등을 따라 신체 후면의 근막으로 연결된다. 이러한 근막의 연결성을 고려할 때, 종아리 근육을 따로 훈련하는 것보다 종아리와 연결된 신체 후면 사슬 전체를 함께 훈련하는 것이 기능적인 측면에서 더 중요하다.

다운독 자세에서 한쪽 무릎을 굽히면 반대쪽 다리는 무릎이 펴지면서 뒤꿈치가 자연스럽게 지면 쪽으로 내려간다. 이를 통해 종아리 스트레칭 효과를 얻을 수 있다. 요가 자세 관점에서 다운독 자세를 제대로 수행하려면 어깨의 유연성, 고관절의 유연성, 그리고 척추의 유연성이 모두 잘 갖춰져야 한다.

하지만 이 운동의 목적은 요가의 다운독 자세를 완벽하게 만들기 위함이 아니다. 우리가 이 운동을 하는 이유는 요가 동작을 응용해 종아리 스트레칭과 발목 유연성을 향상시키는 것이다. 요가 수련생처럼 완벽한 다운독 자세를 만드는 데 집착하기보다는, 이 자세의 목적과 현재 타깃하려는 관절과 근육의 역할 및 활용에 집중하며 운동하는 것이 중요하다.

"러닝 중 발목이 자주 뻣뻣해지고 종아리에 불편함을 느꼈습니다. 하지만 이 동작을 훈련 전후로 반복한 후, 발목이 훨씬 가벼워지고 종아리 근육의 뭉침도 줄어든 느낌을 받았어요."

Q **뒤꿈치가 바닥에 닿지 않습니다. 괜찮을까요?**

A 네, 괜찮습니다! 이 동작의 목적은 뒤꿈치를 바닥에 닿게 하는 것이 아니라, 종아리 근육과 발목 주변의 유연성을 향상시키는 것입니다. 뒤꿈치가 바닥에 닿지 않더라도, 발목이 가능한 한 많이 접히도록 하면서 종아리가 늘어나는 느낌에 집중하세요. 꾸준히 연습하면 점차 뒤꿈치가 지면에 가까워지는 변화를 느낄 수 있을 것입니다.

1 엎드린 자세에서 양손을 어깨 너비로 벌리고, 무릎은 골반 아래에 위치하도록 준비한다.

2 무릎을 펴고 엉덩이를 천장 방향으로 들어올리며 다운독 자세를 만든다. 이때 발뒤꿈치는 가능한 바닥에 가깝게 내리되, 닿지 않아도 괜찮다.

3 양 팔을 머리 위로 길게 뻗고, 어깨와 손목에 과한 부담이 가지 않도록 손바닥으로 바닥을 지그시 눌러 안정적으로 지탱한다.

4 한쪽 무릎을 천천히 굽히면서, 반대쪽 다리의 뒤꿈치를 바닥 쪽으로 내린다.

5 무릎이 펴진 쪽 다리의 종아리와 하체 후면부가 늘어나는 느낌에 집중하며 잠시 유지한다.

6 굽힌 무릎을 천천히 펴고, 반대쪽 무릎을 굽히는 동작을 번갈아가며 진행한다.

7 양쪽 다리를 합쳐 총 20회 반복하며, 3세트를 수행한다.

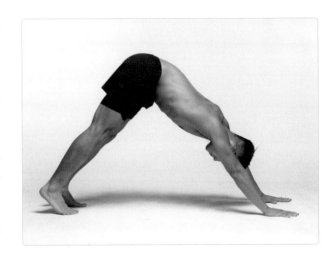

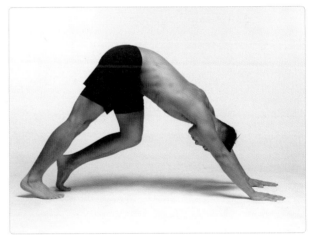

❶ 고관절 유연성이 부족하다면, 엉덩이를 낮추고 진행한다.

❷ 팔꿈치를 완전히 펴서 팔과 어깨를 견고하게 고정한다.

❸ 한쪽 무릎을 굽힐 때 반대쪽 뒤꿈치를 천천히 바닥 쪽으로 지그시 눌러 준다.

❹ 근육이 늘어나는 모든 구간을 느끼며 스트레칭한다.

❶ 무릎을 굽히고 펴는 동작을 할 때는 갑작스러운 움직임을 피하고 천천히 진행한다.

❷ 무릎을 펼 때 오금 쪽에 통증이 생긴다면, 무릎을 끝까지 펴지 않도록 한다.

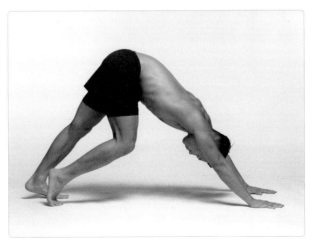

한 주의 불균형을 바로 잡아주는 금요일 스트레칭 처방전

우리는 하루의 대부분을 앞뒤로 움직이는 단조로운 패턴 속에서 살아간다. 기술과 생활 편의의 발전은 인간을 편안하게 하고 시간을 절약해 주지만, 그 대가로 신체가 다양한 방향으로 움직일 기회를 점점 빼앗기고 있다. 그나마 아직 기술이 대체하지 못하는 일상적인 움직임조차 걷기와 서기와 같은 앞뒤 움직임에 치우쳐 있다. 몸을 옆으로 기울이거나 회전하거나 균형을 잡는 동작은 턱없이 부족한 상황이다. 그렇게 우리가 알아차리지 못한 사이, 우리 몸의 측면은 점점 굳어가고 약해지고 있다.

우리 신체의 측면은 발목에서 시작해 몸통의 측면을 지나 목까지 이어지는 하나의 연결된 근막으로 이루어져 있다. 이 연결고리는 우리가 걷고, 뛰고, 몸을 반듯하게 세우는 데 중요한 역할을 한다. 만약 이 연결이 깨진다면 걷기와 같은 기본적인 움직임조차 제대로 수행하지 못하게 되고, 몸의 안정성을 잃게 된다.

이러한 측면 근육의 약화는 단순히 움직임 부족에서만 비롯되는 것이 아니다. 잘못된 자세 역시 신체의 좌우 균형을 무너뜨리고, 측면 근육을 단축시키고 긴장시키는 원인이 된다. 텐트의 줄이 한쪽만 팽팽하다면 텐트가 똑바로 설 수 없듯, 우리 몸도 한쪽 근육이 지나치게 긴장된 상태라면 척추를 곧게 세울 수 없게 된다. 시간이 지날수록 이러한 불균형은 통증과 부상을 유발하며, 일상적인 움직임의 질을 떨어뜨린다.

단축되고 긴장된 측면 근육을 회복하기 위해서는 발에서부터 머리까지 이어지는 전신의 근육 연결을 고려해야 한다. 어느 한 부위만 운동하는 것이 아니라, 그동안 해왔던 것처럼 전신을 통합적으로 스트레칭하고 강화하는 방식이 필요하다.

측면 근육 단축 및 불균형 자가점검표

- [ ] 한 손으로 물건을 오래 들면 반대쪽 허리나 골반이 쉽게 피로해진다.
- [ ] 몸을 옆으로 기울이는 동작(예 : 옆구리 스트레칭)이 어렵거나 제한된다.
- [ ] 거울을 보면 어깨 높이가 양쪽이 다르다.
- [ ] 서 있을 때 한쪽 다리에만 체중을 싣는 습관이 있다.
- [ ] 책상에 앉아 있을 때 한쪽으로만 몸을 기울이는 습관이 있다.
- [ ] 한쪽 허리, 골반, 혹은 엉덩이에 통증이 자주 발생한다.
- [ ] 스포츠나 활동 중에 한쪽으로만 통증이나 불편함이 느껴진다.
- [ ] 장시간 서 있거나 걷고 나면 한쪽 허리가 더 피로하거나 결린다.
- [ ] 한쪽 어깨나 목에 긴장이 더 심하게 느껴진다.
- [ ] 잠잘 때 한쪽 방향으로만 돌아 눕는 습관이 있다.
- [ ] 운전할 때 몸이 한쪽으로 기울거나 허리가 뻐근하다.
- [ ] TV를 보거나 스마트폰을 사용할 때 한쪽으로만 몸을 기울이는 자세를 자주 취한다.

1~3개 해당

생활 습관은 비교적 양호한 편입니다. 하지만 예방 차원에서 꾸준히 측면 근육을 스트레칭하고 강화 운동을 실천하는 것이 권장됩니다.

4~7개 해당

측면 근육의 불균형이 점차 진행 중일 가능성이 높습니다. 이 상태를 방치하면 통증이나 움직임의 제한으로 이어질 수 있으므로, 꾸준한 스트레칭과 운동을 통해 균형을 회복해야 합니다.

8개 이상 해당

좌우 불균형이 심각할 가능성이 큽니다. 현재의 생활 습관을 고치지 않으면 통증이 악화되거나 신체의 움직임에 제약이 생길 수 있습니다.

21 비둘기 자세 팔 뻗기

고관절과 신체 측면 근육을 동시에!

요가의 비둘기 자세를 응용한 이 스트레칭은 고관절과 몸통 측면 근육의 유연성을 동시에 향상시킬 수 있는 동작이다. 많은 사람들은 비둘기 자세가 앞쪽에 위치한 다리의 고관절 부위만 스트레칭할 것이라고 생각하지만, 사실 앞쪽 다리의 고관절이 굽혀지면서 반대로 뒤쪽으로 뻗은 다리의 고관절은 펴지는 작용을 하게 된다. 따라서 뒷다리의 고관절은 골반 전면의 고관절 굴곡근을 타깃으로 하여 스트레칭할 수 있게 된다. 하지만 뒤로 뻗은 다리에 신경을 쓰지 않는다면 뒷다리에는 아무런 자극이 가지 않게 되어 운동 효과를 얻을 수 없다.

또한, 이 자세에서 손을 사선 방향으로 뻗어주면 몸이 자연스럽게 측면으로 굽어지며 옆구리 근육이 스트레칭된다. 이때 뒤로 뻗은 다리의 측면 근육과 연결되면서 발끝부터 손끝까지 이어진 신체 측면의 근막을 전체적으로 공략할 수 있다.

"이 스트레칭을 하고 나면 의자에 앉아 있을 때 크게 신경 쓰지 않아도 자세가 반듯해진 느낌이에요. 오래 앉아 있다 보면 다시 자세가 흐트러지긴 하지만, 그럴 때마다 의자에 다리를 올려 이 스트레칭을 해주면서 다시 자세를 바로잡고 있어요."

Q 비둘기 자세를 하면 고관절이 집히는 느낌이 나요.

A 고관절에서 집히는 느낌이 나는 이유는 관절 내에서 뼈의 움직임이 원활하지 않아 발생할 수 있습니다. 이럴 때는 고관절 굴곡근과 내전근을 먼저 스트레칭한 후에 비둘기 자세를 시도해 보세요. 또는 바닥 대신 의자 위에 다리를 올려 비둘기 자세를 변형하면, 부담을 줄이면서 운동 난이도를 낮출 수 있습니다. 고관절 유연성이 점차 향상되면 집히는 느낌도 점점 줄어들 것입니다.

정적 스트레칭 응용

스트레칭 자세를 20~30초간 유지하며 근육이 부드럽게 늘어나는 느낌을 느낀다. 스트레칭 동안 천천히 깊게 호흡하며, 뻗은 손을 조금씩 더 멀리 보내도록 시도해 본다.

1 한쪽 다리를 무릎이 90도 정도 되도록 굽혀 바닥에 놓고, 반대쪽 다리를 뒤로 길게 뻗는다.

2 골반과 척추를 곧게 세운 상태에서 상체를 앞으로 기울이며, 앞쪽 다리의 엉덩이 근육이 스트레칭되는 느낌을 느낀다.

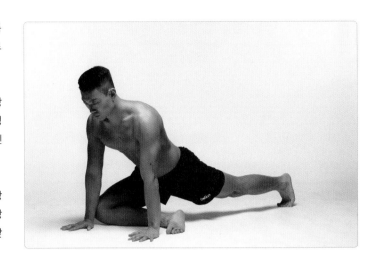

3 뒤로 뻗은 다리 쪽 손을 반대편 사선 방향으로 길게 뻗으며, 옆구리와 겨드랑이 근육이 충분히 늘어나는 느낌을 받는다.

4 손을 천천히 제자리로 가져온 뒤, 다시 부드럽게 팔을 뻗는 동작을 반복한다.

5 양쪽 각각 10~15회 반복하며 2~3세트 진행한다.

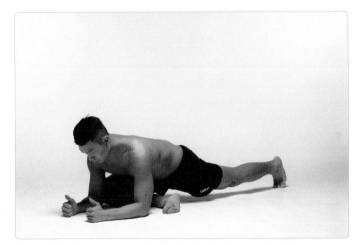

① 옆구리와 겨드랑이 근육이 스트레칭 되는 느낌을 받는다.
② 뻗는 쪽 손과 발이 서로 멀어진다고 상상하면서 동작을 한다.

① 앞에 둔 다리 쪽 고관절에 집히는 느낌이 들면, 바닥보다 의자를 활용해 강도를 낮춘다.
② 고개를 숙이거나 과도하게 젖히지 말고, 머리 뒤와 등이 같은 선상에 있도록 한다.
③ 등이 굽지 않도록 한다.

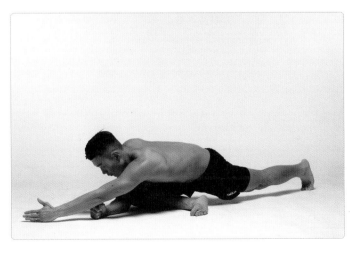

22 런지 사이드 밴딩

하체 안정성과 신체 측면을 동시에!

런지 자세만으로도 전신 스트레칭 프로그램을 구성할 수 있을 만큼 런지는 기능성 운동에서 핵심이 되는 기본 자세다. 이 동작은 런지 자세를 기반으로 상체와 하체를 동시에 활용하며, 측면 근육의 유연성을 강화하는 데 초점을 맞춘다. 한 손을 머리 위로 뻗으면 갈비뼈가 골반에서 멀어지며 옆구리 근육인 요방형근과 겨드랑이 부근의 광배근이 길게 늘어나 스트레칭된다. 반대쪽 손은 바닥을 향해 밀어내는 힘을 사용하여 갈비뼈와 골반이 가까워지며 요방형근이 짧아지고 수축되고, 어깨가 아래로 내려가면서 광배근이 수축한다.

이 과정을 통해 신체 한쪽이 수축하면 반대쪽이 늘어나는 자연스러운 움직임 패턴이 만들어지며, 기능성 스트레칭의 조건이 충족된다. 런지 자세는 하체를 고정한 상태에서 상체를 움직이도록 설계되어 코어 안정성을 강화한다. 이를 통해 골반과 척추 주변의 근육을 균형 있게 발달시켜 주며, 신체 전반의 안정성과 유연성을 동시에 향상시킨다. 팔을 안정적으로 머리 위로 들어올리는 모든 동작은 신체의 측면 안정성을 기반으로 해야 한다. 한 팔을 들어올리는 동작 중 어깨에 불편함을 호소하는 사람들을 관찰해 보면, 팔을 들어올리는 과정에서 신체 측면의 안정성과 가동성 부족으로 어깨 움직임에 문제가 생기는 경우가 많다. 이 동작을 할 때, 어깨의 움직임과 함께 몸통 측면 근육이 어떻게 작용하는지 느끼며 운동해 보자.

"운전 중 항상 몸이 한쪽으로 기울어진 좋지 않은 자세를 유지하다 보니, 한쪽 옆구리 근육만 아파서 불편함이 많았습니다. 그런데 이 스트레칭을 운동 루틴에 추가한 이후, 운전할 때 자세가 개선되었고 운전 후 통증도 눈에 띄게 줄어 들었습니다."

Q 척추 측만증이 있는데 이 운동을 해도 괜찮나요?

A 척추 측만증의 정도에 따라 권장되는 운동이 달라질 수 있습니다. 측만의 정도가 심해 통증이 동반된다면, 전문가와 상담한 후 운동 진행 여부를 결정하는 것이 좋습니다. 반면, 통증이 없고 측만의 정도가 교정기 착용이 필요할 정도가 아니라면, 이 운동을 통해 양쪽 근육의 불균형을 완화하고 개선하는 데 도움을 받을 수 있습니다.

1 런지 자세를 취한 뒤, 뒤로 뻗은 쪽 다리 방향의 팔을 천장 쪽으로 길게 뻗는다.

2 반대쪽 손은 바닥을 향해 지그시 눌러주며, 옆구리 근육이 수축되는 느낌을 느낀다.

3 자세를 유지하며 몸통 측면과 겨드랑이 근육이 충분히 늘어나는 느낌을 받는다.

4 이 자세를 30초간 유지한 뒤, 천천히 원래 자세로 돌아온다.

5 양쪽 각각 3세트 반복한다.

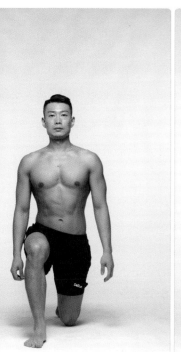
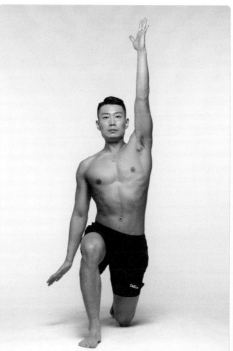
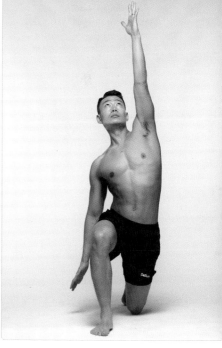

● 아래로 손을 뻗는 쪽 어깨를 귀와 멀어진다는 느낌으로 내려 준다.
❷ 팔을 최대한 천장 방향으로 뻗은 후, 몸통을 옆으로 굽혀서 측면 근육을 더 깊이 스트레칭한다.
❸ 런지 자세에서는 뒤쪽 엉덩이 근육에 힘을 주어 하체를 안정적으로 유지한다.

● 천장 쪽으로 팔을 뻗을 때 어깨에 통증이 느껴지면 팔꿈치를 굽혀서 조절한다.
❷ 런지 자세에서는 골반이 전방 경사되지 않도록 주의한다.
❸ 몸이 완전히 수직으로 세워지기 전에 몸통을 옆으로 굽히지 않는다.

23 보우 & 사이드 밴딩

상체 측면을 집중적으로!

보우(Bow)라는 단어는 절하는 자세를 의미한다. 월요일 프로그램에서 진행했던 광배근 스트레칭도 보우 자세 동작이었다. 운동 자세의 이름을 짓는 방법에는 다양한 방식이 있다. 예를 들어, 런지 자세는 하프닐링(half kneeling) 자세라고도 불린다. 자신이 이해하기 쉽고 사용하기 편한 명칭을 만들어두면, 여러 운동 동작의 이름을 더 쉽게 기억할 수 있을 뿐 아니라 동작의 의미를 이해하고 전달하는 데도 효과적이다.

이 동작은 옆구리 근육을 집중적으로 타깃팅하는 운동이다. 몸통을 기준으로 위로는 어깨, 아래로는 하체가 연결되어, 이 두 부위를 서로 멀어지게 만들면 몸통 부위를 효과적으로 늘릴 수 있게 된다. 따라서 신체 측면을 타깃으로 하는 스트레칭을 할때는, 팔을 머리 위로 뻗거나, 다리를 길게 뻗는 동작이 스트레칭 효과를 극대화한다.

팔을 뻗는 과정에서는 겨드랑이 부근에 연결된 광배근도 함께 스트레칭된다. 이는 신체의 측면을 타깃으로 하는 스트레칭을 하더라도 다른 부위의 관절과 근육을 분리하여 사용할 수 없다는 점을 보여준다.

이 동작은 하체를 고정한 상태에서 상체 스트레칭에 중점을 두기 때문에, 전신을 활용한 스트레칭보다 상체 측면에 집중된 자극을 느낄 수 있다.

"이 자세를 하며 양쪽 옆구리 근육의 비대칭을 직접 확인할 수 있었어요. 한쪽은 더 많이 움직일 수 있었지만, 반대쪽은 움직임이 제한되어 있더라고요. 이 운동을 꾸준히 하면서 제한된 쪽의 유연성이 점차 개선되었고, 양쪽의 밸런스도 맞춰졌어요. 이전에는 서 있을 때 어깨 높이가 달랐는데, 옆구리 근육의 균형이 잡히니 어깨 높이도 같아졌습니다."

Q 안 되는 쪽을 더 많이 해야 하나요?

A 양쪽을 균등하게 진행해 주셔도 괜찮습니다. 한쪽을 더 많이 운동하면 일시적으로 안 되는 쪽이 개선된 것처럼 느껴질 수 있지만, 움직임을 관장하는 뇌의 메커니즘상 한쪽의 움직임이 반대쪽에도 영향을 미칩니다. 양쪽을 균등하게 운동하면, 잘되는 쪽의 움직임이 안 되는 쪽에 도움을 주고, 안 되는 쪽은 부족한 움직임을 훈련하며 균형을 맞추는 데 도움이 될 것입니다.

1 무릎을 꿇고 엎드려 절하듯 자세를 취한다.

2 팔을 최대한 머리 위로 뻗어 멀리 손을 뻗는다.

3 엉덩이를 고정한 상태에서 양손을 오른쪽으로 한걸음씩 이동시킨다.

4 왼쪽 옆구리가 최대한 스트레칭되는 지점에서 잠시 멈춘 뒤, 천천히 제자리로 돌아온다.

5 한쪽 방향당 5~10회 반복하고, 3세트 진행한다.

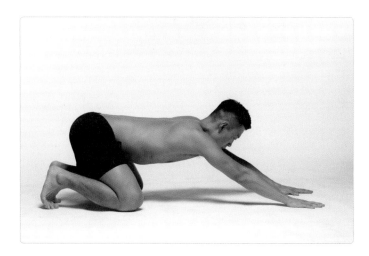

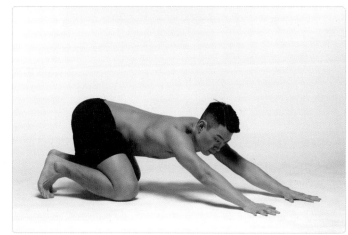

❶ 팔을 멀리 뻗는 느낌으로 스트레칭한다.
❷ 옆구리가 당기는 느낌을 느끼며 스트레칭한다.

❶ 엉덩이가 옆으로 빠지지 않도록 한다.
❷ 허리와 등이 굽지 않도록 주의한다.

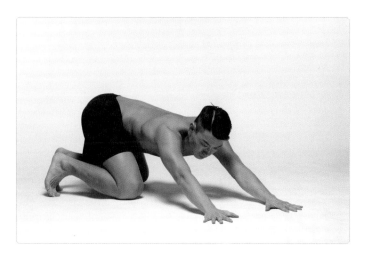

24 다리 꼬아 사이드 밴딩

하체와 상체를 효과적으로 연결!

기능성 운동 프로그램을 효과적으로 구성하는 주요 원칙 중 하나는 일어서서 하는 동작을 포함하는 것이다. 이유는 단순하다. 우리의 다리는 체중을 지지하고 몸을 일으켜 세우는 역할을 한다. 이 동작이 가능해야만 걷고, 뛰고, 계단을 오르는 등 일상의 기본적인 움직임을 수행할 수 있다.

만약 1시간 동안 운동을 했는데 모든 동작이 바닥에 앉거나 누워서 진행되었다면, 그 운동은 일상에서 실제로 필요한 움직임들과는 괴리가 있을 수 있다. 이는 마치 그라운드에서 전력 질주를 해야 하는 운동선수들에게 걷는 훈련만 시키는 것과 같은 맥락이다. 일어나서 하는 운동은 일상적인 움직임 패턴과 더욱 밀접하게 연결되어 있어, 기능적인 움직임을 개선하는 데 필수적이다.

서서 몸을 반대쪽으로 굽히는 스트레칭은 몸통 측면을 늘리는 동시에 늘어나는 쪽의 다리를 반대쪽으로 위치시키며, 하체 측면 근육군도 스트레칭할 수 있도록 돕는다.

결국, 서서 하는 동작은 발의 감각을 활성화하고, 균형 능력을 강화하며, 신체의 측면 라인의 연결성을 개선하기 때문에 우리가 일상과 스포츠에서 수행하는 실제 움직임과 밀접하게 연결되어 있다는 것을 명심해야 한다.

"생각해 보니 제가 해온 운동들은 대부분 앉아서 하는 동작들이었던 것 같아요. 그런데 서서 스트레칭을 해보니 앉아서 할 때보다 발에 더 많은 힘이 들어가고, 균형을 잡는 게 훨씬 어렵다는 걸 느꼈어요. 저는 주로 서서 일하는데, 이제는 일을 할 때도 스트레칭을 하면서 길렀던 균형 감각을 떠올리며 바른 자세로 서있으려고 노력하고 있어요."

Q 이 운동을 할 때 균형을 잡는 데에 집중하느라 스트레칭되는 느낌을 잘 못 느껴요.

A 이럴 땐 난이도를 조금 낮추는 방법을 추천합니다. 가까운 벽이나 의자에 가볍게 손을 짚어 균형을 보조하면서 동작을 수행해 보세요. 이렇게 하면 스트레칭 부위에 더 집중할 수 있습니다. 균형이 익숙해지면 점차 벽이나 의자 없이 동작을 진행해 보며 조금씩 도전해 보세요.

1 바르게 서서 한쪽 다리를 다른 쪽 다리 앞에 교차시킨다.

2 뒤쪽에 위치한 다리 쪽 손을 머리 뒤에 가볍게 댄다.

3 올린 손의 반대 방향으로 몸통을 천천히 굽힌다.

4 이때 몸통 측면 근육이 늘어나는 느낌을 느낀다.

5 자세를 30초간 유지하며, 양쪽 각각 2~3세트 반복한다.

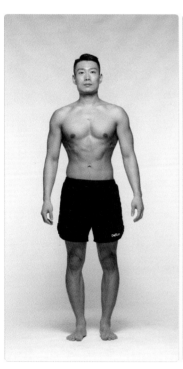
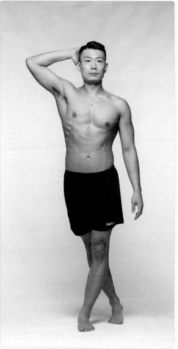
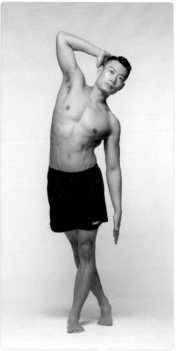

❶ 뒤쪽 다리를 더 옆으로 위치시키면 측면 근육이 더욱 강하게 스트레칭된다.

❷ 척추를 곧게 세운 상태를 유지하며, 몸통만 옆으로 부드럽게 굽힌다.

❸ 뒷발과 들어올린 팔의 팔꿈치가 서로 멀어진다는 느낌으로 동작을 진행한다.

❶ 목이나 허리만 사용해 옆으로 굽히지 않도록 주의한다.

❷ 허리에 통증이 있다면 동작의 범위를 줄이거나 운동을 중단한다.

25 서서 대각선 팔 뻗기

측면 근육을 실전에 적용하기!

스트레칭은 크게 정적 스트레칭과 동적 스트레칭으로 나눌 수 있다. 정적 스트레칭은 특정 자세를 유지하며 근육을 늘리는 방식이고, 동적 스트레칭은 스트레칭 동작을 반복하며 근육을 활성화하는 방식이다. 어느 것이 더 효과적인지는 목적과 상황에 따라 달라질 수 있지만, 가장 좋은 접근법은 정적 스트레칭을 먼저 수행한 후 동적 스트레칭으로 마무리 하는 것이다. 스트레칭을 하는 궁극적인 목표는 단순히 근육을 늘리는 것이 아니라, 더 편안하고 자연스러운 움직임을 만드는 데 있다. 정적 스트레칭은 근육을 늘리고 긴장을 완화하는 데 유용하지만, 동적 스트레칭은 실제 움직임에서 필요한 가동성을 활성화하는 데 더 적합하다. 동적 스트레칭은 적극적인 움직임을 통해 근육을 늘리고 동시에 몸의 움직임 패턴을 개선한다. 따라서 스트레칭 동작 자체를 목표로 삼기보다는, 일상 생활이나 스포츠에서의 움직임 패턴을 모방하여 스트레칭을 수행하는 것이 실전에서 더 나은 움직임을 만들어내는 방법이다. 이 동작은 사선 방향으로 팔을 뻗으며 신체의 측면 근육(외복사근, 대퇴근막장근 등)을 활성화하고, 신체 안정성을 위해 협력하도록 돕는다. 무릎을 살짝 굽혔다가 다시 펴는 동작은 지면 반력을 활용해 발에서 시작된 힘이 손끝까지 효과적으로 전달되도록 만든다. 이 스트레칭은 우리가 일상 생활에서 높은 곳의 물건을 꺼낼 때와 라켓 스포츠에서 팔을 최대한 높게 뻗는 움직임과 유사한 움직임 패턴이다. 형광등을 교체하거나 물건을 선반 위에 올리는 동작 중 허리에 부상을 입는 사례는 흔히 발생한다. 이러한 동작에서도 측면 스트레칭과 유사한 움직임에서 요구되는 측면 안정성이 중요한 역할을 한다. 따라서 일상 생활에서 이러한 부상을 예방하기 위해 이 동작은 매우 효과적인 운동이 될 수 있다.

"저는 배드민턴을 즐기는데, 셔틀콕이 머리 위로 높게 날아올 때 동작에 대한 두려움이 많았습니다. 라켓에 맞추긴 했지만 힘 전달이 잘 되지 않는 느낌이었어요. 그런데 이 운동을 한 뒤에는 팔을 뻗어내는 힘이 강해 졌다고 해야 할까요? 이전보다 훨씬 라켓을 머리 위로 올리는 동작이 편해 졌습니다."

Q 아령을 들고 해도 괜찮나요?

A 좋은 아이디어입니다! 무게 저항을 활용하면 신체 측면 근육을 더 효과적으로 강화할 수 있습니다. 다만, 무게를 들어올리는 것에만 집중하다가 자세가 흐트러지면 운동 효과가 떨어질 수 있습니다. 자신의 체력 수준에 맞는 적절한 무게를 선택하는 것이 중요합니다. 또한, 라켓 스포츠를 하시는 분들은 라켓을 직접 들고 이 동작을 응용해 보는 것도 좋은 방법입니다.

1 양손을 가슴 앞에 위치시키고, 양발은 골반 너비만큼 벌린다.

3 다시 손을 가슴 앞쪽으로 가져오며, 이번에는 반대쪽으로 무릎을 굽혔다 펴면서 반대 손을 사선 방향으로 뻗는다.

2 무릎을 살짝 굽혔다 펴면서 한 손을 사선 방향으로 위쪽으로 멀리 뻗는다.

4 동작을 총 20회 반복하며, 3세트를 실시한다.

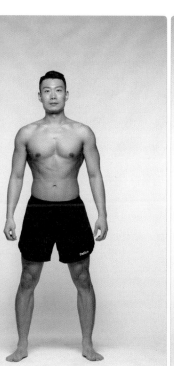
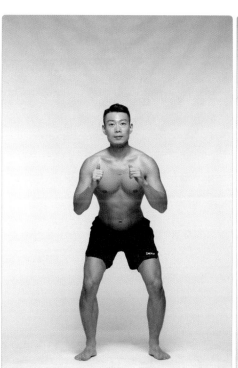
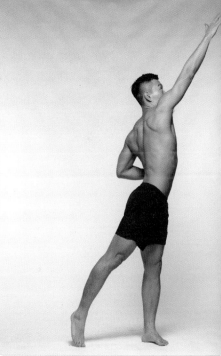

① 손을 최대한 천장 쪽으로 뻗는다.
② 다리를 바닥 쪽으로 길게 뻗는 느낌으로 허벅지를 단단하게 유지한다.
③ 무릎을 굽혔다 펴는 동작에서는 지면의 힘을 손끝까지 전달해 본다.

① 팔을 뻗을 때 무릎이 굽혀지지 않도록 한다.
② 팔을 힘없이 뻗지 않도록 한다.
③ 허리를 과도하게 젖히지 않도록 주의한다.

주말 스포츠를 위한 토요일 내전근 스트레칭 처방전

토요일 스트레칭 프로그램은 허벅지 안쪽에 위치한 내전근의 유연성과 기능을 강화하는 데 초점을 맞추고 있다. 운동량이 부족하거나 일상적인 활동만 반복해 왔다면, 내전근은 점차 뻣뻣해지고 약화되었을 가능성이 크다. 신체는 사용하지 않는 부위의 기능을 서서히 상실하기 때문에, 일상에서 부족한 움직임을 보완하고 다양한 부위를 균형 있게 활용하기 위해 꾸준한 운동이 필수적이다.

"선생님, 저는 주말마다 축구를 하는데도 내전근 운동을 따로 해야 하나요?"라는 질문을 할 수 있다. 축구와 같은 스포츠는 방향 전환, 가속 및 감속 동작에서 내전근을 강하게 사용하지만, 평일 내내 움직임이 부족한 상태에서 갑작스럽게 높은 강도로 내전근을 사용하게 되면 능력을 제대로 발휘하지 못할 뿐만 아니라 부상의 위험도 높아질 수 있다.

주말에 몰아서 하는 운동은 이러한 점을 고려해 평일에 내전근 보강 운동을 병행하거나, 주말 운동 전 충분한 준비 운동을 통해 부상 위험을 줄여야 한다. 내전근은 하체를 사용하는 모든 운동의 기본이 되는 핵심 부위이기 때문에, 스트레칭이나 워밍업 루틴에 내전근을 타깃으로 한 한두 가지 동작을 포함하는 것을 강력히 추천한다.

내전근이란?

내전근 긴장 및 기능 문제 자가점검표

- ☐ 허벅지 안쪽이 자주 뻐근하고 당기는 느낌이 든다.
- ☐ 과거에 내전근 부상을 경험한 적이 있다.
- ☐ 스쿼트를 할 때 허벅지가 벌어지지 못하고 안쪽으로 모인다.
- ☐ 바닥에 앉아 발바닥을 맞댔을 때, 양쪽 무릎이 바닥에서 한 뼘 이상 떨어진다.
- ☐ 평소 다리를 벌리는 동작의 운동을 거의 하지 않는다.
- ☐ 무릎에 통증이 자주 느껴진다.
- ☐ 사타구니 부근에서 통증이 느껴지곤 한다.
- ☐ 스쿼트를 할 때 허리가 굽어지는 현상이 나타난다.
- ☐ 하루 중 앉아 있는 시간이 6시간 이상이다.
- ☐ 의자에 앉아 골반을 바르게 세운 자세를 유지하는 것이 어렵다.
- ☐ 다리를 자주 꼬는 습관이 있다.

1~3개 해당
내전근의 문제로 인한 신체 불편이 있을 가능성은 낮습니다. 현재의 좋은 습관을 유지하면서, 내전근 스트레칭 동작을 정기적으로 수행하여 기능을 점검해 보세요. 예방 차원에서 꾸준히 운동하면 더 나은 균형을 유지할 수 있습니다.

4~7개 해당
통증이나 자세와 관련된 문제가 있을 가능성이 있습니다. 내전근 스트레칭을 시행한 후, 통증과 자세에 어떤 변화가 나타나는지 점검해 보세요. 스트레칭이 유익했다면, 내전근을 포함한 관련 프로그램을 꾸준히 실천하며 통증 감소와 자세 개선 정도를 기록해 보시길 추천합니다.

8개 이상 해당
내전근뿐만 아니라 신체 전반에 걸쳐 문제가 있을 가능성이 높습니다. 내전근을 포함한 하체 스트레칭 프로그램과 더불어, 지금까지 소개된 다양한 스트레칭 루틴을 적극적으로 활용해 보세요. 통증이 지속되거나 심해질 경우, 전문가의 도움을 받아 정확한 평가와 적절한 조치를 취하시길 권장합니다.

26 나비 자세 스트레칭

초보자에게 유용한 내전근 스트레칭!

나비 자세는 내전근이 아직 체중을 지탱하거나 큰 힘을 발휘하기 어려운 초급자들에게 매우 유용한 스트레칭 동작이다. 많은 사람들이 이 지세를 통해 내전근을 스트레칭하지만, 주의사항을 제대로 숙지하지 않아 운동 후 허리에 부담을 느끼는 경우도 있다. 그렇다면 이 동작이 허리에 부담을 주기 때문에 하지 말아야 할까? 운동 중 주의사항을 지켰음에도 신체에 무리가 온다면 운동을 중단하는 것이 맞다. 그러나 중요한 것은 운동 자체가 잘못된 것이 아니라, 자신의 신체가 준비되지 않았거나, 올바르지 않은 자세로 운동을 수행했기 때문에 발생한 문제라는 점이다. 이 운동을 할 때 가장 중요한 주의사항 중 하나는 골반이 뒤로 기울어지는 후방경사 자세를 피하는 것이다. 골반이 제대로 세워지지 않으면 허리가 굽어지면서 허리에 부담이 가해질 수 있다. 따라서, 무작정 상체를 앞으로 많이 숙인다고 해서 스트레칭 효과가 커지는 것은 아니다. 처음에는 상체를 반듯하게 세우고, 무릎을 바닥 쪽으로 내리지 않아도 괜찮다. 중요한 것은 골반을 올바르게 세우는 것이다. 특히, 내전근이 뻣뻣한 사람들은 골반을 반듯하게 세우는 동작만으로도 내전근에 스트레칭 효과를 느낄 수 있다. 이는 내전근이 짧아지면 골반이 뒤로 눕는 경향이 있기 때문이다. 이 경우 골반을 앞으로 기울여(전방경사) 세우는 것만으로도 충분히 스트레칭 효과를 얻을 수 있다. 이 운동을 할 때 중요한 것은 올바른 자세를 유지하며, 무릎을 가능한 범위에서 스스로 힘을 조절해 천천히 가동 범위를 늘려나가는 것이다. 억지로 강도를 높이기보다, 내 몸이 허용하는 범위 내에서 점진적으로 진행하는 것이 건강하고 안전한 스트레칭의 핵심이다.

"저는 이전에 이 동작을 어디선가 보고 따라 했을 때, 근육이 스트레칭되는 느낌도 없고 허리만 아파서 저한테는 맞지 않는 운동이라고 생각했어요. 그런데 이번에 골반을 반듯하게 세우고 해보니, 무릎을 많이 내리거나 상체를 숙이지 않아도 내전근이 스트레칭되는 느낌이 들더라고요. 아마 이게 저에게 맞는 강도인 것 같아요."

Q 사무실에서도 내전근 스트레칭을 할 수 있나요?

A 내전근이 어떤 움직임에서 스트레칭되는지 이해하신다면, 어떤 공간과 상황에서도 쉽게 응용할 수 있어요. 내전근은 다리뼈를 모으는 역할을 하는 근육이기 때문에, 다리뼈를 바깥쪽으로 벌리면 내전근이 스트레칭이 됩니다. 예를 들어, 의자에 앉은 상태에서 다리를 바깥쪽으로 넓게 벌리고 골반을 반듯하게 세운 뒤 상체를 천천히 앞으로 기울이면 내전근에 자극을 느낄 수 있습니다. 이때 무릎을 지속적으로 바깥 방향으로 벌리는 힘을 유지하면 더욱 효과적으로 내전근을 스트레칭할 수 있어요.

1 바닥에 앉아 양 발바닥을 서로 맞댄 뒤, 발뒤꿈치를 엉덩이 쪽으로 최대한 가까이 가져온다.

2 양 무릎의 힘을 완전히 빼고, 골반을 반듯하게 세우거나 살짝 앞으로 기울여 전방경사를 만든다.

3 자신의 내전근 유연성에 맞게 양쪽 무릎을 바닥 쪽으로 천천히 내리려고 노력한다.

4 자세를 30초 동안 유지하며, 3세트 반복한다.

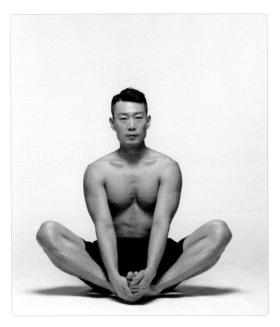

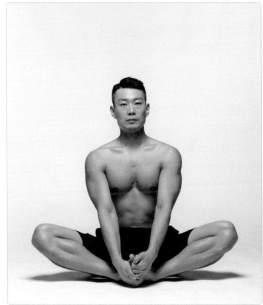

❶ 골반과 척추를 반듯하게 세운 뒤, 무릎을 아래로 지그시 내려 준다.
❷ 사타구니 쪽 내전근이 스트레칭되고 힘이 들어가는 느낌을 받는다.
❸ 더 강한 자극을 원한다면 천천히 골반을 앞으로 기울여 상체를 숙인다.

❶ 골반을 반듯하게 세우지 않고 상체를 숙이면 허리 통증이 생길 수 있다.
❷ 앉아 있는 자세에서 허리가 굽어지려 하거나 자세가 어렵다면, 엉덩이 아래에 두꺼운 책을 대고 앉는다.

27 런지 자세 내전근 스트레칭

스포츠 퍼포먼스 향상을 위한 스트레칭!

런지 자세는 다양한 스포츠에서 유용하게 활용되는 동작이다. 하지만 런지를 꼭 앞으로만 수행해야 한다는 규칙은 없다. 우리의 움직임은 다양한 방향성을 가지기 때문에, 런지와 같은 동작도 여러 방향으로 응용하여 운동과 스트레칭에 활용해야 한다.

내전근을 스트레칭하는 핵심은 다리를 벌리는 것이다. 따라서 런지 자세에서 내전근을 스트레칭하려면 앞쪽 다리의 위치를 바깥쪽으로 이동시켜 다리가 벌어진 상태를 만들어야 한다. 이렇게 하면 내전근을 효과적으로 스트레칭할 수 있다.

내전근은 구조적으로나 기능적으로 복부 근육과 연결되어 있어 몸통의 안정성과도 깊은 연관이 있다. 그래서 내전근 운동을 할 때는 몸통의 긴장감을 항상 유지하며 운동하는 것이 중요하다.

"저는 테니스를 하는데, 양옆으로 다리를 벌리며 라켓을 휘두를 때 다리가 잘 벌어지지 않아 불안정함을 느꼈습니다. 하지만 이 동작으로 내전근 유연성을 기른 후에는, 옆으로 멀리 날아오는 공도 과감하게 쳐낼 수 있게 되었어요."

Q 저는 이 동작을 할 때 허벅지 안쪽보다는 사타구니(서혜부) 쪽이 당기는 느낌이 나요.

A 잘하고 계신 겁니다. 내전근은 단일 근육이 아니라, 다섯 개의 근육으로 이루어진 근육군을 말합니다. 이 중 일부 근육은 허벅지 안쪽 전체를 감싸는 반면, 다른 근육은 사타구니 부근에만 연결되어 있습니다. 사람마다 내전근 중 어떤 근육이 더 긴장되어 있는지에 따라, 이 다섯 근육 중에서 느낌이 강하게 오는 부위가 다를 수 있습니다. 따라서 사타구니 쪽에서 당김을 느끼는 것도 내전근의 일부를 스트레칭하고 계신 겁니다.

동적 스트레칭 응용

앞쪽 무릎을 굽혔다가 다시 제자리로 돌아오는 동작을 10~15회 반복하며 근육을 수축하고 이완하는 것을 반복한다. 근육이 늘어나면서 끝 지점에서 관절과 근육을 안정적으로 잡아주는 능력을 훈련시켜 준다. 스포츠 전 부상 예방을 위한 준비운동으로 효과적이다.

1 양쪽 무릎을 90도로 설정하여 기본 런지 자세를 만든다.

2 앞쪽 다리를 약 45도 정도 바깥쪽으로 벌려 위치시킨다. 이때 발끝은 무릎 방향과 일치하도록 한다.

3 앞쪽 발을 한 걸음 더 앞으로 위치시킨다.

4 양손을 앞 무릎 위에 올려 놓고, 앞쪽 무릎을 천천히 굽힌다. 이때 뒤쪽 다리의 엉덩이 근육에 힘을 주어 골반 안정성을 유지한다.

5 몸통을 반듯하게 세운 자세를 유지하며 깊게 호흡한다.

6 30초 동안 자세를 유지하고, 이 과정을 3세트 반복한다.

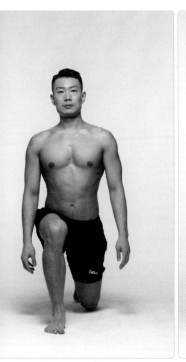
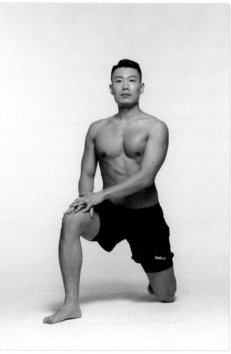
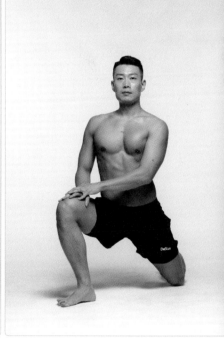

① 뒤쪽 다리 엉덩이 근육에 힘을 준다.
② 복부에 긴장감을 유지하며 스트레칭한다.
③ 내전근이 스트레칭되는 느낌을 받는다.

① 허리를 과도하게 젖히지 않도록 주의한다.
② 바닥에 닿아 있는 무릎에 통증이 있다면, 무릎 아래에 쿠션을 대거나 뒤쪽 다리 무릎의 각도를 조절한다.

28 프로그(Frog) 스트레칭

스쿼트 자세 교정에 효과적인!

내전근 스트레칭 하나만 고르라고 한다면, 나는 주저 없이 프로그 스트레칭을 추천할 것이다. 이 스트레칭은 마치 푸쉬업이나 플랭크와 같이 손을 바닥에 대고 실시하는 동작으로, 어깨와 몸통 근육이 중력을 버티며 전신의 근육을 사용하는 동시에, 고관절의 굽힘과 폄 동작을 반복하며 고관절의 정상적인 움직임 궤적을 만들어 준다.

특히, 이 동작을 일어서서 발을 지면에 붙인 자세로 전환하면 스쿼트 자세와 동일하다. 따라서 스쿼트 시 가동 범위 문제를 겪는 사람들에게 매우 효과적인 스트레칭이다. 또한, 수영의 평영 동작처럼 고관절을 바깥쪽으로 벌리는 동작이 필요한 운동에서는 반드시 선행되어야 할 준비 동작이다.

운동 중 부상의 주요 원인 중 하나는 적절한 준비가 부족했을 때 발생한다. 이 스트레칭은 '운동을 위한 운동'으로 생각해야 한다. 만약 이 동작을 제대로 익히지 못했다면, 다리를 벌리는 자세와 관련된 모든 운동에 대해 준비가 부족한 상태일 수 있다.

"수영의 평영 동작에서 강사님께서 고관절을 더 벌리라고 지적해 주셨어요. 하지만 제 의지만으로는 제대로 움직이지 않더라고요. 그래서 너무 답답했는데, 그 근본적인 원인을 알고, 프로그 자세를 통해 고관절 유연성을 향상시키니, 수영 동작에서 정확한 자세를 인지하고 교정하는 데 큰 도움이 되었습니다."

Q 프로그 자세를 할 때 바깥쪽 엉덩이 부근에서 관절이 집히는 느낌이 나요.

A 사람마다 고관절과 다리뼈가 연결되는 구조는 조금씩 다릅니다. 따라서 단순히 근육 유연성의 문제가 아니라, 고관절의 선천적인 구조 때문에 움직임에 불편함이 생길 수 있습니다. 이런 경우에는 다리뼈가 골반의 소켓에 자연스럽게 맞물려 움직일 수 있도록 자세를 조정하는 것이 중요합니다. 우선, 다리 간격을 조금 좁혀 보거나, 발의 위치를 무릎 선상보다 안쪽으로 이동시켜 보세요. 이렇게 하면 고관절이 더 편안하게 움직이고, 동작이 부드럽게 나올겁니다!

1 바닥에 무릎을 대고 엎드려 네발기기 자세를 취한다.

2 양 무릎을 어깨 너비보다 넓게 벌리고 발끝을 안쪽으로 향하게 둔다.

3 팔꿈치, 손바닥을 바닥에 대어 상체를 안정적으로 지지한다.

4 가능한 만큼 엉덩이를 뒤로 밀었다가 천천히 다시 원래 자세로 돌아온다.

5 이 동작을 천천히 15회 반복하며 3세트 진행한다.

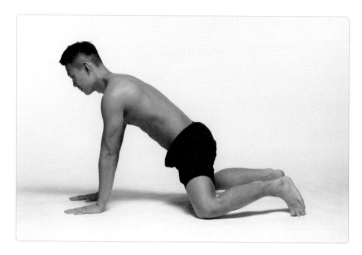

❶ 배가 바닥 쪽으로 내려가지 않도록 몸통의 긴장감을 유지한다.

❷ 무릎을 벌리고 더 깊게 앉아 가동 범위를 늘려 준다.

❸ 무릎 안쪽을 바닥 쪽으로 살짝 눌러 내전근의 힘을 증가시킨다.

❶ 고관절에 집히는 느낌이 나면, 무릎을 더 굽혀 발을 안쪽으로 위치시키거나 스트레칭 범위를 줄인다.

❷ 어깨가 처지지 않도록 팔에 힘을 줘서 지면을 밀어 준다.

❸ 허리가 굽어지거나 젖혀지지 않도록 중립 자세를 유지한다.

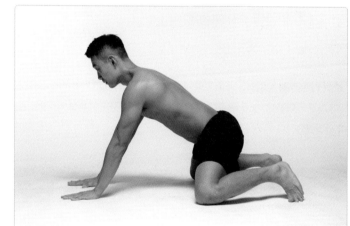

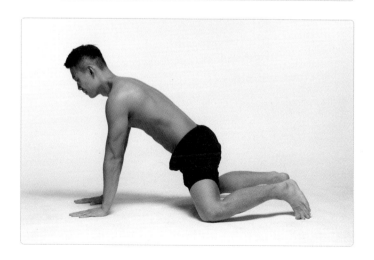

29 하프 프로그(Half Frog) 스트레칭

내전근을 더 길게 활용하기!

프로그 자세에서 한쪽 다리를 바깥쪽으로 뻗어 진행하는 이 스트레칭은 기본 프로그 자세와 동일하게 내전근을 타깃으로 하지만, 다리를 펴는 동작을 통해 내전근의 더 넓은 영역을 스트레칭할 수 있다. 특히, 내전근 중에서도 박근(Gracilis)이라는 근육은 무릎을 지나 연결되어 있기 때문에, 무릎을 편 상태에서 스트레칭을 하면 굽힌 상태보다 이 근육을 더 효과적으로 늘릴 수 있다.

또한, 허벅지의 구조상 안쪽과 뒤쪽을 명확히 구분하기 어렵기 때문에, 이 스트레칭은 내전근뿐만 아니라 햄스트링의 안쪽 근육까지 함께 스트레칭할 수 있다.

앉아 있는 자세는 무릎을 계속 굽히는 상태이기 때문에 오랜 시간 앉아서 생활하는 사람들은 무릎을 펴는 동작에도 제한이 생길 수 있다. 이 스트레칭을 진행할 때 무릎이 완전히 펴지지 않는다면, 엉덩이를 깊게 뒤로 앉는 대신 무릎을 펴는 데 집중하는 것을 권장한다. 무릎을 펴는 동작만으로도 충분히 내전근이 당기는 느낌을 받을 것이다.

"올해 러닝을 시작했는데 무릎 안쪽에 통증이 생겼어요. 병원에서는 거위발건염 진단을 받았고, 무릎 안쪽에 염증이 생긴 상태라고 하더군요. 하프 프로그 자세로 스트레칭을 꾸준히 했고, 내전근 강화 운동을 병행한 뒤부터는 러닝 중 무릎 통증이 사라졌습니다."

Q **저는 허벅지 안쪽보다는 무릎 안쪽이 찢어지는 느낌이 나요.**

A 이 경우, 내전근이 스트레칭되는 것보다 무릎 안쪽의 인대나 다른 구조물이 자극을 받을 가능성이 있습니다. 먼저 폼롤러를 사용해 허벅지 안쪽 근육을 마사지하여 이완시킨 뒤, 다시 스트레칭을 시도해 보세요. 또한, 스트레칭 시 가동 범위를 줄이거나 무릎을 펴는 힘을 약하게 조절해 보는 것도 좋습니다. 마지막으로, 발을 바닥 쪽으로 가볍게 눌러 내전근에 힘이 들어온 상태에서 스트레칭을 진행해 보시길 바랍니다.

1 바닥에 무릎을 대고 엎드려 네발기기
자세를 취한다.

2 양 무릎을 어깨 너비보다 넓게 벌리고,
발끝을 안쪽으로 향하게 둔다.

3 팔꿈치를 바닥에 대거나 손바닥을 바닥
에 대어 상체를 안정적으로 지지한다.

4 한쪽 다리를 반대쪽 무릎 선상과 동일
하게 무릎을 편 상태로 뻗는다.

5 가능한 만큼 엉덩이를 뒤로 밀었다가
천천히 다시 원래 자세로 돌아온다.

6 이 동작을 천천히 15회 반복하며, 3세트
진행한다.

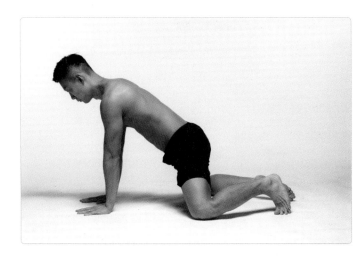

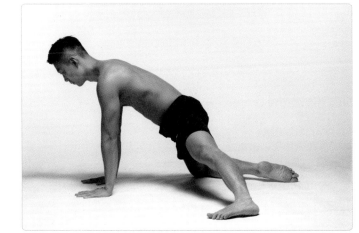

1 발바닥 안쪽이 지면에 닿도록 한다.

2 허벅지 안쪽이 전체적으로 스트레칭
되는 느낌을 받는다.

3 무릎이 굽혀지지 않도록 한다.

4 운동 강도를 높이기 위해서는 전완부
를 바닥에 대고 동작을 진행한다.

1 허벅지 안쪽이 스트레칭되지 않고 무
릎 관절 안쪽에 날카로운 통증이 있다
면, 무릎을 약간만 굽혀서 스트레칭
을 진행한다.

2 허리가 굽어지거나 과하게 젖혀지지
않도록 중립 자세를 유지한다.

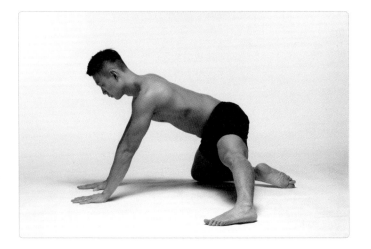

30 와이드 스쿼트

근력 강화과 유연성 향상을 동시에!

와이드 스쿼트는 내전근을 강화하는 대표적인 근력 운동이다. 많은 사람들이 근육을 사용할 때 근육이 단순히 긴장하거나 짧아지기만 한다고 생각할 수 있다. 하지만 근육이 힘을 발휘하려면 늘어남과 짧아짐이 동시에 이루어져야 한다.

흥미로운 점은, 스트레칭을 하지 않고도 충분한 가동 범위를 활용해 근육을 운동하면 근력뿐만 아니라 근육의 유연성도 함께 향상된다는 것이다. 그렇다고 해서 스트레칭을 건너뛰고 바로 운동을 시작하라는 의미는 아니다. 운동 전에는 언제나 적절한 준비 운동이 필요하다.

와이드 스쿼트는 사람에 따라 준비 운동이 될 수도 있고, 본 운동만큼의 강도를 가진 근력 운동이 될 수도 있다. 중요한 것은 자신의 체력 수준과 목표에 맞게 운동을 조절하는 것이다. 다양한 운동 동작을 알고 있다는 것은 자신의 체력 수준에 맞게 운동을 적용할 수 있는 선택지가 많아진다는 뜻이다. 와이드 스쿼트를 할 때 무게 저항(덤벨, 바벨 등)을 추가하면 근력 향상에 초점이 맞춰진다. 반면, 무게 저항 없이 동작의 가동 범위에 집중한다면 관절과 근육의 가동성 증가를 목표로 삼을 수 있다. 근력과 유연성을 동시에 향상시킬 수 있는 방법은 없을까? 무게 저항을 활용하면서 가동 범위까지 신경 쓴다면 가능하다. 자신의 체력 수준과 목표에 맞춰 와이드 스쿼트를 시도해 보자.

"저는 헬스장에서 스쿼트를 자주 하는데, 최근에 무게 증가가 정체되어 고민이 많았습니다. 그러다 선생님께서 '무게를 계속 올리기보다는 부족한 신체 움직임을 보완해 보라'는 조언을 주셨고, 그때부터 그동안 해보지 않았던 와이드 스쿼트를 연습하기 시작했어요. 놀랍게도, 무게를 억지로 늘려 연습한 것도 아닌데 스쿼트 무게가 더 증가했습니다."

Q 다리를 많이 벌릴수록 스트레칭 효과가 더 좋은가요?

A 다리를 많이 벌릴수록 내전근이 더 많이 스트레칭되는 것은 사실입니다. 하지만 다리를 과도하게 벌린 상태에서 스쿼트를 수행할 때, 고관절이 충분히 그 범위만큼 움직이지 못한다면 고관절이 스트레칭되는 것이 아니라, 허벅지뼈는 움직이지 않은 채 정강이뼈만 벌어지는 자세가 될 수 있습니다. 이런 자세는 무릎에 불필요한 부담을 줄 수 있으니 주의가 필요합니다. 다리를 벌리는 만큼 발끝의 각도도 바깥쪽으로 조정해 주며, 무릎과 발끝이 언제나 같은 방향을 바라보도록 설정해야 합니다. 만약 스쿼트를 할 때 무릎이 두 번째 또는 세 번째 발가락 방향보다 안쪽으로 들어간다면, 그 범위를 고관절이 제대로 감당하지 못하고 있다는 것입니다. 이 경우 다리를 더 좁혀서 운동을 해주셔야 부상을 예방하고, 정확한 운동 효과를 얻을 수 있습니다.

1 발을 어깨 너비보다 1.5~2배 정도 넓게 벌린다.

2 발끝을 30~45도 정도 바깥쪽으로 향하도록 한다.

3 두 손을 가슴 앞에 모으거나 앞으로 뻗는다.

4 천천히 무릎을 굽히며 엉덩이를 아래로 내린다.

5 무릎이 안으로 모이지 않는 지점까지 앉는다.

6 허벅지 안쪽의 긴장감을 느끼며 천천히 일어난다.

7 15~20회를 반복하며, 총 3세트를 진행한다.

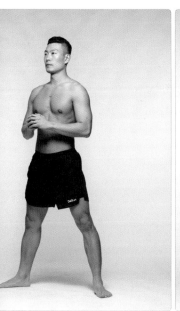
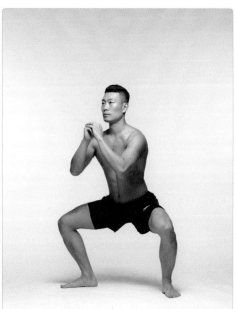
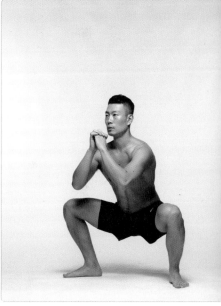

① 발 각도는 45도에서 60도 사이로 다양하게 설정하여 운동한다.
② 무릎은 발 각도에 맞춰 자연스럽게 벌려주고, 언제나 두 번째 발가락 방향을 따라가도록 한다.
③ 무릎이 계속 안으로 모인다면, 무릎 바깥쪽에 폼롤러 등의 도구를 두고 무릎으로 살짝 터치한다고 생각하며 교정한다.

① 자신의 체력 수준에 맞게 가동 범위를 조절한다.
② 무릎에 통증이 느껴지면 가동 범위를 줄이거나, 다리 간격과 발 각도를 조절한다.
③ 허리가 굽어지거나, 과도하게 몸을 세우지 않도록 한다.

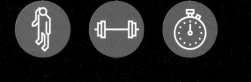
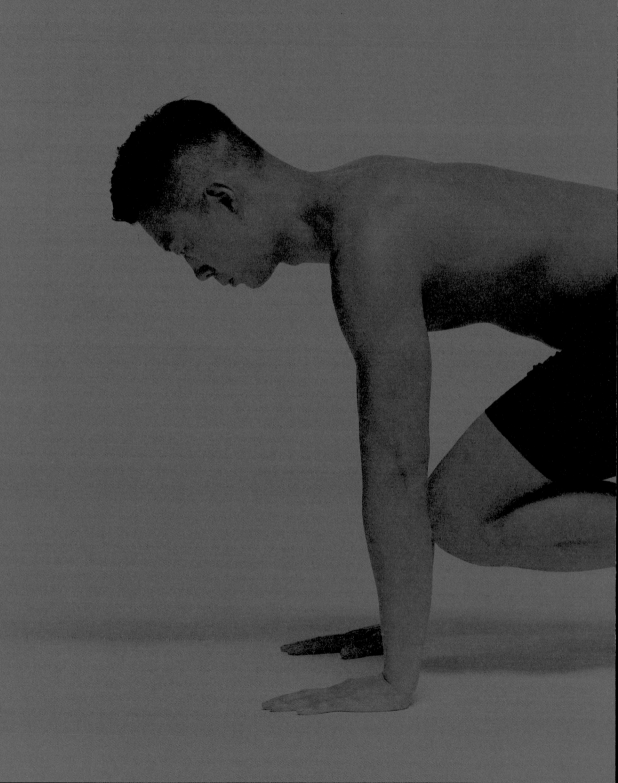

기능성 운동의 레시피
주요 관절 조리하기

● ● ●

신체의 주요 관절인
고관절, 어깨, 척추, 발목

이번 파트에서는 신체의 주요 관절인 고관절, 어깨, 척추, 발목의 움직임을 배우고, 이 움직임을 강화하기 위한 기초적인 운동 방법을 학습한다. 우리는 기능성 운동이라는 요리를 완성하기 위해 각 관절의 움직임이라는 재료를 활용한다. 이 움직임을 어떤 방법으로 운동에 적용하느냐는, 같은 재료를 사용하더라도 어떤 조리법을 선택하느냐와 같다. 조리법에 따라 요리의 맛이 달라지는 것처럼 운동의 자세, 속도, 그리고 다른 관절들과의 조화에 따라 운동의 효과가 달라진다.

좋은 요리를 만들기 위해 재료의 특성을 잘 이해해야 하듯이, 관절의 구조와 기능을 제대로 이해해야 올바른 운동을 설계할 수 있다. 예를 들어, 김치찌개의 국물 맛을 내기 위해 어떤 김치를 사용하고 참치, 꽁치, 돼지고기 중 무엇을 추가할지 고민할 수 있는 이유는 재료의 특성을 알기 때문이다. 이처럼, 우리 관절이 어떤 역할을 하고 어떻게 생겼는지 알아야 적절한 운동을 선택하고 계획할 수 있다.

이번 파트에서는 신체 전신 발달을 위해 반드시 알아야 할 네 가지 주요 관절에 집중한다. 물론 우리 신체에서 중요하지 않은 관절이나 근육은 없지만, 모든 것을 한 번에 배우는 것은 지나친 욕심일 수 있다. 이 네 가지 관절만 잘 관리해도 평생의 다양한 근골격계 질환을 예방할 수 있다. 이번에 다루지 않는 관절은 다음 시리즈에서 다룰 예정이다.

고관절의 움직임을 알고 계신가요?

고관절을 가장 먼저 다루는 이유는, 고관절이 우리 몸에서 핵심적인 역할을 하기 때문이다. 걷기, 뛰기, 앉기, 일어서기와 같은 일상적인 모든 동작에서 고관절은 중요한 역할을 한다.

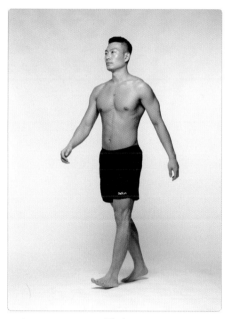
걷기

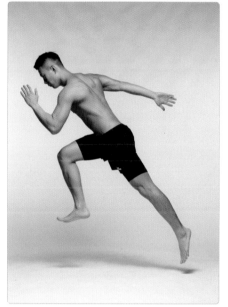
달리기

고관절은 대퇴골(허벅지뼈)의 둥근 머리 부분이 골반의 움푹 들어간 소켓 형태인 비구에 맞물려 있는 구조로 이루어져 있다.

많은 사람들은 고관절이 어디에 있는지 물어보면 골반의 앞을 가리키지만, 실제로 고관절을 직접 만져보기 위해서는 엉덩이 바깥쪽에 손을 대야 한다. 엉덩이 바깥쪽을 눌러 보면 움푹 파인 부분이 있는데, 여기가 고관절이 위치한 곳이다. 이 부위를 만지고 다리를 회전시켜 보면, 다리뼈의 둥근 머리 부분이 움직이는 것을 느낄 수 있다. 고관절의 위치와 구조를 이해하면, 운동할 때 해당 관절의 움직임을 더 잘 인지할 수 있어 신체의 기능적 발달에 큰 도움을 준다.

고관절에는 뼈를 움직일 때 마찰을 줄여주는 연골과 관절을 부드럽게 움직일 수 있도록 도와주는 활액이 존재한다. 이러한 구조물들은 신체의 움직임을 만들어 내는 관

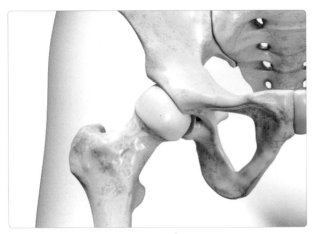

고관절 구조

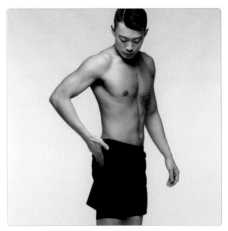

엉덩이 바깥쪽을 눌러 보면 고관절이 만져 진다.

절들의 필수 구성품이며, 이곳에 문제가 생겼을 때는 통증과 움직임 제한이 발생할 수 있다. 또한, 고관절을 안정적으로 잡아 주고 과도한 움직임으로부터 관절을 보호하는 인대도 존재한다. 인대는 마치 자동차의 안전벨트처럼 관절을 보호하는 중요한 역할을 한다. 이처럼 관절을 보호하는 다양한 방어선 중에서, 근육은 최전방에서 관절을 보호하는 1차 방어선 역할을 수행한다.

근육은 다양한 움직임을 만들어 낸다. 개별 근육이 어떤 움직임을 만들어 내는지 외우기보다는, 특정 움직임을 할 때 어떤 근육들이 함께 작용하는지 생각하는 것이 더 중요하다. 왜냐하면 움직임을 만들 때는 한 가지 근육만 작동하는 것이 아니라 여러 근육들이 협력하기 때문이다. 예를 들어, 다리를 뒤로 젖히는 고관절의 폄이라는 움직임은 대둔근(엉덩이 근육)과 햄스트링이 함께 작용하여 이루어진다. 이처럼 움직임

고관절 인대

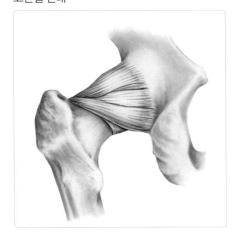

을 분석할 때, 각 근육을 따로따로 기억하기보다는 관절의 움직임에 따라 주요 근육들이 어떻게 협력하는지를 이해하는 것이 더 효과적인 학습법이다.

고관절은 신체의 세 가지 면에서 여섯 가지 움직임을 만들어 낸다. 기능성 운동 기초편에서는 회전을 제외한 고관절의 네 가지 움직임(굽힘, 폄, 벌림, 모음)에 대해 다룰 것이나.

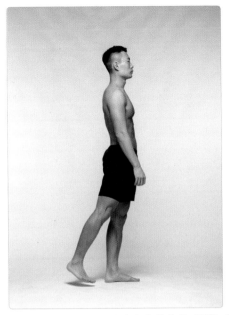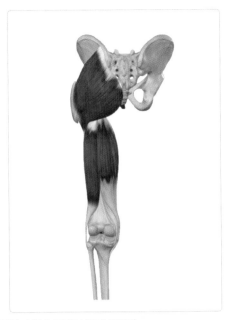

다리를 뒤로 젖히는 고관절의 신전(폄) 움직임은 대둔근과 햄스트링이 함께 쓰인다.

고관절의 여섯 가지 움직임

- 고관절 굽힘(굴곡) (Hip Flexion): 다리를 앞으로 들어올리는 동작

- 고관절 신전(폄) (Hip Extension): 다리를 뒤로 젖히는 동작

- 고관절 외전(벌림) (Hip Abduction): 다리를 바깥쪽으로 벌리는 동작

- 고관절 내전(모음) (Hip Adduction): 다리를 안쪽으로 모으는 동작

- 고관절 외회전(바깥 돌림) (Hip External Rotation): 다리를 바깥쪽으로 돌리는 동작

- 고관절 내회전(안쪽 돌림) (Hip Internal Rotation): 다리를 안쪽으로 돌리는 동작

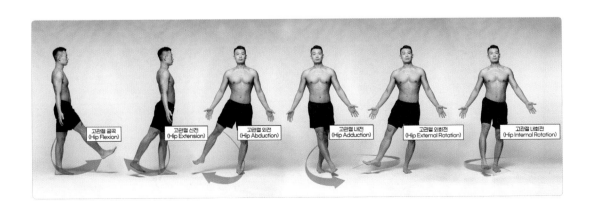

이 여섯 가지 고관절의 움직임을 만들어 내는 근육들은 모두 고관절 주변의 근육이라고 할 수 있다. 고관절을 강화한다는 것은 먼저 어떤 움직임을 강화할 것인지 결정한 다음, 그 움직임을 만들어 내는 근육이 어떤 것인지 이해하는 것이 중요하다. 앞으로 배우게 될 운동들에서는 어떤 관절의 어떤 움직임인지, 그리고 그 움직임에 사용되는 근육이 무엇인지 지속적으로 언급할 것이다.

고관절의 근육들

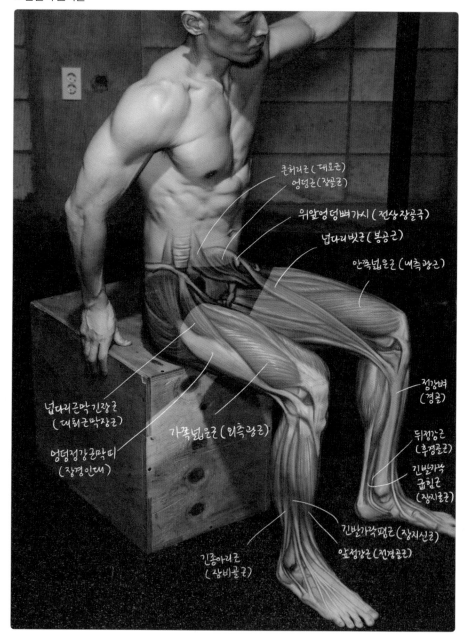

큰허리근 (대요근)
엉덩근 (장골근)
위앞엉덩뼈가시 (전상장골극)
넙다리빗근 (봉공근)
안쪽넓은근 (내측광근)
정강뼈 (경골)
넙다리근막긴장근 (대퇴근막장근)
가쪽넓은근 (외측광근)
뒤정강근 (후경골근)
엉덩정강근막띠 (장경인대)
긴발가락굽힘근 (장지굴근)
긴발가락폄근 (장지신근)
긴종아리근 (장비골근)
앞정강근 (전경골근)

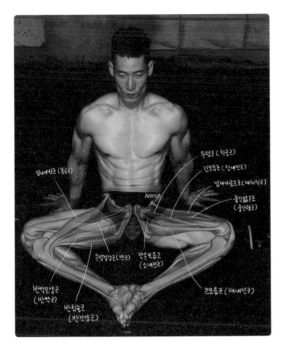

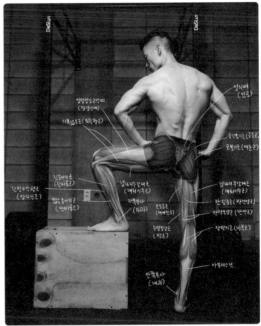

해부학은 언어다

해부학을 배우는 것은 언어를 배우는 것과 같다. 여행을 갔을 때 현지 언어를 모르면 음식을 주문하거나 길을 묻거나 소통하는 데 어려움을 겪듯이, 해부학의 언어를 모르면 자신의 몸과 대화하거나 다른 사람과 몸에 대해 이야기하기 어렵다. 해부학은 몸의 언어다. 언어를 통해 머릿속으로 생각을 정리하고 표현할 수 있듯이, 해부학이라는 언어는 나 자신의 몸과 대화할 수 있게 하고, 타인과의 소통도 가능하게 해준다.

나 자신과의 소통에서의 해부학 언어는 나의 움직임을 구체적으로 상상할 수 있게 한다. 해부학에 대한 지식이 없다면, 내가 움직일 때 어떤 부위가 어떤 방식으로 작동하는지 구체적으로 생각하지 못하고 단순히 '이 부분이 움직이는구나' 정도로만 인식하게 된다. 반면 해부학 언어를 알고 있다면, 움직임 하나하나를 상세하게 그려낼 수 있다.

예를 들어 팔을 들어올릴 때, 단순히 팔이 올라간다고 생각하지 않는다. 삼각근이 수축하고 견갑골이 회전하며 상완골이 관절에서 움직이는 과정을 명확히 상상할 수 있다. 이런 상상력은 몸에 대한 깊은 이해로 이어진다. 해부학이라는 언어는 단순히 움직임을 느끼는 데 그치지 않고, 그것을 분석하고 해석하게 해준다. 이를 통해 자신의 몸과 더 깊이 소통할 수 있게 된다.

뿐만 아니라 해부학 언어는 다른 사람과의 대화를 원활하게 만들어 준다. 의사, 물리치료사, 트레이너 같은 전문가와 소통할 때 해부학 언어를 알고 있다면 그들의 설명을 더 잘 이해할 수 있다. 또한, 내가 느끼는 것을 더 구체적으로 표현할 수 있어 보다 나은 질문과 답변을 주고받게 된다.

예를 들어 의사가 "대퇴사두근의 긴장이 과도하다"고 말했을 때, 해부학 지식이 없다면 이 말을 정확히 이해하지 못할 수 있다. 하지만 해부학 언어를 알면 어떤 부위가 문제인지 명확히 파악할 수 있다. 또한, 단순히 '허리가 아프다'는 막연한 표현 대신 '왼쪽 요방형근이 뻣뻣하다'처럼 구체적인 표현을 할 수 있다. 이렇게 구체적으로 표현하면 전문가가 더 정확한 진단을 내리고, 적절한 도움을 줄 가능성이 높아진다.

아는 만큼 보이고, 아는 만큼 좋은 서비스를 받을 수 있다. 나 역시 트레이너로서, 해부학을 더 잘 알고 정확히 이해하는 사람일수록 더 깊이 있고 상세한 설명을 해주게 된다.

무릎과 허리 통증을 잡는 열쇠, 고관절에 집중하라

대다수 사람들은 신체에 통증이나 불편함이 생기면 원인을 해당 부위에서만 찾으려 한다. 병원에 가서 통증 부위를 검사하고, 물리치료를 받으며, 진통소염제로 치료하려 한다. 이는 전형적인 통증 관리 프로세스다. 그러나 며칠 혹은 몇 달 후에 통증이 다시 생기는 경우가 많다. 왜 그럴까?

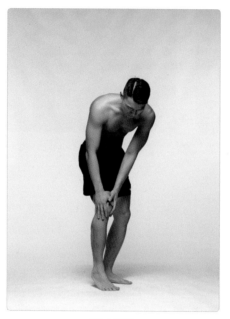

| 무릎 통증 | 허리 통증 |

그 이유는 통증의 근본 원인이 아픈 부위에만 있지 않을 가능성이 크기 때문이다. 아픈 부위는 그저 피해자일 뿐, 실제 가해자는 다른 곳에 있을 수 있다. 관절은 서로 영향을 주고받는다. 예를 들어, 무릎은 가까운 발목과 고관절의 영향을 받고, 허리는 고관절과 흉추의 영향을 받는다.

한 예로, 한쪽 무릎 연골 수술을 세 번, 십자인대 수술을 두 번이나 받은 회원이 있었다. 처음 만났을 때 무릎이 제대로 회복되지도 않았지만, 무엇보다 발목과 고관절 가동성도 마치 수술한 것처럼 비정상석이었다. 무릎만 따로 테스트할 때는 관절 범위가 어느 정도 나왔지만, 여러 관절을 사용하는 스쿼트와 같은 동작에서는 가동 범위가 크게 줄었다. 문제는 무릎 자체가 아니라, 주변 관절들이었다. 발목과 고관절의 기능을 회복한 후 스쿼트 가동 범위가 크게 개선되었다.

이 사례를 통해 알 수 있듯이, 무릎 부상은 주변 관절인 고관절과 발목을 제대로 사용하지 못해 발생했을 가능성이 크다. 물론 통증의 원인은 다양하겠지만, 분명한 것은 한 관절의 문제는 주변 관절에도 영향을 미친다는 점이다. 고관절의 기능이 제대로 받쳐주지 않은 상태에서 허리 통증을 예방하기 위해 바르게 앉으려고만 한다면, 고관절의 역할을 허리가 대신하게 되어 오히려 허리에 더 큰 부담을 줄 수 있다. 고관절이 제 기능을 다 할 때, 허리와 무릎도 자연스럽게 편안해질 수 있는 것이다.

달리기 기술보다 중요한 것, 고관절 기능부터 익혀라

우리가 하는 모든 운동과 움직임은 개별 관절의 움직임을 기반으로 이루어진다. 예를 들어, 스쿼트를 할 때 발목이 어떻게 작용하고, 고관절이 어떻게 움직여야 하는지 각각의 관절 움직임을 통합된 동작 속에서 나누어 분석할 수 있어야 한다. 이러한 이해를 통해 자신의 일상 생활이나 스포츠에서 필요한 기능성 운동을 만들어 낼 수 있다. 이는 마치 오케스트라 연주에서 각 악기가 자신의 역할을 제대로 수행해야 전체 연주가 조화를 이루는 것과 같다.

걷기와 달리기는 연주의 템포와 박자가 다르지만 같은 악기를 사용하는 연주와도 같다. 이 두 운동의 움직임을 분석할 때, 개별 관절의 역할을 이해하는 것이 중요하다. 걷기와 달리기가 기능적으로 중요한 이유는, 일상과 스포츠에서 필수적인 움직임이며 전신의 관절을 모두 잘 사용해야 하기 때문이다. 그 중에서도 고관절은 보행과 달리기에서 다리뼈를 움직이는 핵심 역할을 한다.

걷기와 달리기에서 고관절의 움직임은 주로 시상면(앞뒤 방향)에서 일어나는 굽힘과 폄 동작이다. 많은 사람들이 달리기 자세를 개선하기 위해 어떻게 뛰어야 하는지 공부하지만, 고관절의 굽힘과 폄 기능이 제대로 가동되지

스쿼트를 위해 필요한 관절의 움직임들

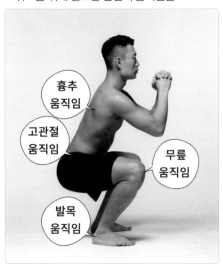

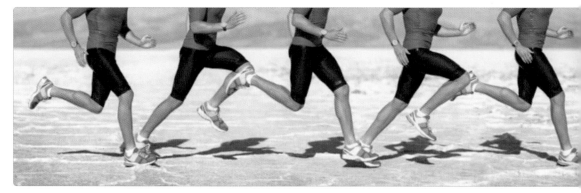

달리기를 할 때 고관절의 굽힘과 폄 동작이 연속적으로 발생한다.

않는다면 원하는 대로 움직임을 실행할 수 없다.

걷기와 달리기에서 고관절의 굽힘은 발이 지면에서 떨어져 앞으로 나아가는 동작을 가능하게 하고, 고관절의 폄은 발이 지면을 밀어 추진력을 만들어 낸다. 고관절 굽힘을 담당하는 주요 근육은 장요근과 대퇴직근이며, 고관절 폄을 담당하는 근육은 대둔근과 햄스트링 근육이다. 만약 이러한 근육들의 기능이 좋지 않다면, 걷기나 달리기 동작에서 자세와 움직임에 문제가 생길 수 있다.

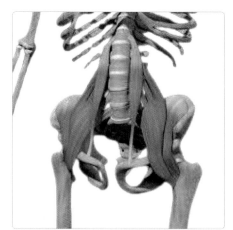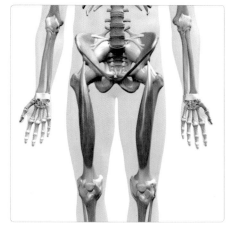

고관절 굽힘 때 사용되는 장요근과 대퇴직근

고관절 굴곡(굽힘)이 필요한 순간들

- 의자에 앉기 위해 엉덩이를 아래로 내릴 때

- 계단을 올라가기 위해 한 발을 들어올릴 때

- 자전거 페달을 밟기 위해 무릎을 들어올릴 때

- 차에 타기 위해 다리를 들어올릴 때

- 스쿼트를 하며 앉는 자세를 유지할 때

- 축구에서 공을 차기 위해 다리를 앞쪽으로 뻗을 때

- 요가 자세 중 다리를 가슴 쪽으로 당기는 동작을 할 때

- 짐을 들어올리기 위해 몸을 굽힐 때

- 골프에서 어드레스 자세를 취할 때

- 앉아서 신발 끈을 묶을 때

고관절 신전(폄)이 필요한 순간들

- 의자에서 일어나기 위해 몸을 들어올릴 때

- 걷거나 달리는 동작에서 다리가 지면을 밀어낼 때

- 점프를 하기 위해 앉았다 일어날 때

- 수영에서 자유형 킥 동작으로 물을 뒤로 밀어낼 때

- 데드리프트를 할 때 몸을 세워 무게를 들어올릴 때

- 유도에서 상대에게 다리를 걸며 넘어뜨릴 때

- 골프에서 지면반력을 활용해서 강하게 일어날 때

- 자전거를 페달을 아래를 밟을 때

- 높은 선반 위에 손을 뻗기 위해 다리를 끝까지 펼 때

01 스탠딩 고관절 굽힘(Standing Hip Flexion)

고관절을 굽히는 대표적인 근육인 장요근은 허리와 다리를 연결하는 중요한 역할을 한다. 이 근육은 허리 근육이면서 동시에 고관절의 움직임을 담당하는 멀티 플레이어라고 할 수 있다. 장요근은 고관절을 굽히는 데 관여함과 동시에 요추의 안정성을 유지하는 데에도 큰 영향을 미친다. 만약 장요근이 약해지면 고관절의 움직임에 제한이 생기고 허리 통증이 발생할 위험이 커진다. 달리기나 보행과 같이 고관절이 굽혀지는 상황에서 허리 통증이 느껴진다면 장요근의 기능 저하를 의심해 볼 필요가 있다. 장요근을 효과적으로 발달시키려면 다리를 골반 높이 이상으로 들어올리는 동작이 필요하다. 만약 장요근이 약한 사람들은 골반 높이 이상으로 무릎을 들어올리는 동작이 어려울 수 있으며, 설령 들어올리더라도 이를 오래 유지하기 힘들다. 이로 인해 대퇴근막장근이나 대퇴직근 협력 근육이 장요근의 역할을 대신하게 되어 더 많은 일을 하게 되면서 근육 불균형이 생길 수 있다.

"저는 축구를 즐기는데, 경기 중 전력질주를 해야 하는 상황에서 다리가 높게 올라가지 않아 매번 상대 선수에게 따라잡히곤 했어요. 처음엔 그냥 무작정 전력질주 훈련을 해야 하는 줄 알았는데, 이 운동을 통해 달릴 때 무릎을 들어올리는 기능이 좋아지면서 치고 나가는 속도감이 훨씬 더 좋아졌어요."

Q 저는 무릎을 들어올릴 때
고관절에서 집히는 느낌이 나요

A 고관절을 굽혀주는 근육이 긴장된 상태로 짧아지면, 고관절을 조금만 굽혀도 근육이 과도하게 수축하면서 집히는 느낌이 날 수 있습니다. 또한, 고관절 주변 근육의 균형이 깨지면 관절의 중심축이 틀어지며 대퇴전방활주 증후군과 같은 문제가 원인이 될 수 있습니다. 이러한 경우, 엉덩이 근육을 활성화하는 운동을 통해 고관절의 안정성을 높이면 집힘 증상을 완화하는 데 도움이 됩니다. 하지만 원인이 다양하기 때문에 통증이 심하다면 전문가의 진단을 받아 정확한 원인을 파악하는 것이 중요합니다.

1 양쪽 골반에 손을 얹고 반듯하게 선다.

2 천천히 한쪽 다리의 무릎을 굽혀 천장 쪽으로 들어올린다.

3 지지하는 다리는 일직선으로 펴진 상태를 유지하며, 다리를 최대한 올릴 수 있는 높이까지 올린다.

4 천천히 다리를 내렸다가 올리기를 10~15회 반복한다. 양쪽 다리를 번갈아 가며 3세트 진행한다.

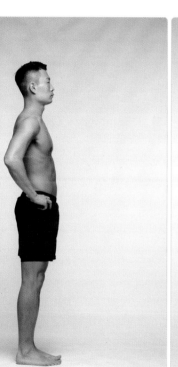
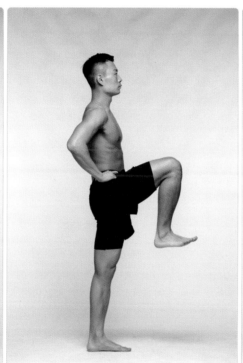
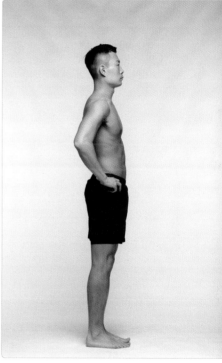

❶ 고관절 굽힘의 최대 가동 범위를 활용하기 위해 손으로 무릎을 가슴 쪽으로 최대한 당긴 후, 무릎의 위치를 유지하면서 천천히 손을 뗀다.

❷ 지지하는 다리의 발목, 무릎, 고관절이 일직선이 되도록 한다.

❸ 정수리를 천장 쪽으로 누군가가 뽑아 올린다는 느낌으로 척추를 반듯하게 세운다.

❶ 허리가 굽지 않도록 한다.

❷ 몸이 뒤로 젖혀지지 않도록 한다.

❸ 고관절이 집히는 느낌이 들면 들어올린 다리를 약간 벌리도록 한다.

02 하이 플랭크 고관절 굽힘(High Plank & Hip Flexion)

운동에 관심이 있는 사람이라면 플랭크를 모르는 경우는 거의 없을 것이다. 심지어 플랭크를 오래 버티는 기네스북 기록에 도전하는 사람도 있을 정도로, 이 운동은 흔히 '얼마나 오래 버틸 수 있는가'로 잘하고 못함을 판단하곤 한다. 하지만 플랭크를 오랫동안 버틴다고 해서 우리의 움직임의 질이 좋아지거나 통증이 줄어드는 것은 아니다. 만약 플랭크를 하려는 목적이 몸통의 안정화를 향상시키고, 더욱 건강한 움직임을 위한 것이라면 단순히 오래 버티는 것이 아닌, 플랭크 동작을 하면서도 사지 관절을 움직여주는 운동을 해야 한다. 이 동작은 하이 플랭크 자세에서 고관절을 굽히는 동작을 통해, 몸통을 안정적으로 유지할 수 있는 능력을 길러 준다. 플랭크 자세에서는 몸통이 중력에 저항하기 위해 골반 주변 근육을 활성화하고, 신체 전면부의 근육을 모두 동원하게 된다. 한편 고관절을 굽힐 때 허리가 굽거나 젖혀지는 보상 작용이 흔히 발생한다. 이 원인은 대개 몸의 안정성이 부족하기 때문이다. 운동을 할 때 몸이 뒤로 눕혀지거나 허리가 굽는 동작이 반복된다면, 고관절을 움직이는 동안 몸통의 안정화가 제대로 이루어지지 않고 있을 가능성이 크다. 플랭크와 함께 팔다리의 움직임을 강화하면 신경계가 전신의 협응력을 높여 일상적인 동작에서도 몸통 근육의 활성화를 돕는다. 이러한 훈련은 전신 협응력과 기능적 근력 강화를 위해 필수적이다. 이 훈련법에 대한 자세한 내용은 파트4에서 다룰 예정이다.

"저는 유연성이 나쁜 편은 아닌데, 스쿼트를 할 때 깊이 앉으려고 하면 허리가 굽어지곤 했어요. 스쿼트가 고관절을 굽히는 동작이라는 것과, 고관절을 굽힐 때 몸통의 안정성이 떨어질 수 있다는 것을 알게 되었죠. 이후 플랭크 자세에서 고관절을 굽히는 연습을 하고 난 뒤로는, 스쿼트를 할 때 허리가 굽어지지 않게 되었어요."

Q 저는 고관절을 골반 높이 이상으로 굽힐 일이 없는데도, 이 운동을 해야 하나요?

A 우리가 일상에서 고관절을 큰 범위로 사용하지 않는다고 해서, 그 동작이 필요 없다고 생각하기보다는, 자신의 움직임 범위가 일상에서 제한적이라는 뜻으로 해석해야 합니다. 움직임 범위를 넓히는 것은 단순히 큰 동작을 하기 위해서가 아니라, 내가 조절하고 제어할 수 있는 영역을 확장하기 위한 목적이 있어요. 현재 사용하는 움직임 범위를 더 안정적이고 효율적으로 활용하려면, 그 범위 이상의 잠재적 움직임 영역까지 잘 관리할 수 있어야 합니다.

1 어깨-팔꿈치-손목이 일직선이 되도록 엎드린다.

2 몸통은 뒤통수, 등, 꼬리뼈가 일직선이 되도록 한다.

3 목을 뒤로 당기고 몸통을 천장 끝까지 밀어 올린다는 느낌으로 지면을 밀어 낸다.

4 천천히 한쪽 다리를 떼어, 무릎을 굽히 며 무릎을 가슴쪽으로 고관절을 굽힌 다.

5 자세를 유지하며 다시 제자리로 돌아오 면 반대쪽도 번갈아가며 실시한다.

6 20회 3세트 진행한다.

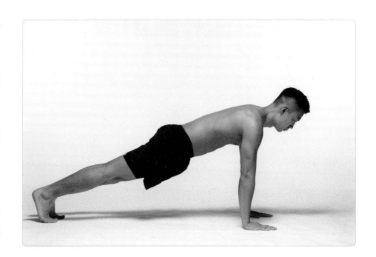

① 팔꿈치, 어깨, 손목을 일직선으로 정 렬한다.

② 머리 뒷부분, 등, 엉덩이가 일직선이 되는 것을 상상하며 자세를 유지한 다.

③ 지지하는 발의 뒤꿈치를 바닥 쪽으로 부드럽게 눌러 준다.

① 고관절을 굽히기 전에 등이나 허리가 굽어지지 않도록 주의한다.

② 허리가 과도하게 젖혀지지 않도록 주 의한다.

③ 견갑골에 힘이 풀려 고개가 앞으로 내 밀어지지 않도록 한다.

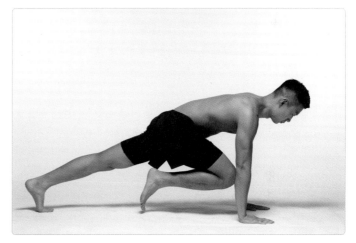

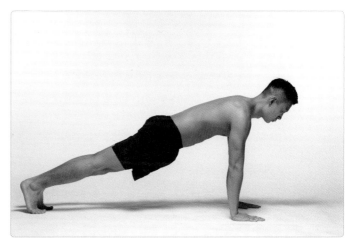

03 네발자세 덩키 킥(Donkey Kick)

덩키 킥은 당나귀가 뒷발로 차는 움직임에서 유래된 운동 명칭이다. 다리를 뒤로 차는 동작은 고관절의 폄(신전) 움직임과 같기 때문에 고관절을 펴는 동작을 수행하는 주요 근육인 햄스트링과 대둔근이 사용된다. 덩키 킥은 주로 여성들이 힙업을 목적으로 많이 하는 운동이지만, 사실 덩키 킥만으로는 충분한 힙업의 효과를 보기에는 한계가 있다. 하지만 고관절의 신전 기능이 제대로 나오지 않는다면, 무게 저항 운동을 하더라도 엉덩이 근육을 충분히 키울 수 없기 때문에 덩키 킥은 힙업을 위한 기초 훈련이라고 생각하면 좋을 것이다. 몇몇 남성들이 덩키 킥을 여성들만의 운동으로 생각하고 무시하는 경우도 있지만, 근육질의 남성들도 고관절 굴곡근이 짧아진 경우 고관절을 끝까지 펴는 것을 많이들 어려워 한다. 기능성 운동은 근력 수준에 상관없이 자신의 가동 범위와 운동 패턴을 개선하는 데 중점을 두고 있기 때문에 초보자든 고급자든 모두에게 평등하게 쉽지 않은 운동이다. 따라서 '기능성 운동 기초' 편은 초보자용도 고급자용도 아닌 누구에게나 필요한 기본 중의 기본을 익히는 필수 과정이라고 생각하면 좋겠다. 덩키 킥은 네발자세에서 상체와 몸통의 안정성을 위한 훈련으로 다리를 뒤로 차는 동안 전신의 협응력에 집중하여 수행해야 한다.

"덩키 킥을 꾸준히 연습한 뒤로, 데드리프트를 할 때 엉덩이 근육에 힘이 제대로 들어가는 게 느껴졌어요. 이전에는 허리로 무게를 들어올리는 느낌이었는데, 이제는 고관절을 끝까지 펴면서 엉덩이를 제대로 활용할 수 있게 되었어요."

Q 덩키 킥을 할 때 다리가 1자로 올라가지 않고 대각선으로 올라가는데, 괜찮은가요?

A 덩키 킥을 할 때 다리가 대각선 방향으로 올라가는 현상은 여러 요인에 의해 나타날 수 있어요. 우선, 해부학적으로 고관절을 신전시키는 대둔근의 근섬유는 부채꼴 모양으로 배열되어 있어 힘의 방향이 완벽한 수직이 아닙니다. 따라서 대둔근의 근섬유 결에 따라 다리가 약간 사선 방향으로 올라가는 것은 자연스러운 현상일 수도 있어요.

하지만 이것만이 원인은 아닐 수 있습니다. 고관절의 가동성이 부족해 다리가 뒤로 젖혀지지 못하고 보상 동작으로 사선 방향으로 빠질 가능성도 있습니다. 또한, 네발자세에서 몸통의 안정성이 부족해 몸이 흔들리면서 다리가 삐뚤어질 수도 있습니다.

1 네발자세를 취하고 손목은 어깨 아래, 무릎은 골반 아래에 위치하도록 정렬한다.

2 목, 등, 꼬리뼈가 일직선을 이루도록 척추를 중립 상태로 유지한다.

3 한쪽 다리를 천천히 뒤로 차듯이 들어올리며, 무릎은 최대한 굽힌 상태를 유지한다.

4 허리가 젖혀지지 않는 범위에서 최대한 다리를 끝까지 뒤로 올린다.

5 다리를 천천히 원래 위치로 내리고 반대쪽 다리도 같은 방식으로 반복한다.

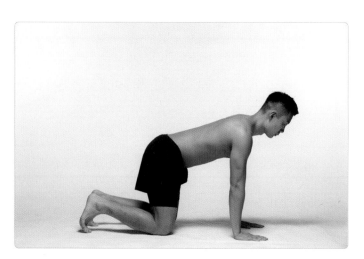

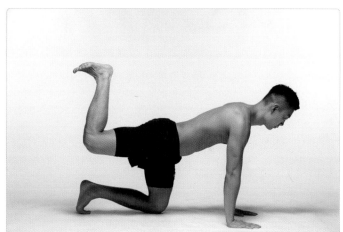

❶ 고관절 신전 동작에 더욱 집중하기 위해서는 무릎 사이에 마사지볼 또는 테니스공을 끼우고, 무릎을 최대한 굽힌 상태에서 운동을 진행한다.
❷ 허리의 보상 동작이 생기기 전까지만 다리를 뒤로 차며, 한계점에서 발바닥으로 천장을 지그시 밀어낸다는 느낌으로 운동한다.
❸ 엉덩이 근육의 수축을 확실하게 느낀다.

❶ 허리가 과도하게 젖혀지지 않도록 한다.
❷ 무릎이 펴지지 않도록 한다.
❸ 견갑골에 힘이 풀려 고개가 앞으로 내밀어지지 않도록 한다.

04 한 다리 브릿지(Single Leg Bridge)

브릿지는 엉덩이와 허리를 강화하는 데 효과적인 운동으로 잘 알려져 있다. 양쪽 다리로 브릿지를 수행할 때에도 고관절의 신전(폄)을 만드는 대둔근과 햄스트링이 활성화되지만, 한 다리로 브릿지를 수행하면 두 다리로 브릿지를 하는 것보다 여러 기능적 측면에서 이점이 있다. 한 다리로 브릿지를 하면 지지면이 줄어 들어 불안정성이 증가하고, 이로 인해 코어 근육의 활성화가 높아진다. 또한, 양쪽 다리로 했을 때는 느끼지 못했던 양쪽 다리의 근력 차이를 파악할 수 있고, 한쪽씩 선택적으로 강화할 수 있다는 점에서 큰 장점이 있다. 달리거나 걸을 때 한쪽 다리가 펴지면 반대쪽 다리는 굽혀지는 굴곡과 신전의 교차 패턴이 나타나는데, 이 패턴은 한 다리 브릿지에서도 동일하게 적용된다. 만약 축구와 같이 빠르게 달리고 방향 전환이 많은 스포츠를 하고 있다면, 또는 한 다리 브릿지를 수행할 때 골반을 끝까지 들어올리지 못하거나 대둔근에 힘을 제대로 쓰지 못한다면, 빠르게 치고 나가야 하는 순간 가장 큰 힘을 발휘해야 하는 대둔근 대신 다른 근육을 과도하게 사용하고 있을 가능성이 크다. 이로 인해 무릎과 허리와 같은 고관절 주변의 관절과 근육을 과사용하게 되면서 부상의 위험이 높아질 수 있다. 러닝이 기반이 되는 스포츠를 하고 있다면, 한 다리 브릿지는 반드시 해야 하는 필수 운동으로 강력히 추천한다.

"두 다리로 운동할 때는 자극을 별로 느끼지 못했는데, 한 다리로 하니 운동 강도가 몇 배 더 높아지고 허벅지 뒤쪽과 엉덩이 근육에 힘이 제대로 들어오는 것이 느껴져요."

 Q 저는 브릿지를 할 때 종아리에 힘이 들어가요.

A 브릿지를 할 때 종아리에 힘이 들어가는 이유는 발바닥으로 지면을 밀어낼 때 발가락 쪽에 힘이 과도하게 실리기 때문입니다. 발뒤꿈치로 지면을 누른다는 느낌으로 브릿지를 수행하거나, 발목을 발등 쪽으로 굽힌 상태에서 뒤꿈치로만 바닥을 지지하며 브릿지를 하면 종아리 근육의 개입을 줄이고 엉덩이 근육과 햄스트링에 더 큰 자극을 느낄 수 있습니다.

1 바닥에 누워 두 무릎을 세우고 발은 골반 너비로 벌린다.

2 양팔은 몸통 옆에 자연스럽게 두고 손바닥은 바닥을 향하게 한다.

3 한쪽 발은 바닥에 단단히 지지하고, 반대쪽 다리는 무릎을 편 상태로 지면에서 들어올린다.

4 바닥에 지지하고 있는 발바닥으로 지면을 밀어내며 골반을 천장 쪽으로 들어올린다. 동시에 지면에서 뗀 다리의 무릎을 굽혀 가슴 쪽으로 끌어당기며 고관절을 굽힌다.

5 천천히 골반과 등을 바닥 쪽으로 내린다. 한쪽 다리당 10~15회 반복하고 3세트를 진행한다.

● 한쪽 다리로 하는 것이 어렵다면, 두 발을 바닥에 대고 진행한다.
● 엉덩이를 들어올릴 때 반대쪽 고관절을 굽히는 것이 어렵다면, 다리를 펴서 올린다.
● 엉덩이 근육과 허벅지 뒤쪽 근육에 힘이 들어가는 것을 느끼도록 한다.

● 고관절이 완전히 펴지기 전에 허리가 과도하게 젖혀지지 않도록 주의한다.
● 자신의 몸 상태에 맞는 운동 강도를 설정한다.
● 허리에 통증이 있다면 운동 범위를 줄이고, 점차적으로 운동 범위를 늘려 나간다.

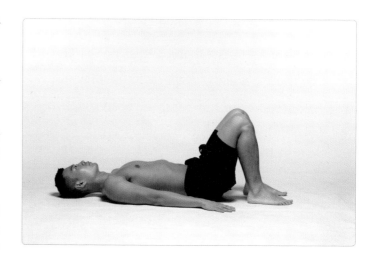

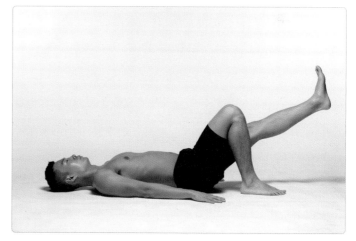

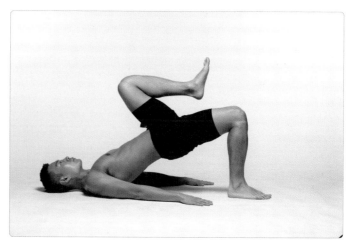

05 힙 힌지(Hip Hinge)

힌지(Hinge)는 문에 달린 경첩을 의미한다. 경첩은 문이 일정한 축을 중심으로 회전하며 열리고 닫히도록 돕는다. 이와 비슷한 원리가 고관절에도 적용된다. 고관절의 힌지 동작은 다리가 고관절을 축으로 하여 앞뒤로 굽혀지고 펴지는 움직임을 뜻한다. 마치 문이 경첩을 중심으로 움직이는 것처럼, 고관절도 몸통과 다리를 연결하며 부드럽게 접히고 펴지는 움직임을 제공한다. 힙 힌지 동작은 특히 다리가 지면에 고정된 상태에서 고관절을 굽혔다가 펴는 자세를 말한다. 이 동작은 데드리프트, 스쿼트와 같은 고관절 중심의 운동뿐만 아니라, 앉았다가 일어나기나 바닥에서 물건을 줍는 등 일상적인 움직임에서도 자주 사용된다. 이러한 움직임은 학습이 아닌 본능적으로 체득한 움직임이다. 바닥에 있는 장난감을 집으려 할 때 아기들은 자연스럽게 엉덩이를 뒤로 빼며 고관절을 굽히고, 하체를 효율적으로 움직인다. 그러나 어른이 되면서 이러한 자연스러운 움직임을 잊고, 고관절 대신 허리를 구부리는 잘못된 습관을 갖게 되는 경우가 많다. 힙 힌지 움직임이 중요한 이유는 고관절을 올바르게 사용하는 방법을 통해 하체 근육을 효율적으로 활성화할 수 있기 때문이다. 올바른 관절 사용은 주변 관절의 불필요한 움직임을 줄이고, 운동의 효율성을 높인다. 힙 힌지를 제대로 수행할 수 있느냐 없느냐는 허리에 가해지는 부담을 얼마나 줄일 수 있는지의 중요한 지표가 된다. 허리 통증을 호소하는 회원의 움직임을 평가할 때 힙 힌지 동작이 잘 이루어지고 있는지를 확인하는 것은 마치 병원에서 엑스레이를 찍는 과정처럼 기본적이고 필수적인 절차이다. 힙 힌지 자세를 제대로 수행하지 못한다는 것은 일상에서 신발끈을 묶을 때, 바닥에서 물건을 들어올릴 때, 세면대에서 세수를 할 때 등 사소한 동작에서도 고관절을 사용하지 못하고 허리를 과도하게 사용하는 습관이 자리 잡고 있다는 것을 의미한다. 처음 운동을 배우러 오는 사람들에게 가장 먼저 가르치는 힙 힌지 동작은 일상의 모든 움직임의 근간을 만들어주는 핵심적인 자세라 할 수 있다.

"힙 힌지 운동을 통해 일상에서 상체를 숙일 때 허리 대신 고관절을 사용하는 습관을 기르게 되었어요. 그 결과, 허리 통증이 마치 마법처럼 사라졌어요."

 힙 힌지를 하는 것과 골반의 전방경사를 만드는 것은 다른가요?

 네, 힙 힌지는 고관절의 움직임에 초점이 맞춰진 동작으로, 허리에 불필요한 움직임이 생기지 않습니다. 반면, 골반의 전방경사는 골반이 앞쪽으로 기울어지면서 허리도 함께 젖혀지는 움직임입니다.

1 어깨 너비로 발을 벌리고, 발끝은 정면을 향하도록 한다.

2 손을 골반 앞쪽에 댄 후, 천천히 무릎을 살짝 굽히면서 엉덩이를 뒤로 밀어내며 상체를 숙인다.

3 시선은 약간 아래를 바라보고, 뒤통수부터 등, 꼬리뼈까지 일직선을 유지한다.

4 상체가 지면과 약 45~60도 기울어지면, 하체 힘을 이용해 골반을 세우며 다시 일어난다.

5 동작을 10~15회 반복하며, 3세트 진행한다.

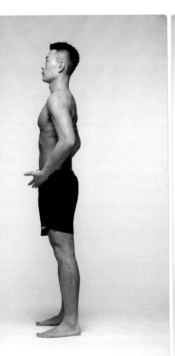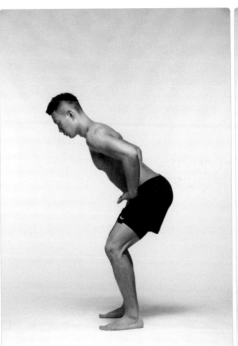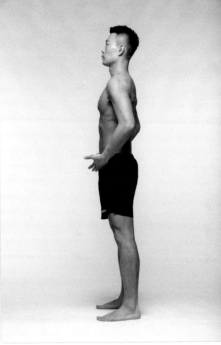

① 골반에 손을 대고, 고관절이 굽혀지면서 골반이 접히는 느낌을 인지한다.
② 손을 떼고도 고관절 움직임을 인지할 수 있다면, 손을 떼고 동작을 수행한다.
③ 운동 강도를 높이기 위해 덤벨이나 케틀벨을 사용하여 동작을 진행한다.

① 허리를 굽히거나 젖히지 않고 중립 자세를 유지한다.
② 무릎이 두 번째 발가락 방향을 향하도록 유지하며, 안으로 모이지 않게 한다.

월드 클래스의 하체 기능은 이렇게 만들어진다

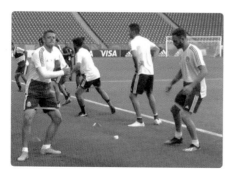

멕시코 축구 국가대표팀 훈련 모습

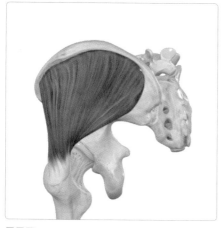

중둔근

월드컵과 같은 축구 경기가 있을 때면 회원분들께 연락이 오곤 한다. "선생님, 저희가 했던 운동을 손흥민 선수도 하고 있어요." 경기 전 선수들의 몸을 푸는 장면을 보다가 수업 시간에 배웠던 운동 동작과 똑같은 모습을 발견하고 반가운 마음에 보내는 메시지다. 축구뿐 아니라 여러 운동선수들의 훈련 장면에서도 무릎 아래나 발목에 밴드를 착용하고 다리를 바깥쪽으로 벌리는 운동을 자주 볼 수 있다. 선수들이 이 운동을 하는 이유는 엉덩이 바깥쪽 근육인 중둔근을 발달시키기 위해서다. 중둔근은 고관절의 핵심 안정화 근육이다. 대둔근이 다리뼈를 뒤로 젖히고 고관절을 접었다 펴주는 역할을 하는 것과 달리, 중둔근은 다리를 바깥쪽으로 벌리는 역할을 한다. 또한 다리가 고정되어 있을 때는 골반의 안정성을 유지해준다. 만약 중둔근이 약하면 다리뼈가 안쪽으로 무너지면서 무릎 정렬에 문제가 생길 수 있다. 이처럼 중둔근은 고관절을 통해 허리와 무릎 문제에도 영향을 미치는 중요한 근육이다. 중둔근을 강화하려면 다리를 바깥쪽으로 벌리는 운동을 하거나, 한쪽 다리로 지지하면서 불안정성을 이겨내는 훈련으로 중둔근의 활성을 높여줄 수 있다.

올림픽 금메달 리스트의 기능성 운동

세계 최고의 운동선수들은 기록을 향상시키고 부상을 예방하기 위해 어떤 훈련을 할까? 실제로 운동선수들은 종목별 기술 훈련뿐만 아니라, 부상 예방과 기록 향상을 목표로 한 다양한 신체 능력 강화 훈련에 많은 시간을 투자한다.

예를 들어, 육상 선수가 단순히 달리기 훈련만 하거나, 축구 선수가 공을 다루는 훈련만 하는 것이 아니라, 스피드, 유연성, 밸런스, 협응력과 같은 신체 능력을 발달시키기 위한 피지컬 트레이닝을 병행한다. 이러한 훈련은 각 선수의 종목에서 요구되는 특정 움직임과 체력 요소를 강화하기 위해 설계된다. 이 훈련의 핵심은 선수들의 신체 기능을 목적에 맞게 강화하는 것이며, 이를 위해 기능성 운동이 중요한 역할을 한다.

각 스포츠 종목마다 요구되는 신체 능력은 다소 차이가 있지만, 공통적으로 모든 스포츠는 팔과 다리의 움직임과 전신의 협응력을 필요로 한다. 예를 들어 코어 근육의 중요성은 모든 스포츠에서 필수적이고, 협응력 발휘 역시 운동 종목을 불문하고 중요한 요소다. 또한 하체를 사용하는 스포츠에서는 고관절의 기능이, 상체를 사용하는 스포츠에서는 어깨 관절의 기능이 핵심적인 역할을 한다. 스포츠마다 고관절과 어깨 관절을 사용하는 방식은 다르기 때문에 훈련의 방향과 방법도 약간씩 차이가 있을 수 있다. 하지만, 인체가 힘을 효율적으로 발휘하기 위한 움직임의 메커니즘과 관절의 부상 예방 원리는 모든 스포츠에서 공통적으로 적용된다.

공통적인 훈련 요소

- 힘의 효율적인 전달을 위한 고관절 강화 훈련
- 부상을 예방하기 위한 관절 안정성과 가동성 훈련
- 코어와 상체의 협응력을 높이는 전신 통합 훈련

개별 종목에 맞춘 훈련 요소

- 종목별로 필요한 움직임 범위와 방향에 맞춘 고관절 및 어깨 관절 강화 훈련
- 특정 종목에서 빈번히 발생하는 부상을 예방하기 위한 취약 부위 강화

현재는 운동 과학과 스포츠 트레이닝 방법이 교육과 다양한 자료(책, 영상, 강의 등)를 통해 대중과 트레이너에게 널리 공개되는 시대다. 따라서 이를 배우고 적용할 수 있다면, 여러분도 금메달 리스트가 하는 운동처럼 훈련 프로그램을 계획할 수 있다. 이 책에 담긴 기능성 운동의 기초 지식이 그 여정의 첫걸음이 될 것이다. 만약 여러분을 트레이닝해 주는 PT 선생님이 신체 기능에 대한 높은 이해를 가지고, 최신 운동 과학에 기반한 프로그램을 제공한다면, 이미 여러분도 금메달 리스트의 훈련법과 비슷한 수준의 운동을 하고 있을 가능성이 크다.

06 사이드 라잉 고관절 외전(Side Lying Hip Abduction)

중둔근을 효과적으로 훈련하려면 고관절을 벌리는 저항을 제공하는 환경이 필요하다. 옆으로 누워서 하는 고관절 벌림 운동은 다리뼈의 무게와 중력을 활용하여 중둔근을 활성화하는 데 효과적이다. 이 운동은 다리뼈의 무게만을 활용한 동작으로, 일어서서 체중을 지탱하거나 무게 저항을 사용하는 운동을 하기 전에 잠자고 있던 중둔근을 깨우는 데 유용하다. 또한 이 동작을 통해 고관절 벌림(외전)의 움직임 패턴도 확인할 수 있다. 중둔근이 잘 활성화된 사람은 몸통 측면 선상을 유지하면서 다리를 들어올리는 반면, 중둔근이 약하고 고관절 굽힘근이 우세한 사람은 다리를 옆으로 들어올릴 때 몸통 전면으로 다리를 들어올리는 경향이 있다. 헬스를 하는 남성들이 종종 이러한 운동을 무시하곤 하지만, 천천히 15회만 반복해도 엉덩이 바깥쪽 근육이 불타오르는 느낌을 경험할 수 있을 것이다. 다리뼈의 무게를 활용하는 것도 엄밀히 말하면 웨이트 트레이닝이라는 것을 명심하자.

"중둔근 운동을 해도, 그동안 엉덩이 바깥쪽에 자극을 느끼지 못했는데, 이 운동을 통해서 중둔근이 어디에 있고 어떻게 힘이 들어오는지 정확하게 느끼게 됐어요. 이 운동을 한 뒤, 더 높은 강도의 중둔근 운동을 했을 때 훨씬 집중이 잘되는게 느껴져요."

Q 헬스장에서 사용하는 힙 어브덕션(앉아서 다리를 벌리는 기구)으로
중둔근 운동을 해도 효과가 있나요?

A 힙 어브덕션은 초보자도 중둔근을 쉽게 활성화할 수 있는 유용한 운동입니다. 하지만 이 기구 운동만으로는 중둔근의 기능을 완벽히 강화하기에는 한계가 있어요. 중둔근은 단순히 다리를 벌리는 역할뿐만 아니라 골반 안정화, 고관절 움직임의 조절, 그리고 다른 신체 부위와의 협응 능력까지 담당하는 중요한 근육이기 때문입니다. 기구 운동의 장점은 신체 안정화를 기구가 도와주기 때문에, 운동 부위에 더 집중해 자극을 줄 수 있다는 점이에요. 특히, 몸의 조절 능력이 부족한 초보자에게는 효과적인 방법이 될 수 있습니다. 하지만 중둔근을 기능적으로 강화하려면, 점차적으로 몸 전체를 활용해 훈련하거나 체중을 지지한 상태에서 중둔근을 활성화하는 운동으로 나아가는 것이 중요합니다. 결국, 실제 생활과 스포츠에서 중둔근의 역할을 잘 수행하려면 기구 운동에만 의존하지 않고, 몸의 안정성과 협응력을 높이는 다양한 동작들을 함께 훈련해야 한다는 겁니다!

1 옆으로 누운 상태에서 아래쪽 팔로 머리를 받친다.

2 아래쪽 다리는 고관절을 약 45도 정도 굽힌 상태로 유지한다.

3 위쪽 다리는 몸통과 같은 선상에서 일직선으로 뻗는다.

4 천장 쪽에 있는 손을 골반 위에 얹어 양쪽 골반의 높이가 평행을 이루도록 한다.

5 위쪽 다리를 천천히 천장 방향으로 들어올리며 엉덩이 바깥쪽 근육(중둔근)에 자극이 느껴지도록 한다.

6 다리를 천천히 원래 위치로 내린다. 이 동작을 15회 반복하며 3세트 진행한다.

① 지지하고 있는 팔은 편안한 자세로 설정한다.
② 들어올리는 다리는 몸통 측면과 일직선을 유지하며 들어올린다.
③ 다리를 내릴 때는 천천히 버티면서 내린다.
④ 발바닥을 밀어준다는 느낌으로 다리를 길게 뻗는다.
⑤ 엉덩이 측면 근육에 자극을 집중해서 느낀다.

① 옆구리가 개입되지 않는 범위까지만 다리를 들어올린다.
② 다리가 몸통 전면으로 들어올려지지 않도록 주의한다.
③ 무릎이 굽혀지지 않도록 다리를 곧게 유지한다.
④ 양쪽 골반 전면이 같은 선상에 위치하도록 골반 정렬을 맞춘다.

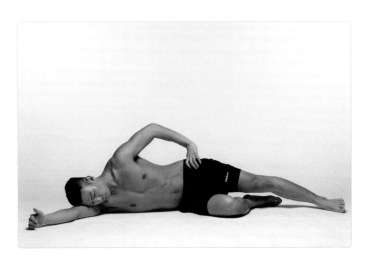

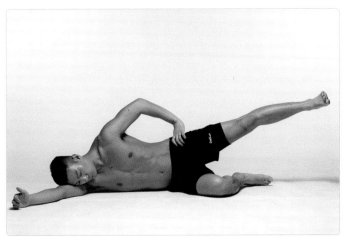

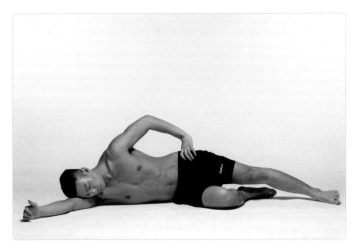

07 크램쉘 사이드 플랭크(Clamshell Side Plank)

크램쉘 운동은 여러 연구에서 중둔근 활성화를 유도하는 효과적인 운동으로 소개되고 있다. 그래서 이 운동은 재활운동 분야에서 고관절 안정성이 약화되어 발생하는 무릎 통증과 허리 통증을 개선하기 위한 방법으로 자주 활용된다. 크램쉘 운동은 이름 그대로 조개가 입을 벌리는 것처럼 고관절을 외전과 외회전하는 동작으로 구성된다. 바닥에 누워서 하는 크램쉘 운동은 중둔근의 사용법을 제대로 인지하지 못하거나, 고관절을 벌리는 동작을 할 때 다리뼈와 골반이 분리되지 않은 채 골반과 허리를 함께 회전시키는 사람에게 매우 유용하다. 또한 근 감소가 진행되고 움직임에 대한 인지가 떨어지기 시작하는 시니어, 혹은 수술 후 높은 운동 부하를 감당하기 어려운 사람에게는 크램쉘 운동이 적합한 기초적인 중둔근 운동이 될 수 있다. 사이드 플랭크는 상체와 하체의 측면 근육을 동시에 발달시킬 수 있는 대표적인 신체 측면 코어 운동이다. 이 동작에서 상하체를 연결시켜 주는 핵심 근육이 바로 중둔근이다. 사이드 플랭크를 할 때 중둔근이 약하면 엉덩이가 바닥 쪽으로 쳐지면서 몸통이 무너질 수밖에 없다. 사이드 플랭크와 크램쉘 운동의 조합하게 되면 신체 측면을 강화하는 동시에 중둔근을 집중적으로 타깃팅할 수 있어, 전신 운동 효과와 중둔근 강화라는 두 가지 목표를 효율적으로 달성할 수 있는 도전적인 운동이 만들어진다. 자신이 바닥에 옆으로 누워 하는 크램쉘 운동을 해야 할지, 아니면 사이드 플랭크와 크램쉘 운동을 조합해야 할지는 직접 동작을 수행해 보며 체력 수준을 평가해야 한다. 때로는 높은 강도의 운동을 먼저 시도한 뒤, '탑다운(Top-Down)' 방식으로 강도를 점진적으로 낮추어 운동 강도를 조절하는 것이 적절한 난이도를 설정하는 데 도움이 될 수 있다.

"테니스를 칠 때 방향 전환을 할 때마다 무릎이 항상 불안정하다고 느꼈어요. 중둔근을 발달시키기 위해 옆으로 누워서 크램쉘 운동을 했지만 별다른 효과를 느끼지 못했죠. 그런데 코어와 중둔근을 함께 강화하는 이 운동을 하고 나니, 방향 전환 시 무릎뿐만 아니라 몸통까지 안정감이 생겼어요."

Q **사이드 플랭크를 할 때
어깨에 힘이 가장 많이 들어와요.**

A 사이드 플랭크는 원래 어깨에 부하가 많이 실리는 운동입니다. 먼저 자세를 점검해 볼게요.
- 팔꿈치와 어깨가 수직으로 정렬되어 있는지 확인해 보세요.
- 손바닥이나 주먹으로 지면을 안정적으로 지지하고 있는지 확인해 보세요.
- 무게 중심이 어깨 쪽으로 과도하게 이동되거나, 팔로 지면을 수직으로 밀어내지 않고 사선으로 밀어내고 있는지 점검해 보세요.

1 옆으로 누워 팔꿈치를 어깨 아래에 위치시킨다.

2 주먹을 쥐고 바닥을 강하게 지지한다.

3 무릎을 구부리고 발을 포갠 상태로 준비한다.

4 팔과 무릎으로 지면을 누르며 골반을 들어올린다.

5 동시에 양쪽 무릎을 바깥쪽으로 벌린다.

6 어깨를 견고하게 유지하며 천천히 골반을 내린다.

7 10∼15회 반복하고 3세트를 진행한다.

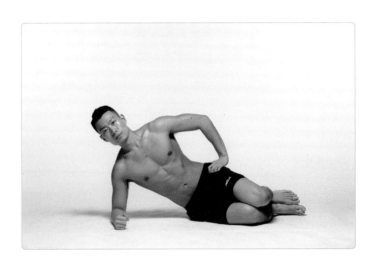

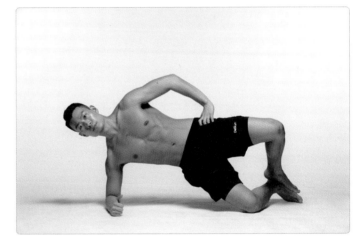

❶ 엉덩이를 들어올릴 때, 골반을 앞으로 내밀며 고관절을 편다.
❷ 바닥 쪽에 있는 다리가 지면을 밀어내면서 지지하는 쪽 중둔근에 힘이 들어가도록 한다.
❸ 운동 강도를 높이기 위해 저항 밴드를 활용한다.

❶ 한쪽 골반이 돌아가지 않도록 주의한다.
❷ 지지하는 어깨가 무너지지 않도록 한다.
❸ 지지하는 팔의 팔꿈치와 어깨가 일직선이 되도록 유지한다.

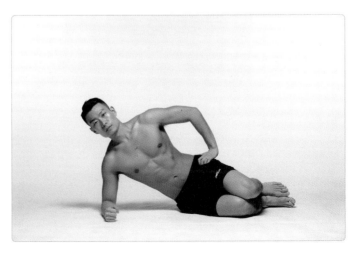

08 맨몸 몬스터 워크(Monster Walk)

몬스터 워크는 저항 밴드(루프 밴드)를 양쪽 다리에 착용한 상태에서 옆으로 걷는 운동이다. 다리를 넓게 벌리고 움직이는 자세가 마치 '몬스터'처럼 보인다는 이유로 이 운동 이름이 유래되었다. 개인적으로는 대명사처럼 사용되는 이 명칭을 나도 따라 쓰고 있지만, 이름 자체가 크게 와닿지는 않는다. 이름이 마음에 들지 않더라도, 운동 효과만큼은 이름 그대로 강력한 중둔근을 만들어주는 데 효과적임은 분명하다. 외부 저항을 활용해 다리를 벌리는 힘을 기르는 것은 강도 면에서 효과적일 수 있어 보인다. 그러나 자신의 신체 움직임을 제대로 만들지 못하는 상황에서 외부 저항을 사용하는 것은 연필을 제대로 잡을 줄 모르는 사람에게 서예를 가르치려는 것과 같다. 먼저 이 동작에서 힙 힌지 자세를 올바르게 만들 수 있는지, 그리고 한쪽 다리로 체중을 지지한 상태에서 반대쪽 다리를 벌릴 수 있는지를 평가해야 한다. 이는 몬스터 워크를 밴드 저항을 활용하여 수행할 수 있는 기본 능력을 갖추었는지 확인하는 중요한 요소다. 해보면 알겠지만, 밴드 없이 정확한 자세로 맨몸으로 수행해도 지지하는 쪽 다리가 움직이는 다리를 안정화시키기 위해 중둔근을 적극적으로 사용하게 되므로, 중둔근에 충분한 자극을 느낄 수 있다. 몬스터 워크는 중둔근의 가장 중요한 기능 중 하나인, 한쪽 다리로 체중을 지지하며 고관절을 안정화시키는 능력을 기르는 기초적인 운동이다. 이 동작에서 중둔근 활용 능력을 충분히 발달시킨 후에야, 비로소 한쪽 다리로 수행하는 더 강도 높은 근력 운동을 안전하고 효과적으로 수행할 수 있게 된다.

"달릴 때마다 허리 통증에 시달렸는데, 처음에는 허리에 문제가 있다고 생각했어요. 그런데 코치님께서 착지 시 골반이 안정적이지 않다는 점을 지적해 줬어요. 이후 보강 운동으로 몬스터 워크와 같은 중둔근 운동을 꾸준히 했더니, 착지 시 골반의 움직임이 놀라울 정도로 안정되었고 허리 통증도 완전히 사라졌어요."

Q 고무 밴드를 활용해서 강도를 올리고 싶은데, 추천하는 밴드가 있나요?

A 사실 인터넷에서 '루프 밴드'라고 검색해서 구매하면 대부분의 제품이 비슷비슷합니다. 다만 브랜드마다 색깔별 밴드의 탄성이 다를 수 있으니, 여러 강도의 밴드를 한 번에 구매하시는 것을 추천드립니다. 다른 운동 도구들에 비해 가격이 매우 저렴한 편이라 부담 없으실 거예요. 만약 강도가 너무 약하다고 느껴진다면 밴드를 두 개 겹쳐 착용해도 괜찮으니, 사용하지 못할까 봐 걱정하지 않으셔도 됩니다!

1 양발을 골반 너비만큼 벌리고 선다.

2 양손을 모아 가슴 앞에 위치시키고, 고관절을 굽혀 힙 힌지 자세를 만든다.

3 무릎이 너무 앞으로 나오지 않도록 주의하며, 체중을 앞쪽으로 실어 둔부와 햄스트링에 긴장감을 느낀다.

4 한쪽 다리를 옆으로 이동시킨다. 이때 몸의 중심이 이동되지 않도록 주의한다.

5 천천히 원위치로 돌아와 동작을 반복하며, 한쪽 다리당 15회씩 3세트 진행한다.

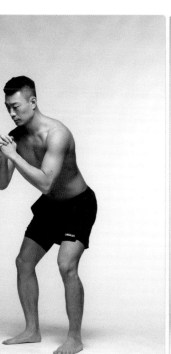
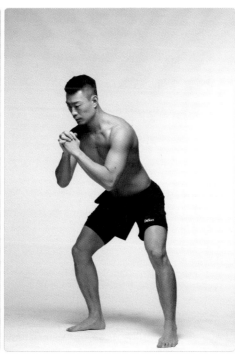
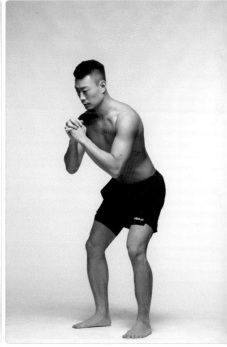

❶ 무릎과 발이 같은 선상에 있도록 유지한 상태에서 다리만 벌려준다.

❷ 운동 강도를 높이기 위해 무릎 아래 또는 발목에 저항 밴드를 착용한다.

❶ 지지하고 있는 쪽 무릎이 안으로 무너지지 않도록 한다.

❷ 벌리는 쪽 다리의 허벅지가 모아지지 않도록 한다.

❸ 허리가 굽어지지 않도록 힙 힌지 자세를 유지한다.

스포츠 현장에서 검증된 하체 부상 예방의 트랜드

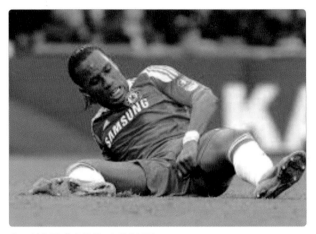

축구선수들에게 흔한 서혜부 부상

주말 새벽마다 조기축구회에 나가 축구를 하던 때가 있었다. 준비 운동이 부족한 상태에서 경기를 시작하면 종종 사타구니 쪽에 통증이 생기곤 했다. 심한 경우 허벅지 안쪽 근육까지 멍이 올라오는 적도 있었고, 병원에 가보면 내전근 파열이라는 진단을 받았다.

사타구니 부상은 고강도 스포츠에서 매우 흔한 부상이다. 특히 축구 선수들의 전체 부상 중 약 8~17%가 서혜부, 즉 사타구니 부상과 관련된 것으로 보고된다. 이 부상은 하복부부터 사타구니를 지나 허벅지 안쪽까지 연결된 내전근 부위의 통증을 모두 포함한다. 축구와 같은 스포츠에서는 방향 전환, 급정지, 빠른 가속과 감속을 반복하는 동작이 많아 이러한 사타구니 부상이 빈번하게 발생할 수 있다.

서혜부와 밀접하게 연결된 근육은 골반과 다리뼈를 이어주는 고관절 근육인 내전근이다. 내전근은 허벅지 안쪽에 위치해 다리의 움직임을 주로 담당하는 것처럼 보이지만, 실제로는 복부 깊은 곳까지 근막으로 연결되어 신체의 중심을 지탱하며 코어 안정성에도 중요한 역할을 한다. 근막의 연결성은 내전근이 약해질 경우, 고관절뿐만 아니라 신체 전체의 안정성에도 문제가 생길 수 있음을 뒷받침하는 증거가 된다.

현대인들은 일상 생활에서 내전근을 충분히 사용하지 못하고 있다. 대부분의 시간을 앉아서 보내며, 움직일 때도 주로 다리를 앞뒤로만 사용하는 경우가 많아 내전근이 약해지기 쉽다. 하지만 주말에 갑자기 스포츠 활동을 하면, 평소 사용하지 않던 내전근에 갑작스럽게 부하가 걸리면서 부상이 발생하기 쉽다. 그래서 운동선수가 아닌 스포츠 동호인들에게서도 내전근 부상이 많을 수밖에 없다.

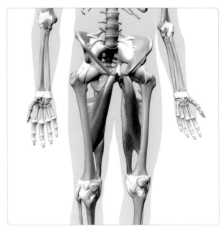

내전근의 다섯 가지 근육

내전근을 강화하는 데 효과적인 운동 중 하나는 코펜하겐 운동이다. 여러 연구에 따르면, 코펜하겐 운동은 내전근의 근력을 향상시키고, 축구 선수들의 서혜부 부상 예방에 효과적이다.

하지만 코펜하겐 운동은 내전근이 약한 현대인에게는 난이도가 높을 수 있기 때문에 무작정 따라 하다가는 부상을 예방하려다 오히려 부상을 당할 수 있다. 따라서, 자신의 체력 수준에 맞게 내전근 운동의 난이도를 점진적으로 높여가는 것이 중요하다. 다음에 소개할 세 가지 내전근 운동은 내전근이 약한 현대인들이 부상 위험 없이 내전근을 강화하고, 스포츠 활동 중 부상을 예방하는 데 큰 도움이 될 것이다

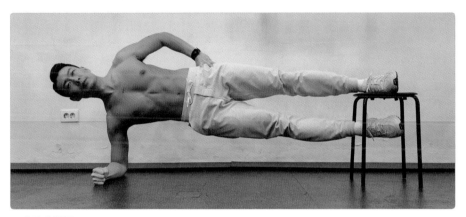

코펜하겐 운동

내전근이 약하면 생길 수 있는 문제들

- 골반이 제대로 정렬되지 않아 바른 자세를 유지하기 어렵다.
- 다리가 힘없이 바깥쪽으로 벌어지며 앉은 자세가 무너진다.
- 한 발로 서기 어려워지고, 균형을 유지하는 능력이 떨어진다.
- 버스나 지하철에서 급정거 또는 급출발 시 몸이 쉽게 흔들리거나 넘어지려 한다.
- 미끄러운 길에서 다리가 좌우로 과도하게 벌어지며 넘어지기 쉽다.
- 스포츠에서 방향 전환이나 급정지 동작을 할 때 부상을 입을 가능성이 높아진다.
- 골프 스윙 시 하체가 흔들리며 스윙의 정확성과 파워가 감소한다.
- 축구에서 인사이드 킥을 할 때 공을 제대로 차지 못해 방향 조절과 힘 전달이 어려워진다.
- 스키나 스케이트를 탈 때 방향 전환 시 다리가 불안정하게 흔들리며 균형을 잃게 된다.
- 수영할 때 평형 동작 중 다리를 모으고 벌리는 힘이 부족해져 추진력이 감소한다.

09 사이드 라잉 고관절 내전(Side Lying Hip Adduction)

내전근을 강화하기 위해서는 우선 내전근의 가장 기본 기능인 고관절을 모으는 기능을 제대로 수행할 수 있도록 만들어야 한다. 다리를 모으는 모든 운동이 이 기능을 발달시키는 기본 동작이 될 수 있으며, 저항을 활용하면 그 효과를 더욱 극대화할 수 있다. 옆으로 누운 자세에서 다리를 벌리는 중둔근 운동과 같이, 다리를 천장 쪽으로 들어올리며 중력에 반하는 저항을 통해 내전근을 운동할 수 있다.

이때 허벅지 안쪽 근육에 힘이 들어갈 수 있도록 옆으로 누운 상태에서 아래쪽 다리를 들어올려려야 한다. 다리를 벌리는 운동과는 달리, 다리를 모으는 동작은 고관절의 가동 범위가 작기 때문에 과도하게 큰 범위로 동작을 만들기보다는, 다리를 들어올린 상태에서 내전근에 지속적인 긴장감을 유지하는 것이 핵심이다.

고관절의 굴곡과 신전이 하나의 세트 움직임이라면, 고관절의 벌림과 모음 역시 서로 상반되는 움직임으로 관상면에서 고관절의 균형을 유지하는 데 중요한 역할을 한다. 따라서 옆으로 누워 중둔근 운동과 함께 내전근 운동을 병행하는 것은 효과적인 운동 프로그램을 설계하는 데 유용한 전략이 될 수 있다.

"의자에 앉아 있으면 다리가 자연스럽게 벌어져 아내에게 자주 지적받곤 했습니다. 그런데 사이드 라잉 고관절 내전 운동을 시작한 뒤로 허벅지 안쪽에 힘이 들어오는 느낌이 들면서, 앉았을 때 다리가 덜 벌어지게 되었어요. 덕분에 골반과 허리가 더 반듯하게 세워져 자세가 편안해 졌습니다."

Q 저는 이 운동을 할 때 허벅지 안쪽보다는 허벅지 앞쪽에 힘이 들어옵니다.

A 허벅지 앞쪽에 힘이 들어오는 이유는, 고관절이 굽혀진 상태에서 다리가 앞으로 위치한 채로 들어올려 졌을 가능성이 높습니다. 이를 개선하기 위해 몸통과 다리가 일직선을 이루도록 자세를 조정해 주세요. 만약 이 상태에서 다리를 들어올리기 어렵다면, 가동 범위를 줄이고 허벅지 안쪽 근육에 힘이 들어오는 느낌에 집중하며 운동을 진행해 보세요. 또한, 운동 전 허벅지와 고관절 외측을 마사지볼이나 폼롤러를 이용해 충분히 이완한 후 동작을 시도하면, 내전근을 효과적으로 활용하는 데 도움이 됩니다.

1 옆으로 누워 팔꿈치를 어깨 아래에 위치시킨 후 주먹을 쥐고 바닥을 단단히 지지한다.

2 위쪽 다리의 발을 허벅지 앞쪽으로 가져와 바닥에 댄다.

3 위쪽 손은 복부 앞쪽으로 가져와 바닥을 지지하며 몸통을 반듯하게 유지한다.

4 아래쪽 다리를 몸통과 같은 선상이 되도록 정렬한 뒤, 수직으로 들어올린다.

5 허벅지 안쪽에 힘이 들어가는 것을 느끼며 천천히 다리를 내린다.

6 15회 반복하고, 총 3세트를 진행한다.

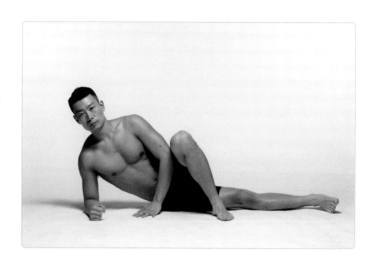

❶ 들어올리는 다리는 몸통 측면과 같은 선상을 유지시킨다.
❷ 다리를 내릴 때는 천천히 버티면서 내린다.
❸ 발바닥을 밀어준다는 느낌으로 다리를 길게 뻗는다.
❹ 허벅지 안쪽 근육에 자극을 집중해서 느낀다.

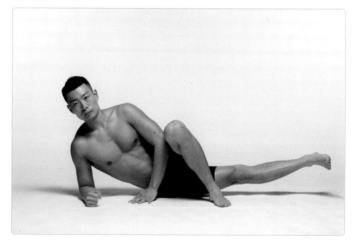

❶ 다리가 몸통 전면으로 들리지 않도록 주의한다.
❷ 옆구리를 굽혀서 다리를 들어올리지 않는다.
❸ 지지하고 있는 어깨가 위로 올라가거나 앞으로 굽어지지 않도록 주의한다.
❹ 양쪽 골반 전면이 같은 선상에 위치하도록 골반 정렬을 맞춘다.

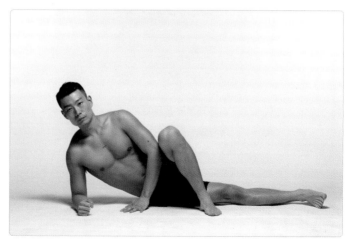

10 프로그 등척성 운동(Frog Isometric)

앞서 배운 기능성 스트레칭 동작 중 프로그 자세와 이번 운동은 동일한 자세다. 하지만 같은 자세라 하더라도, 운동의 원리를 어떻게 적용하느냐에 따라 운동의 목적과 효과는 달라진다. 이번 운동은 프로그 자세에서 근육이 최대한 스트레칭된 상태에서 등척성 수축을 통해 관절의 끝 범위에서 근력을 향상시키는 데 목적이 있다. 지난 파트에서는 원심성(신장성) 수축에 대해 학습했지만, 이번에는 등척성 수축을 포함한 근육의 세 가지 수축 원리에 대해 다시 한 번 알아 보자.

[근육 수축의 세 가지 유형]

단축성 수축 : 근육의 길이가 짧아지며 수축하는 상태를 의미한다. 예를 들어, 내전근의 단축성 수축은 다리를 모으면서 근육이 짧아지는 움직임이다.

신장성 수축 : 근육이 길어지면서도 수축하는 상태를 말한다. 예를 들어, 빙판길에서 미끄러지며 다리가 점점 벌어질 때, 내전근이 길어지면서도 다리를 모으기 위해 힘을 쓰는 상태가 신장성 수축이다. 신장성 수축은 근육과 관절을 보호하는 데 중요한 역할을 한다.

등척성 수축 : 이번 운동에서 활용될 등척성 수축은 근육의 길이에 변화 없이 수축하는 상태를 뜻한다. 예를 들어, 다리 사이에 물건을 끼우고 힘을 주는 동작에서 내전근은 길이 변화 없이 힘을 발휘하며 수축한다. 등척성 운동은 관절의 특정 범위에서 안정성을 높이고, 신경계와 근육의 상호작용을 강화하는 데 효과적이다.

내전근 부상은 주로 취약한 관절 가동 범위의 끝 지점에서 발생하기 때문에, 근육을 끝까지 스트레칭한 후 그 지점에서 등척성 운동을 통해 근육과 관절을 강화하는 것이 중요하다.

"저는 다리찢기가 잘 되지만, 요가 동작을 할 때 다리의 힘이 몸통으로 제대로 전달되지 않았어요. 그런데 내전근의 등척성 운동을 하고 난 뒤, 유연성의 한계 범위에서도 힘을 쓸 수 있는 능력이 길러졌어요. 이제는 모든 동작에서 힘을 더 효과적으로 사용할 수 있게 되었고, 전신의 힘이 잘 연결되는 느낌을 받게 되었습니다."

Q 다른 내전근 운동에도
등척성 수축을 적용할 수 있을까요?

A 네, 내전근 운동뿐만 아니라 모든 운동에 등척성 수축 원리를 적용할 수 있습니다. 예를 들어, 내전근이 사용되는 와이드 스쿼트 자세에서 이 원리를 적용하려면, 다리를 벌린 상태로 스쿼트 자세로 앉은 뒤 양쪽 무릎 안쪽에 팔꿈치를 대고, 서로 힘겨루기를 한다는 느낌으로 내전근에 힘을 주는 상황을 만들어 보세요. 이렇게 하면 스쿼트 자세에서 내전근의 등척성 수축 능력이 향상되어 자세의 안정성을 높이는 데 도움이 됩니다.

1 바닥에 무릎을 대고 엎드려 네발기기 자세를 취한다.

2 양 무릎을 어깨 너비보다 넓게 벌리고, 발끝은 안쪽으로 향하도록 둔다.

3 팔꿈치나 손바닥을 바닥에 대어 상체를 안정적으로 지지한다.

4 가능한 만큼 엉덩이를 뒤로 밀며 내전근이 스트레칭되는 것을 느낀다.

5 스트레칭된 상태에서 양쪽 무릎을 바닥 쪽으로 눌러 준다는 느낌으로 다리를 모으는 힘을 가하며 자세를 유지한다.

6 15~20초간 버티고, 이 동작을 3세트 반복한다.

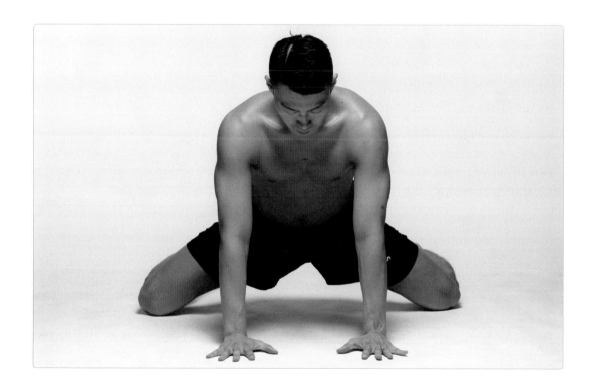

1 최대 힘의 10% 정도 강도로 시작해 서서히 강도를 높여 나간다.
2 강도가 낮을수록 더 오랜 시간 동안 힘을 유지할 수 있다.
3 등척성 수축 도중 힘이 풀리지 않도록 지속적으로 긴장 상태를 유지한다.

1 고관절에 집히는 느낌이 들면 무릎을 더 굽히고 발을 안쪽으로 모으거나 스트레칭 범위를 줄인다.
2 어깨가 처지지 않도록 팔에 힘을 주어 지면을 밀어낸다.
3 허리가 굽어지거나 젖혀지지 않도록 중립 자세를 유지한다.

11 사이드 플랭크 고관절 내전(Side Plank Hip Adduction)

사이드 플랭크를 무릎을 완전히 편 상태로 수행하면 주로 하체의 측면 근육이 사용된다. 하지만 버티는 다리를 아래쪽 다리가 아닌 위쪽 다리로 바꾸면 운동의 초점이 완전히 달라진다. 이 자세에서는 상체는 여전히 측면 근육을 사용하지만, 하체는 내측 근육, 즉 내전근이 주요 역할을 하게 된다.

이 운동은 자신의 체중을 저항으로 활용하기 때문에 내전근 강화 운동 중에서도 높은 강도를 요구한다. 갑자기 다이어트 스트레스를 주려는 건 아니지만, 체중이 정상보다 많이 나가는 경우 맨몸 운동임에도 불구하고 상대적으로 더 큰 부담이 생겨 이 운동이 어렵게 느껴질 수 있다. 반면 체중이 정상 범위거나 가벼운 편이라면, 상대적으로 수월하게 운동을 진행할 수 있다.

무슨 얘기를 하고 싶냐면, 단순히 운동만으로는 원하는 효과를 온전히 얻기 어렵다는 것이다. 관절과 근육의 기능을 개선하고자 이 책을 선택했다면, 운동과 함께 비만의 원인이 되는 잘못된 생활 습관도 점검하고 개선해 나가야 한다. 근육과 움직임의 발달은 올바른 운동과 건강한 생활 습관이 함께 이루어질 때 비로소 최상의 결과를 얻을 수 있다.

"여행을 좋아하는 저는 배낭을 메고 많이 걸으면 늘 무릎 통증에 시달리곤 했어요. 하지만 숙소에서 이 운동을 짧게라도 실천하면서 전신을 강화하고, 특히 내전근을 단련한 덕분에 이제는 더 오래 걸어도 무릎 통증이 없답니다."

Q 이 운동을 할 때 무릎에 통증이 있어요.

A 무릎 통증이 있다면, 내전근이 체중을 지탱할 만큼 충분히 강하지 않을 가능성이 높습니다. 이 경우, 내전근을 먼저 강화한 후에 이 운동을 시도하는 것이 좋습니다. 우선, 무릎을 굽힌 상태로 사이드 플랭크를 수행한 뒤, 위에 있는 다리를 펴서 편 다리의 발 안쪽으로 바닥을 강하게 누르는 연습을 해보세요. 이때 체중을 직접적으로 지탱하지 않지만, 바닥을 강하게 누르는 힘이 내전근의 등척성 수축 강도를 높여 근력을 강화할 수 있습니다. 이 방법으로 내전근을 충분히 단련한 뒤, 다시 이 운동을 시도해 보세요. 중요한 것은 통증이 없는 상태에서 운동을 진행해야 하고, 무리하지 않고 천천히 난이도를 올려야만 합니다.

1 옆으로 누워 팔꿈치를 어깨 바로 아래에 위치시킨다.

2 주먹을 가볍게 쥐고 바닥을 단단히 지지한다.

3 양 다리를 몸통과 일직선이 되도록 포갠다.

4 아래쪽 다리를 살짝 앞으로 위치시킨다.

5 위쪽 다리의 발 안쪽으로 바닥을 강하게 누르며 엉덩이와 몸통을 천장 쪽으로 들어올린다.

6 자세를 유지하며 10초~60초 동안 자신의 체력 수준에 맞게 버틸 수 있는 만큼 버티고, 양쪽 번갈아가며 3세트 진행한다.

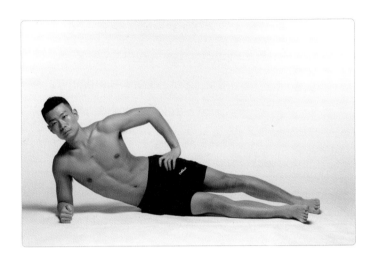

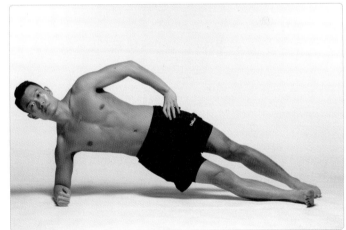

1 위쪽 다리를 몸통과 일직선이 되도록 맞춘다.
2 난이도를 높이기 위해서는 아래쪽 다리를 굽힌다.
3 발바닥 안쪽을 지면 쪽으로 누르면서 내전근에 힘이 들어오는 것을 느낀다.

1 팔과 어깨는 일직선을 유지하며, 팔꿈치가 어깨 아래에 위치하도록 한다.
2 지지하는 어깨가 처지지 않도록 신경 쓰며, 주먹을 쥔 상태로 지면을 단단히 눌러 준다.
3 이 운동이 아직 어려운 단계라면 무리하지 말고, 더 쉬운 운동에 집중한다.

어깨 구조를 알면 통증 해결의 길이 열린다

나의 재활 수업의 첫 단계는 관절의 구조와 위치를 이해하는 데서 시작한다. 어깨 통증을 경험했거나 부상을 입은 사람에게 어깨 관절이 정확히 어디에 위치하며, 어떤 뼈와 어떤 뼈가 연결되어 있고, 그 모양은 어떤지에 대해 알려주는 과정이다. 이러한 기초 지식을 알아야 어깨의 기능을 이해할 수 있고, 자신에게 필요한 운동을 머리로도, 몸으로도 명확히 받아들일 수 있다.

병원에서 수술을 받은 사람들조차 자신의 어깨 상태를 제대로 설명하지 못하는 경우가 많다. 대부분 처음 진단을 받은 병명만 기억할 뿐이다. 수술은 의사가 진행하니 환자가 깊이 관여하지 않았다고 이해할 수는 있다. 그러나 한편으로는 그런 무지함 때문에 나를 찾아왔다는 생각이 들면, 감사한 마음과 함께 나의 역할에 더욱 충실해야겠다는 책임감을 느끼게 된다.

어깨 관절에 대한 기본 지식은 단순한 정보 전달을 넘어 자신의 몸을 더 깊이 느끼는 감각 지도를 넓히는 데 도움을 준다. 거울을 통해 몸을 보면 움직임을 더 잘 이해할 수 있는 것처럼, 몸속 깊은 구조를 알고 나면 움직임을 제어하고 감각을 인식하는 뇌의 처리가 더욱 선명해진다. 결국, 어깨 운동에 들어가기 전, 어깨의 구조와 기능을 제대로 이해하는 것은 필수다.

어깨 관절은 고관절처럼 상완골(위팔뼈) 머리가 견갑골의 관절와와 맞물리는 구조를 가지고 있다. 하지만 고관절과 달리, 어깨 관절은 관절 소켓 부분에 깊게 들어가지

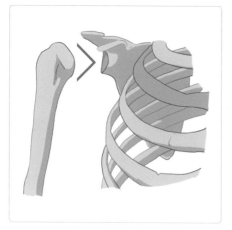 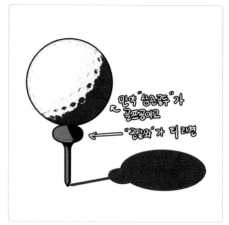

상완골의 머리 부분이 견갑골의 관절와보다 크다. 그래서 어깨는 불안정한 구조물이다.

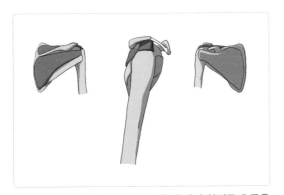

어깨의 불안정성을 잡아주기 위해 네 개의 회전근개 근육이 어깨 주변을 감싸고 있다.

않고 얕게 걸쳐져 있다는 점이 특징이다. 이 구조 덕분에 어깨는 360도 회전이 가능할 정도로 매우 자유로운 움직임을 만들 수 있다.

얼핏 들으면 움직임이 많아 그만큼 좋은 것처럼 보이지만, 자유도가 높은 만큼 관절이 불안정하다. 이를 보완하기 위해 여러 인대와 근육과 같은 구조물이 어깨를 안정적으로 지지한다. 대표적으로 회전근개(rotator cuff)라 불리는 네 가지의 근육이 어깨를 둘러싸며 안정성을 제공한다.

대부분의 사람들은 팔뼈의 움직임만으로 어깨 관절의 움직임이 만들어진다고 생각하지만, 실제로 어깨를 움직이기 위해서는 다음 네 가지 관절이 유기적으로 작동해야 한다.

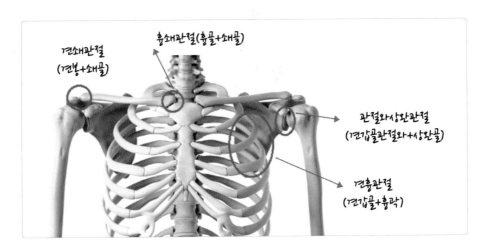

- 관절와상완관절: 견갑골의 관절와와 상완골이 만나는 관절
- 견쇄관절: 견갑골과 쇄골이 만나는 관절
- 견흉관절: 견갑골과 흉곽이 만나는 관절
- 흉쇄관절: 흉골과 쇄골이 만나는 관절

이러한 구조적 특징을 통해, 좋은 어깨 움직임을 위해서는 이 네 가지 관절이 유기적으로 움직여야 한다는 것을 알 수 있다. 또한 이 관절들을 움직여주는 근육들이 모두 어깨 근육의 일부분이라 할 수 있다.

어깨의 주요 근육들

견갑골과 상완골이 연결된 관절와상완관절은 어깨 관절의 주요 역할인 팔의 움직임을 가능하게 하는 가장 핵심적인 부위다. 이 관절에서 이루어지는 움직임은 총 여덟 가지로 구분된다. 어깨 움직임을 이해하면 일상 생활과 스포츠에서 필요한 어깨 관절의 기능을 분석하고 이를 운동에 효과적으로 적용할 수 있다. 다음 그림을 단순히 눈으로만 보고 지나치지 말고, 이 여덟 가지 움직임이 일상이나 스포츠 활동에서 어떤 상황에서 쓰이는지 한 번 떠올려 보도록 하자.

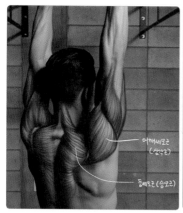 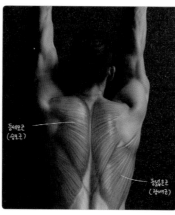 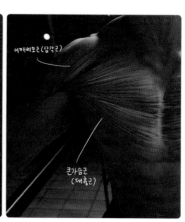

관절와상완관절의 여덟 가지 움직임

- 굴곡 또는 굽힘 (Flexion): 팔을 몸 앞쪽으로 들어올리는 동작

- 신전 또는 폄 (Extension): 팔을 뒤쪽으로 보내는 동작

- 외전 또는 벌림 (Abduction): 팔을 몸에서 바깥쪽으로 들어올리는 동작

- 내전 또는 모음 (Adduction): 팔을 몸쪽으로 붙이는 동작

- 수평내전 또는 수평모음 (Horizontal Adduction): 팔을 수평선상에서 앞으로 모으는 동작

- 수평외전 또는 수평벌림 (Horizontal Abduction): 팔을 수평선상에서 뒤로 보내는 동작

- 내회전 또는 안쪽돌림 (Internal Rotation): 팔을 안쪽으로 회전시키는 동작

- 외회전 또는 바깥쪽돌림 (External Rotation): 팔을 바깥쪽으로 회전시키는 동작

이 여덟 가지 움직임을 바탕으로 어깨는 다양한 기능을 수행한다. 예를 들어, 물건을 집거나 선반 위에 올리는 동작, 아기를 안거나 옷을 입는 동작 등은 모두 어깨 관절의 움직임과 기능 덕분에 가능한 것이다.

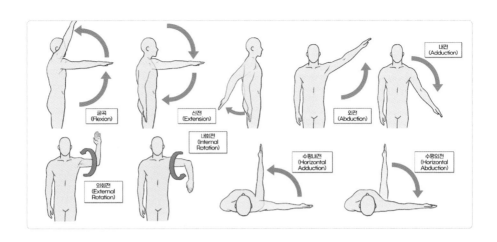

어깨 통증, 왜 병원 치료만으론 부족할까?

몇 년 전 SLAP 병변 수술을 받았음에도 불구하고, 수술 전과 동일한 통증이 남아 있어 재활 운동을 하러 온 회원이 있었다. 어깨의 기능을 평가해 보니 가동 범위가 제한적이고, 여러 동작에서 힘을 제대로 쓰지 못하고 있었다. 병원에서는 수술이 잘 끝났다고 했지만, 본인은 수술 전과 똑같아 매우 답답한 상태였다. 당시 회원은 뒷짐조차 제대로 지지 못했지만, 지금은 크로스핏 매니아가 될 정도로 완전히 회복되었다. 수술로도 해결되지 않았던 어깨 통증이 어떻게 운동을 통해 회복 되었을까? 이 사례는 어깨 통증이 단순한 구조적 손상뿐만 아니라 다양한 요인에 의해 발생할 수 있다는 것을 보여준다.

어깨 통증의 원인은 회전근개 파열, SLAP 병변, 방카르트 병변, 오십견과 같은 구조적인 손상 때문일 수 있지만, 어깨 통증의 근본적인 원인은 어깨의 기능적 문제와 신경학적 요인에서 발생하는 경우도 많다. 앞서 설명했듯이, 어깨 관절은 다양한 관절과 근육들로 이루어져 있으며, 불안정한 구조를 가지고 있다. 근육과 관절 간의 협응이 부족해지면 부상이 쉽게 발생한다.

기능적 문제는 주로 이러한 협응 부족에서 비롯된다. 예를 들어, 견갑골의 움직임이 원활하지 않거나, 어깨를 지지하는 근육인 회전근개가 약해지면 어깨 관절에 불필요한 압력이 가해지고, 이로 인해 구조적 손상이 발생할 수 있다. 어깨를 지탱하는 근육과 관절의 불협화음은 결국 어깨 구조물에 손상을 일으키게 되는 것이다.

▶ **협응:** 여러 가지 동작이나 기능이 서로 조화롭게 작용하는 것

또한, 신경학적 문제로 인해 어깨 통증이 발생할 수 있는데, 그 중 하나가 중추감작 (central sensitization)이다. 중추감작은 어깨의 손상이 치유된 후에도 중추신경계가 과민해져, 실제로 손상이 없거나 경미한 경우에도 지속적인 통증을 느끼는 상태를 말한다. 이 문제는 스트레스와 불안 같은 심리적 요인과도 깊은 관련이 있다.

따라서 어깨 통증을 해결하기 위해서는 구조적인 손상을 치료하는 것뿐만 아니라, 어깨의 가동성, 근력, 협응력 등의 기능을 향상시키는 것이 중요하다. 어깨가 다양한 움직임과 환경에 적응하며, 무의식적인 두려움이나 긴장 없이 자유롭게 움직일 수 있어야 통증을 근본적으로 해결할 수 있다.

연구에 따르면, 어깨 통증의 44~65%는 어깨충돌증후군에 의해 발생한다. 어깨충돌증후군은 특정 질환이 아닌, 어깨 부위에서 나타나는 다양한 증상을 포괄적으로 지칭하는 용어다. 이 증후군은 여러 원인으로 인해 발생할 수 있으며, 단순한 병원 치료만으로는 완전히 해결되지 않는다. 구조적 손상이나 통증을 일시적으로 완화할 수 있지만, 근본적인 해결책은 어깨의 기능적 발달에 있다.

어깨충돌증후군은 상완골 머리와 견갑골이 이루는 관절 부위에서 견봉이라는 구조물 아래의 공간이 좁아지면서, 그 아래를 지나가는 근육들이 압박을 받아 손상되면서 발생한다. 어깨충돌증후군으로 인한 통증을 개선하려면, 뼈와 뼈 사이의 공간을 확보할 수 있도록 올바른 어깨 관절 움직임을 목표로 한 운동을 진행해야 한다.

이제부터 배우는 운동들은 기능적 원인으로 발생하는 어깨충돌증후군과 같은 통증의 근본적인 원인을 예방하고 개선하는 데 핵심적인 역할을 할 것이다.

어깨충돌증후군 해결의 열쇠, 견갑골에 있다

어깨충돌증후군의 원인은 매우 다양하지만 그 중 팔을 움직일 때 견갑골의 움직임에 문제가 생겨 발생하는 경우가 흔하다. 특히 견갑골의 전방경사는 어깨충돌증후군을 유발하는 대표적인 기능적 원인 중 하나다. 전방경사란 견갑골이 앞으로 기울어진 상태를 말하며, 이 상태에서 팔을 들어올리면 어깨 공간이 좁아지면서 어깨 힘줄이 압박을 받게 된다. 굽은 등이나 라운드 숄더와 같은 자세가 전형적으로 어깨 전방경사를

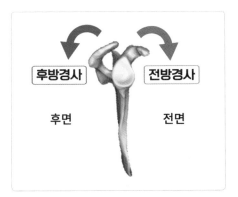

견갑골의 옆 모습

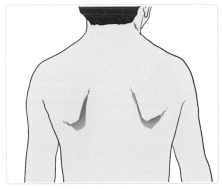

견갑골의 전방경사로 견갑골의 아래쪽 모서리가
튀어 나와 있는 모습

유발하며, 이런 자세를 가진 사람들이 어깨 통증을 경험할 가능성이 크다.

지금 바로 등을 일부러 굽힌 상태에서 팔을 천천히 들어올려 보도록 한다. 이때 팔이 많이 올라가지 않고 어깨 전면에서 집히는 느낌이나 통증이 생기는 것을 경험할 수 있을 것이다. 이러한 이유로 견갑골의 후방경사 운동은 어깨충돌증후군을 겪는 사람들이 반드시 해야 할 필수 운동 중 하나다.

견갑골의 후방경사란 가슴을 내밀고 활짝 폈을 때 견갑골이 뒤로 눕혀진 상태를 말한다. 팔을 앞으로 들어올려 만세 자세를 취할 때 가슴을 활짝 열고 끝까지 올리면, 팔이 얼굴과 가까워질 때 견갑골이 뒤로 눕혀지는 것을 느낄 수 있고, 팔이 더 잘 올라가는 것을 경험할 수 있다.

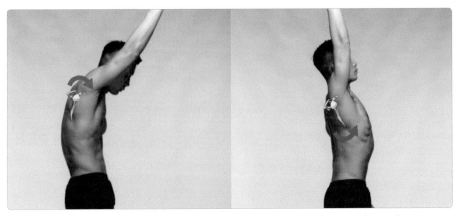

팔을 들어올릴 때 견갑골이 전방경사되거나(왼쪽) 후방경사되는 모습(오른쪽)

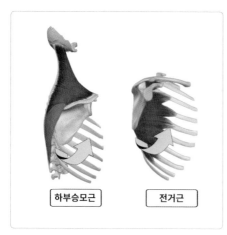

견갑골을 후방경사 시켜주는 근육들

견갑골의 후방경사를 만들어주는 대표적인 움직임은 어깨의 굽힘이며, 이 움직임을 돕는 근육은 하부승모근과 전거근이다. 하부승모근은 견갑골을 뒤쪽에서, 전거근은 앞쪽에서 견갑골이 뒤로 눕혀지도록 힘을 발휘한다.

다음으로 배울 세 가지 운동은 다양한 자세와 환경에서 어깨 굽힘을 강화하는 운동이다. 각 운동은 기능 발달을 위한 서로 다른 컨셉을 가지고 있으니, 운동 전 각각의 운동이 내포하고 있는 기능 발달 원리를 이해하는 것이 중요하다.

팔을 들어올리는 동작이 편해지는 어깨 굽힘 세 가지 운동

어깨의 기능을 평가하기 위한 가장 기본적인 동작은 팔을 앞으로 들어올려 만세하는 자세다. 이 움직임은 어깨를 굽히는 동작이므로 해부학적으로 '굴곡' 또는 '굽힘'이라고 부른다. 어깨 굴곡 평가에서는 팔을 만세했을 때 귀와 같은 선상까지 올릴 수 있는지를 확인한다. 귀 선상까지 팔이 올라가지 않거나, 팔을 들어올리는 중에 팔꿈치가 굽혀지거나, 목이 함께 움직이거나, 허리가 젖혀지는 등의 보상 움직임이 나타난다면 어깨의 굴곡이 제대로 이루어지지 않는 것으로 평가한다. 또한, 이 과정에서 통증 여부를 확인하고, 가동 범위와 통증 문제의 근본적인 문제가 무엇인지 진단하는 것이 전문가들이 어깨를 평가하는 방법이다.

어깨 굴곡을 잘하기 위해서는 어떻게 해야 할까? 어깨 굴곡과 관련된 스트레칭을 하거나 어깨 주변에 뭉쳐 있는 근육을 마사지하여 어깨가 더 잘 움직일 수 있도록 돕는 것도 방법이다. 하지만 결국 어깨 굴곡을 잘하려면 어깨 굴곡 동작 자체를 통해 꾸준히 운동하는 것이 중요하다. 많은 사람들이 귀찮거나 어려운 동작을 피하려는 경우가 많다. 그 마음은 충분히 이해하지만 어깨 굴곡을 개선하는 것이 목표라면, 단순히 보조적인 활동만 할 것이 아니라 어깨 굴곡 운동 자체를 꾸준히 해야 한다.

우리가 음식을 고를 때 취향과 기호가 있듯, 운동도 마찬가지다. 같은 어깨 굴곡 운동이라도 자신에게 더 재미있고 효과적인 동작이 있을 것이다. 그것을 찾기 위해서는 직접 시도해 보고 경험해 보는 과정이 필요하다. 이 책은 단순히 눈으로만 끝내는 책이 아니다. 행동으로 실천하며 자신의 몸을 움직이고 느껴보는 데 의의가 있다.

12 네발자세 어깨 굽힘(Quadruped Shoulder Flexion)

네발자세에서 팔을 들어올리면 서 있는 상태에서 들어올리는 것보다 더 힘들다. 우선 팔이 중력 반대 방향을 향해 힘을 쓰기도 하고, 네발자세를 통해 몸통이 고정되어 있기 때문에 허리가 젖혀지는 보상을 최소화 하기 때문이다. 또한 한쪽 팔을 들어올릴 때 반대쪽 팔은 한손으로 체중을 지지하고 있기 때문에 지지하는 팔의 어깨 안정화 근육들이 활성화 된다. 어깨를 굴곡시키는 동작에서는 움직이는 팔의 근육만 작용할 것처럼 보이지만, 실제로는 반대쪽의 안정화가 잘 이루어져야 원하는 움직임을 효과적으로 수행할 수 있다. 모든 움직임은 움직이는 쪽의 반대편에서 안정성이 뒷받침될 때 좋은 움직임이 나올 수 있다.

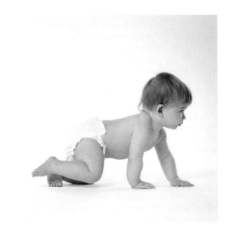

아기들은 네 발로 기는 자세를 통해 점진적으로 관절의 움직임을 발달시킨다.

"네발자세 어깨 굽힘 운동을 하고 나서 어깨의 굴곡 가동 범위가 확실히 좋아졌습니다. 돌이켜 보면 예전에는 팔을 들어올릴 때 몸통이 어떻게 쓰이는지 전혀 인지하지 못했는데, 네발자세에서 운동을 하고 난 뒤부터는 팔을 들어올릴 때 자연스럽게 몸이 단단하게 잡아주는 느낌이 듭니다."

Q 아령을 들고 해도 괜찮나요?

A 무게 저항을 활용하면 운동 강도를 점진적으로 높일 수는 있어요. 하지만 이 운동은 손이 어깨 관절에서 멀리 떨어진 자세로 이루어지기 때문에, 무게를 조금만 올려도 어깨 관절에 큰 회전력이 가해질 수 있습니다. 그 결과, 어깨 속근육보다 겉근육이 더 많이 작용할 가능성이 큽니다. 만약 맨손으로 하는 동작이 너무 쉽다면, 단순히 무게를 추가하기보다는 가동 범위를 더 늘려 운동을 진행하면 난이도가 충분히 올라갈 겁니다.

1 어깨, 팔꿈치, 손목이 일직선이 되도록 네발기기 자세를 만든다.

2 한 손을 바닥에서 떼고, 반대쪽 손으로 체중을 안정적으로 지지한다.

3 떼어낸 손을 천천히 머리 위로 들어올리며, 통증이 없고 자세가 유지되는 최대 범위까지 팔을 올린다.

4 천천히 손을 바닥으로 내린다.

5 이 동작을 10회 반복하고, 양쪽 각각 3세트씩 진행한다.

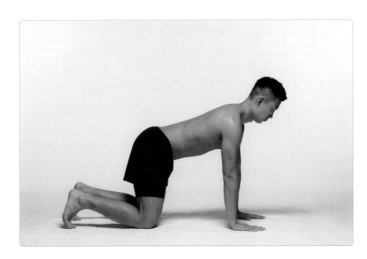

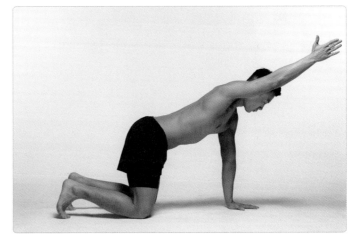

① 팔을 최대한 들어올린 후, 손을 천천히 바닥 쪽으로 내렸다가 다시 들어올리는 동작을 반복한다.
② 팔을 들어올릴 때 견갑골이 후방경사 되는 것을 느낀다.
③ 손을 멀리 뻗는다는 느낌으로 팔을 들어올린다.
④ 지지하는 팔은 바닥을 견고하게 밀어내며 안정성을 유지한다.

① 팔을 올릴 때 허리가 젖혀지거나 골반이 전방경사 되지 않도록 주의한다.
② 팔을 올릴 때 허리가 굽어지거나 골반이 후방경사 되지 않도록 한다.
③ 팔꿈치가 굽혀지지 않도록 하되, 어깨에 통증이 있을 경우 팔꿈치를 굽혀도 된다.

13 플랭크 & 다운독(Plank & Down dog)

고관절의 움직임이 다리를 지면에 고정한 상태에서의 움직임과 다리를 바닥에서 뗐을 때의 움직임으로 나뉘는 것처럼, 어깨 관절의 움직임도 허공에서 팔을 들어올리는 움직임과 손이 지면에 고정된 상태에서의 움직임으로 나뉜다.

전문 용어로 열린 사슬 운동(Open Kinetic Chain Exercise)과 닫힌 사슬 운동(Closed Kinetic Chain Exercise)이라고 말한다. 닫힌 사슬 운동은 손이나 발이 지면에 고정된 상태에서 다른 관절을 움직이는 운동을 의미한다. 열린 사슬 운동은 해당 관절의 움직임에 집중할 수 있는 것이 특징인 반면에 닫힌 사슬 운동은 전신의 여러 근육이 동시에 사용되기 때문에 협응력이 요구된다.

어떤 운동 방식이 더 좋다고 할 수는 없다. 가장 현명한 접근은 두 가지 운동 방식을 모두 포함하여 균형 잡힌 훈련을 하는 것이다.

다운독은 팔이 지면에 고정된 상태에서 어깨를 굽히는 대표적인 닫힌 사슬 운동이다. 푸쉬업의 시작 자세처럼 팔꿈치를 펴고 엎드린 자세는 하이 플랭크(high plank)라고 한다. 하이 플랭크에서 다운독으로 전환하는 동작을 보면, 팔을 앞으로 들어올려 만세하는 동작과 같다. 평소 요가에서 다운독을 하나의 통합된 움직임으로만 보았다면, 이제는 이 동작을 분석하여 어깨 관절이 어떤 방식으로 움직이는지 이해할 수 있어야 한다. 흥미로운 점은, 서 있는 상태에서 팔을 들어올릴 때 어깨 통증을 호소하던 사람도 다운독처럼 난이도가 더 높아 보이는 동작에서는 어깨 굴곡 시 통증이 없는 경우가 많다는 것이다. 이는 닫힌 사슬 운동이 주변 근육 간의 상호작용을 증대시켜 어깨의 안정성과 기능을 향상시키는 효과를 보여주는 사례다.

"팔을 올릴 때 어깨에서 집히는 느낌이 있었는데, 이 운동을 할 때는 통증이 전혀 없었어요. 이 운동을 매일 반복한 이후로는 팔을 통증 없이 자연스럽게 들어올릴 수 있게 됐어요. 처음에 이 운동을 시작할 때 몸무게를 활용한 동작이라 통증이 있을 거라고 예상했는데, 전혀 통증이 없어서 정말 신기했습니다."

**Q 그럼 요가에서 다운독 자세만 하고 있어도
어깨 건강에 도움을 줄 수 있나요?**

A 네, 다운독 자세를 유지하는 것만으로도 어깨를 굴곡한 상태에서 근육을 사용하는 동작이기 때문에 어깨 건강에 충분히 효과적입니다. 하지만 관절과 근육은 움직이기 위해 존재하므로, 단순히 자세를 유지하는 것만으로는 다양한 움직임 속에서 어깨를 잘 활용할 수 있도록 만들어 주지는 못해요.

1 손목, 팔꿈치, 어깨가 일직선이 되도록
하이 플랭크 자세를 만든다.

2 손으로 바닥을 밀어내며 엉덩이를 천장
쪽으로 들어올리고, 팔이 귀 옆에 올 수
있도록 자연스럽게 굽힌다.

3 바닥을 밀어내는 상태를 유지하면서 천
천히 엉덩이를 바닥 쪽으로 내리며 다
시 하이 플랭크 자세로 돌아온다.

4 이 동작을 10회 반복하며, 총 3세트를
진행한다.

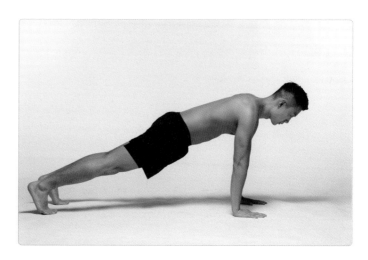

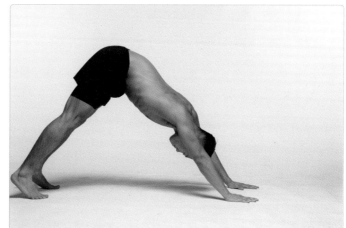

❶ 어깨를 최대한 굽히고 밀어낼 때 견갑
골 사이의 근육에 힘이 들어가는 것을
느낀다.
❷ 하체 유연성이 부족하여 동작이 힘들
다면, 무릎을 굽혀서 실시한다.
❸ 다시 엎드린 자세로 돌아올 때는 어깨
로 지면을 밀어내는 힘을 유지하면서
내려온다.

❶ 어깨에 통증이 있으면 가동 범위를 줄
인다.
❷ 등이 굽지 않도록 신경 쓴다.

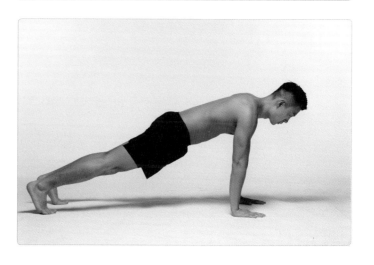

14 엎드려서 어깨 굽힘 & 장애물 넘기(Prone Shoulder Flexion)

좋은 자동차를 만든다고 생각해 보자. 바퀴가 잘 굴러가도록 휠과 타이어를 설계하고, 가속 페달을 밟을 때 바퀴가 매끄럽게 회전하도록 만드는 기능을 추가한다고 해서 정말로 훌륭한 자동차가 될까?

만약 이 자동차가 박물관에 전시되거나 직선 도로만 달릴 용도로 만들어진다면 꽤 괜찮은 자동차일 수 있다. 하지만 코너를 잘 돌아야 하고, 험난한 지형에서도 안정적으로 운행해야 한다면 이야기가 달라진다. 바퀴가 단순히 앞으로 굴러가기만 해서는 충분하지 않다. 좌우로 민첩하고 정확하게 움직이며, 위아래로 충격을 흡수해 안정성을 발휘해야 진정으로 훌륭한 자동차라 할 수 있다.

이처럼 우리의 관절과 근육을 건강하게 만드는 과정도 마찬가지다. 단순히 특정 동작을 수행하거나 근육을 단단하게 만드는 것만으로는 부족하다. 중요한 것은 다양한 움직임과 환경에서 몸이 유연하게 대처하고, 제대로 기능할 수 있도록 돕는 것이다. 이것이 우리가 복잡하고 다양한 환경 속에서 운동을 설계해야 하는 이유다. 이번에 배우는 운동을 분석해 보면, 첫째, 바닥에 엎드린 자세로 진행되었다는 점, 둘째, 어깨를 굴곡시켰다는 점, 셋째, 장애물을 설정해 팔을 이동시켰다는 점이 특징이다. 바닥에 엎드린 자세에서는 신체의 다른 부위가 보상 작용을 하지 못하게 하여, 어깨가 더 큰 힘을 발휘해야 하는 환경을 조성한다. 또한, 어깨를 굴곡시킨 상태에서 장애물을 넘는 것은 목표한 움직임을 위해 어깨 근육과 신경계가 적극적으로 작동하도록 만든다. 기능성 운동은 신체 움직임의 네비게이션을 지속적으로 개선하고 업데이트하는 과정이므로, 자신이 경험해 보지 못한 새로운 움직임의 범위에 꾸준히 도전하는 것이 중요하다.

"저는 방카르트 수술 이후 운동할 때 항상 가동 범위 끝에서 불안정함과 통증을 느꼈어요. 그런데 엎드려서 어깨 굽힘 & 장애물 넘기 운동을 한 뒤 가동 범위가 증가했을 뿐만 아니라, 끝 범위에서도 관절이 안정적으로 잡아주는 느낌이 들어요."

 Q **저는 엎드려서 팔을 머리 위로 올리는 것부터 쉽지 않아요.**

A 만약 어깨 가동 범위가 제한되어 있다면, 이마를 바닥에 대지 않고 슈퍼맨 자세처럼 상체를 살짝 들어 올린 상태에서 어깨를 굴곡해 보세요. 이 방법을 사용하면 봄통의 움직임을 활용해 팔을 더 편하게 올릴 수 있을 겁니다. 이 자세로 장애물을 넘나들며 어깨 움직임을 연습하고, 점차 가동 범위가 좋아진다면 몸을 더 바닥쪽으로 엎드린 상태에서 시도해 보세요. 이 운동과 별개로 어깨 유연성을 향상시키는 운동도 반드시 병행해 주셔야 가동 범위 개선에 효과적입니다.

1 두루마리 휴지, 각티슈, 텀블러 등 운동에 활용할 장애물을 준비한다.

2 엎드린 자세에서 운동할 팔의 사선 방향, 머리 위쪽에 장애물을 위치시킨다. 반대쪽 손은 이마 아래에 놓는다.

3 운동하는 팔을 만세 자세로 바닥에 내려놓고, 천천히 팔을 최대한 천장 쪽으로 들어올린다.

4 들어올린 상태를 유지하며 장애물을 넘어뜨리지 않고 팔을 옆으로 이동시킨다.

5 천천히 팔을 바닥에 내려놓은 뒤, 다시 팔을 최대한 들어올려 장애물을 넘어 제자리로 돌아온다.

6 장애물의 높이는 자신의 가동 범위에 맞춰 설정하고, 이 동작을 5~10회 반복하며 3세트 진행한다.

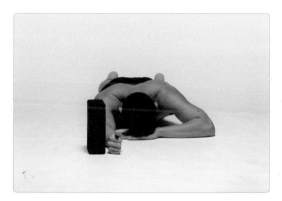

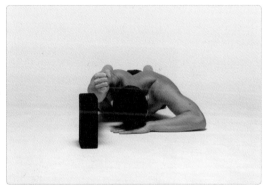

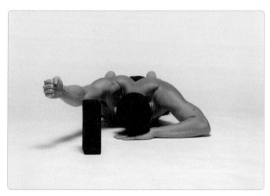

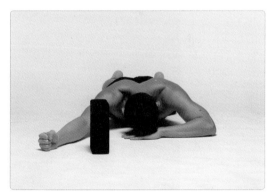

❶ 팔을 들어올릴 수 있는 최대 가동 범위에 맞춰 장애물의 높이를 설정한다.
❷ 팔을 이동시킬 때는 천천히 들어올린 높이를 유지하며 이동한다.
❸ 목이 불편하다면 이마 아래에 말아 놓은 수건을 받쳐준다.

❶ 팔을 전혀 들어올릴 수 없다면 네발자세에서 어깨 굽힘 동작부터 연습한다.
❷ 팔을 들어올릴 때 통증이 있다면 통증이 없는 범위 내에서 운동을 진행한다.

등 근육을 제대로 발달시키기 위한 필수 조건

등 근육은 미적 측면에서도, 기능적 측면에서도 매우 중요한 부위다. 현대인들의 일상 생활 동작 대부분이 신체 전면에서 이루어지기 때문에, 팔을 등 뒤로 당기는 동작을 거의 하지 않는다. 등 근육을 강화하려면 당기는 동작이 필요하기 때문에, 사람들은 주로 헬스장에서 기구를 사용해 운동한다. 하지만 헬스장에서 운동하는 사람들을 유심히 관찰해 보면, 당기는 동작에서 등 근육을 제대로 사용하는 사람은 절반도 채 되지 않는다. 대부분은 무게를 들어올리는 데만 집중하고, 등을 제대로 사용하기 위한 자세에는 신경을 쓰지 않는다. 결국 등 근육은 제대로 발달하지 못하고, 불필요한 근육을 과도하게 사용하게 되어 부상의 위험이 높아진다.

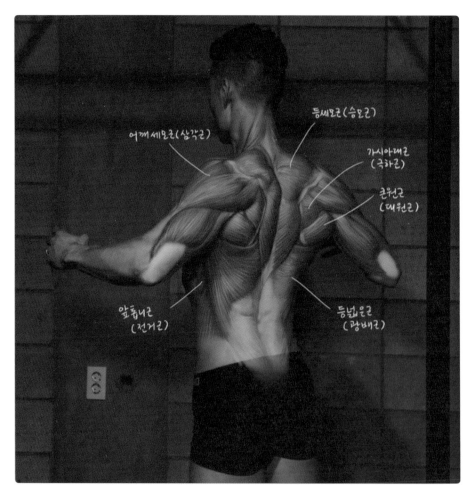

등근육을 잘 사용한다는 것은 어깨의 신전 동작이 원활하게 나온다는 것과 같다.

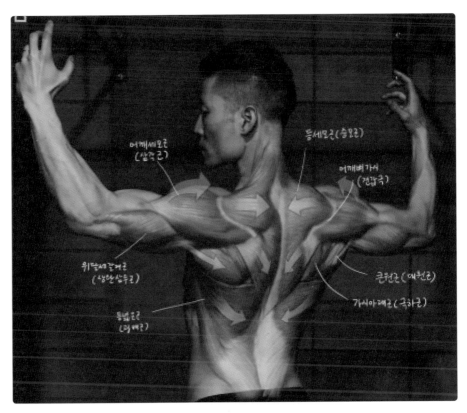

어깨의 신전을 잘 수행하기 위해서는 견갑골의 움직임이 매우 중요하다.

그렇다면 '등근육을 잘 쓴다'는 것은 무엇을 의미할까? 등 근육이 잘 사용하기 위해서는 해당 근육이 활성화될 수 있는 올바른 움직임이 필요하다. 등 근육 발달의 핵심은 등에 있는 가장 큰 근육인 광배근의 발달이다. 광배근은 팔을 등 뒤로 펴는 어깨의 폄(신전) 동작에서 수축하게 된다. 이 동작에서 견갑골의 모음, 즉 견갑골이 척추 방향으로 모아지는 움직임이 함께 협응하여 이루어져야 한다. 만약 견갑골이 잘 모아지지 않으면 어깨의 폄 동작 역시 제한을 받게 된다.

따라서 등 근육을 발달시키기 위해서는 어깨의 폄(신전)과 견갑골의 모음(후인) 동작이 원활하게 이루어져야 한다. 이어서 배울 운동들은 이러한 움직임을 효과적으로 발달시키기 위한 기초적인 기능성 운동들이다.

15 엎드려서 T운동(Prone T)

바닥에 엎드려서 알파벳 T모양처럼 양팔을 벌려 손을 천장 쪽으로 올리는 동작은 어깨 관절과 근육의 기초적인 기능을 발달시키기 대표적인 운동이다. 이 동작을 통해 견갑골을 뒤로 모으는 움직임을 발달시킬 수 있다. 양팔을 동시에 올려 운동을 해도 괜찮지만, 양팔을 움직였을 때 근력이 약하거나 인지가 떨어지는 팔이 우세한 팔에 밀려 운동 효과가 떨어질 수 있기 때문에 한팔씩 움직임을 잘 습득한 뒤에 두 팔을 함께 올려서 운동해 주는 것을 추천한다.

견갑골의 본질적인 기능은 어깨 관절, 즉 팔뼈를 잘 움직이게 돕는 것이다. 따라서 어깨 관절이 건강해지기 위해서는 팔뼈와 견갑골의 조화로운 움직임이 매우 중요하다. 팔뼈가 어디에 위치해 있든 견갑골이 팔뼈와 원활하게 상호작용하며 움직일 수 있는 능력을 길러야 한다. 이는 일상 생활과 스포츠 활동에서 어깨를 건강하게 유지하는 핵심이다.

팔을 바깥쪽으로 벌리는 동작을 할 때는 견갑골도 팔뼈의 움직임 방향에 따라 모아져야 한다. 반대로 팔을 앞으로 모으는 동작에서는 견갑골이 자연스럽게 벌어져야 한다. 이 운동은 팔뼈를 바깥쪽으로 벌리는 동작과 견갑골을 모으는 동작을 효과적으로 만들어주며, 당기는 동작을 할 때 팔뼈와 견갑골의 협응력을 높이는 데 도움을 준다.

"등 운동을 할 때 견갑골 사이에 힘이 들어오는 느낌을 전혀 몰랐었는데, 엎드려서 T운동을 하고 난 뒤로는 로우 같은 운동을 할 때 견갑골 사이 근육에 정확히 힘이 들어가는 것을 느낄 수 있게 됐어요."

Q 저는 엎드려서 T운동을 할 때 목에 힘이 들어가요.

A 만약 상부승모근 쪽에 힘이 들어간다면, 견갑골이 안쪽으로 움직이지 못하고 위로 올라가는 동작이 원인일 가능성이 높습니다. 팔을 움직이는 범위와 견갑골을 모으는 범위를 조금 줄이면서, 견갑골이 안쪽으로 잘 모아지는 데 집중해 보세요. 이때, 자신의 등을 직접 확인하기 어렵기 때문에 휴대폰으로 동작을 촬영해 보는 것이 도움이 됩니다.

1 엎드린 상태에서 한쪽 손을 이마 아래
  에 놓는다.

2 운동하는 쪽 팔을 어깨 선상에 맞춰 옆
  으로 뻗고. 엄지손가락이 천장을 가리
  키도록 위치시킨다.

3 천천히 손을 천장 쪽으로 들어올리며
  견갑골이 척추 방향으로 모이는 느낌을
  느낀다.

4 팔을 내릴 때는 견갑골이 자연스럽게
  벌어지는 느낌과 함께 천천히 제자리로
  돌아온다.

5 이 동작을 10~15회 반복하며, 3세트로
  진행한다.

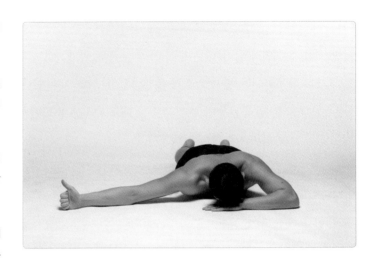

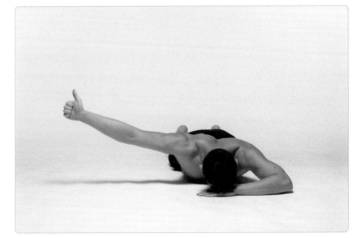

① 팔이 들어올리면서 견갑골이 모아지고, 견갑골 사이 중간
   승모근이 힘을 받는 것을 느낀다.
② 강도를 높이기 위해서는 이마를 바닥에 대고 양팔을 벌려
   동시에 들어올린다.
③ 팔을 최대로 들어올린 후 제자리로 돌아올 때는 천천히 팔
   을 내린다.
④ 엄지손가락을 들어 천장을 가리키면 팔의 움직임 방향에
   대한 인지가 좋아진다.

① 어깨가 내회전되지 않도록 주의한다.
② 목에 힘이 많이 들어가면 들어올리는 범위를 줄이고, 견갑
   골 내측에 더 많은 힘이 들어가도록 신경 쓴다.

16 엎드려서 A 운동(Prone A)

이 운동은 양팔을 알파벳 A로 만든 뒤, 한 팔씩 천장 쪽으로 들어올리는 동작이다. 이 자세는 어깨의 폄(신전) 움직임과 같기 때문에 이 동작을 통해 광배근과 삼두근 같은 어깨 신전에 관여하는 근육들이 크게 활성화된다. 당기는 운동을 할 때 이 동작이 제대로 이루어져야 등 근육을 정확하게 사용할 수 있다. 또한 밀기 운동인 푸쉬업을 할 때도 내리는 동작에서 어깨는 신전된 상태가 된다. 만약 어깨의 신전 가동 범위가 부족한 상태에서 로우와 같은 당기는 운동이나 푸쉬업을 하면, 제한된 어깨 움직임을 보상하기 위해 다른 관절의 움직임이 과도하게 사용되거나, 어깨에 불필요한 부하가 가해질 수 있다.

결국, 이 운동은 어깨 신전이 포함된 모든 운동의 '기초 작업'이라고 할 수 있다. 어깨 신전이 매끄럽게 이루어지면, 팔을 뒤로 젖히는 모든 운동 동작에서 관절에 무리를 주지 않으면서도 근육을 효과적으로 강화할 수 있도록 도와줄 것이다.

"푸쉬업할 때 가슴을 바닥 가까이 내리며 운동의 가동 범위를 늘리고 싶었지만, 그럴 때마다 목이 앞으로 나오고 허리가 과도하게 젖혀지면서 자세가 흐트러지곤 했습니다. 그런데 어깨 신전 운동을 꾸준히 한 후에는 푸쉬업 자세를 안정적으로 유지하면서도 가동 범위 깊게 내릴 수 있게 됐습니다."

Q **광배근과 삼두근에 힘이 들어간다는 느낌으로 운동해야 하나요?**

A 이 운동은 광배근과 삼두근을 사용하는 것이 맞지만, 동작 중에 억지로 근육에 힘을 주려고 할 필요는 없어요. 근육이 과도하게 수축된 상태에서는 오히려 움직임이 제한될 수 있으므로, 근육의 힘보다는 관절의 자연스러운 움직임에 집중하는 것이 중요합니다.

1 엎드린 자세에서 한쪽 손을 이마 아래에 가볍게 올린다.

2 운동할 쪽 팔은 몸통에서 약 20~30cm 정도 떨어지게 차렷 자세로 뻗고, 손등이 천장을 향하도록 한다.

3 손을 천천히 천장 쪽으로 들어올리며 견갑골이 척추 쪽으로 모이는 느낌을 의식한다.

4 팔을 천천히 내리고, 이 동작을 양팔 각각 10~15회 반복하며 3세트로 진행한다.

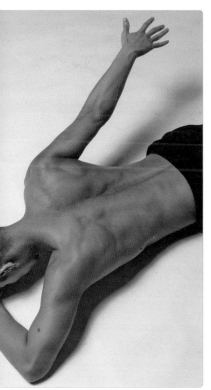

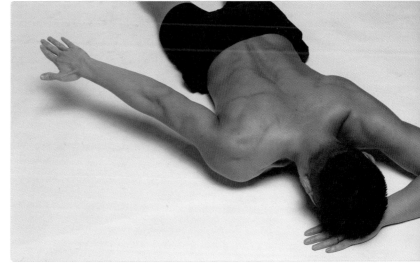

❶ 팔을 최대한 들어올렸을 때 겨드랑이 쪽 근육인 광배근에 힘이 들어오는 것을 느낀다.

❷ 다시 바닥으로 손을 내릴 때는 천천히 내린다.

❸ 강도를 높이기 위해서는 이마를 바닥에 대고 양팔을 동시에 들어올린다.

❶ 팔을 들어올릴 때 손목이 굽혀지지 않도록 신경 쓴다.

❷ 견갑골이 잘 모아지도록 한다.

❸ 어깨가 귀 방향으로 으쓱 올라가지 않도록 주의한다.

17 크랩 자세 한손 떼기(Crab Shoulder Tap)

이 자세는 마치 게가 여러 다리로 서 있는 모습과 같아 '크랩 자세'라고 한다. 크랩 자세는 어깨 신전을 활용한 닫힌 사슬 운동이다. 이 자세는 어깨를 신전한 상태로 체중을 지탱하기 때문에 어깨 신전을 만들어 내는 등 근육이 강하게 활성화된다. 뿐만 아니라, 다리로도 체중을 지탱하면서 하체 근육은 물론 상하체를 연결하는 몸통 근육까지 활성화한다.

정적으로 버티는 플랭크 운동처럼 크랩 자세로 버티는 것만으로도 등척성 운동의 효과를 얻을 수 있지만, 어깨와 몸통의 안정화 효과를 극대화하려면 자세를 유지한 상태에서 한 손씩 바닥에서 떼는 동작을 추가하면 된다.

어깨 안정화 근육을 훈련할 때는 단순히 근력을 키우는 데만 초점을 맞추는 것이 아니라, 어깨가 불안정한 상황에서도 안정성을 유지할 수 있는 환경을 만들어 실전적인 기능 강화를 함께 이루는 것이 중요하다.

"이전에는 팔을 뒤로 젖히거나 푸쉬업을 할 때 불편함이 있었는데 지금은 훨씬 수월하게 움직일 수 있게 됐어요. 처음에는 한 손을 뗄 때 중심을 잡기가 어려웠지만, 이제는 자세가 흔들리지 않고 양쪽 손을 번갈아가며 안정적으로 뗄 수 있어요."

Q 저는 엉덩이를 떼고 버티는 것조차 어렵습니다.

A 어떤 운동이든 자세를 유지하기 어려울 때는, 해당 운동과 유사한 자세로 강도를 낮추는 방법을 찾아보는 것이 중요합니다. 크랩 자세에서는 엉덩이를 바닥에서 떼지 않고 그대로 유시하는 것만으로도 강도를 낮추면서 비슷한 운동 효과를 얻을 수 있습니다. 이때도 어깨를 뒤로 젖혀 견갑골에 힘이 들어가도록 하고, 팔로 바닥을 눌러 지지하세요. 또한, 몸통을 곧게 세운 상태를 유지하며 몸통에도 힘이 들어올 수 있게 집중해 주세요. 이렇게 연습하면 팔에 힘이 길러지면서, 이후에는 엉덩이를 떼면서도 운동하실 수 있을 거예요.

1 바닥에 앉아 두 다리를 무릎을 굽힌 상태로 세우고, 발은 골반 너비로 벌려 발바닥을 바닥에 단단히 고정한다.

2 손바닥을 엉덩이 뒤쪽 바닥에 대고, 손가락은 바깥쪽을 향하게 한다. 손목에 불편함이 있다면 손가락 방향을 편안한 위치로 조정한다.

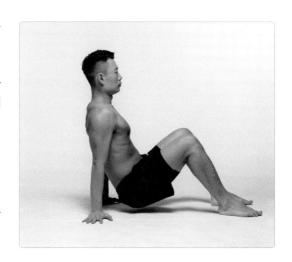

3 가슴을 활짝 펴고 등을 곧게 세우며, 견갑골을 살짝 모아 어깨를 안정시킨다.

4 팔과 다리에 힘을 주어 엉덩이를 바닥에서 들어올려 몸이 안정적으로 지지되도록 한다.

5 자세를 유지하면서 한 손을 떼어 반대쪽 어깨를 가볍게 터치한다.

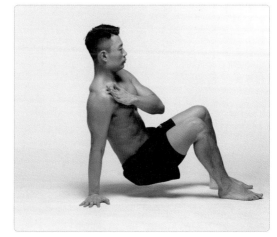

6 다시 제자리로 돌아온 뒤, 반대쪽 손을 떼어 반대쪽 어깨를 가볍게 터치한다.

7 이 동작을 좌우 번갈아가며 20회씩 반복하고, 총 3세트를 진행한다.

❶ 목이 길어지고, 어깨가 귀에서 멀어진다는 느낌으로 견갑골을 아래로 내린다.
❷ 견갑골을 뒤로 모아 등 근육 전체에 힘이 들어가도록 한다.
❸ 한 손을 어깨로 가져가기가 어렵다면 팔꿈치만 굽혀 손을 떼고, 다시 제자리로 돌아간다.

❶ 견갑골이 벌어지면서 등이 굽어지지 않도록 주의한다.
❷ 어깨뼈가 앞으로 돌출되지 않도록 신경 쓴다.
❸ 한 손을 뗄 때, 무게 중심이 과도하게 이동되지 않도록 다리에 힘을 준다.

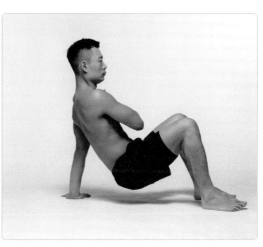

승모근의 명예 회복, 없애려 하지 말고 강화하라

여성 회원들에게 "오늘은 승모근 운동을 할 거예요."라고 말하면 대부분 놀라는 반응을 보이곤 한다. 많은 사람들에게 승모근은 '없어져야 할 근육'처럼 여겨지기 때문이다. 승모근이 부각되면 미적으로 보기 좋지 않다고 느끼거나, 승모근 통증 때문에 병원에서 보톡스를 맞거나, 승모근을 줄이는 방법을 찾는 사람들이 많다. 하지만 승모근은 신체 기능에서 매우 중요한 역할을 담당하므로, 무턱대고 보톡스를 맞거나 승모근을 지나치게 스트레칭하는 것은 바람직하지 않다.

사실 승모근은 우리가 흔히 생각하는 목 주변의 근육만을 의미하는 것이 아니다. '승모근'이라는 이름은 중세 시대 승려들이 쓰던 모자와 닮아서 붙여진 이름이다. 승모근은 상부, 중부, 하부로 나뉘어 등 전체에 걸쳐 있으며, 허리 부근까지 이어진다. 이 근육은 견갑골을 위로 올리거나, 모으거나, 아래로 내리는 등 다양한 견갑골 움직임에 관여한다.

따라서 승모근 기능이 저하된다는 것은 견갑골 움직임에 문제가 생겼음을 의미한다. 견갑골 기능 문제는 어깨 관절의 움직임을 제한하고 어깨 통증을 유발할 수 있다. 많은 사람들이 승모근이 너무 강해서 문제라고 생각하지만, 실제로는 승모근이 약해

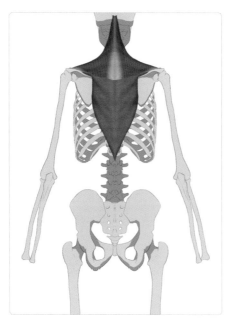

상부 승모근/중부 승모근/하부 승모근

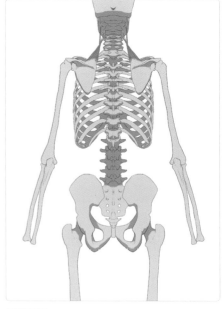

견갑거근

져 그로 인해 견갑거근이라는 작은 속근육을 과도하게 사용하게 되는 경우가 많다. 그래서 승모근 통증으로 여겼던 것이 사실은 견갑거근의 과사용으로 인한 통증인 경우가 흔하다.

승모근이 약하면 목 통증뿐만 아니라 어깨 관절의 움직임에도 악영향을 미칠 수 있다. 팔뼈가 움직일 때 견갑골이 유기적으로 잘 움직이려면, 견갑골을 조절하는 주요 근육인 승모근의 역할이 매우 중요하다. 승모근이 약하면 견갑골을 제대로 움직일 수 없게 되어 팔을 움직이는 기능이 저하될 뿐만 아니라, 그로 인해 부상과 통증이 발생할 가능성이 높아진다.

어깨 통증을 호소하며 찾아오는 사람들 중 대부분은 승모근의 긴장이 있지만, 동시에 승모근이 제대로 힘을 발휘하지 못하는 경우가 많다. 승모근이 견갑골을 잘 움직이게 해주는 기능만 회복되어도 어깨의 움직임이 개선되고 통증이 줄어드는 효과를 기대할 수 있다.

승모근의 기능이 제대로 발휘되면, 견갑골을 안정적으로 유지해 불필요한 긴장을 피할 수 있다. 많은 사람들이 상부 승모근에 과도한 긴장을 느끼는 이유 중 하나는 견갑골 조절 능력이 떨어지기 때문이다. 예를 들어, 견갑골을 모으려고 할 때 견갑골이 위로 올라가는 등, 원치 않는 움직임이 무의식적으로 나오는 것이다. 이로 인해 상부, 중부, 하부 승모근의 균형이 깨지게 된다. 다음 세 가지 운동은 견갑골의 움직임을 조절해, 승모근이 제 기능을 발휘할 수 있도록 돕는 운동들이다.

18 견갑골 올림과 내림(Scapular Elevation & Depression)

견갑골의 기능을 향상시키는 가장 기초적인 운동은 견갑골을 내가 원하는 방향대로 자유롭게 움직일 수 있도록 하는 것이다. 자신의 몸임에도 불구하고 의도한 대로 움직이지 못하는 경우가 많다. 이를 흔히 '조절되지 못한 움직임'이라고도 표현한다. 쉽게 말해 몸이 말을 듣지 않는 상태다. 관절을 원하는 방향대로 움직일 수 있다는 것은 신경계가 근육에 올바른 명령을 내리고 있다는 의미다.

견갑골을 어깨 쪽으로 가까워지게 하는 운동에 대해 일부는 '평소에도 어깨가 올라가서 걱정인데, 이 문제가 더 악화되는 것 아닌가?'라며 우려할 수 있다. 하지만 견갑골이 어깨 쪽으로 가까워진 자세는 견갑골 움직임의 기능이 좋지 않기 때문에 발생한다. 견갑골의 움직임을 제대로 만들어 낸다면, 어깨의 올바른 자세를 인지할 수 있게 되고, 결과적으로 견갑골이 바른 위치로 자리 잡게 된다.

- 견갑골을 위로 올릴 때 쓰이는 근육 : 상부 승모근, 견갑거근
- 견갑골을 아래로 내릴 때 쓰이는 근육 : 하부 승모근, 광배근

"평소 저도 모르게 어깨가 위로 올라가 있는 경우가 많아서, 주변 사람들이 어깨 좀 내리라고 누를 때가 있었어요. 이 운동을 하고 나서부터는 제 어깨가 어떤 자세로 있는지 스스로 인지할 수 있게 되었고, 덕분에 평소에도 자연스럽게 바른 자세를 유지하게 되는 것 같아요."

Q 이 운동을 할 때 어깨가 뭉치는 느낌이 들어요.
계속 해도 될까요?

A 먼저, 견갑골을 올리거나 내릴 때 속도가 너무 빠르지 않은지 확인해 보세요. 움직임 속도가 빠르다면, 이는 동작 조절이 잘되지 않고 있다는 것을 의미합니다. 이로 인해 어깨 주변 근육이 불필요하게 긴장될 수 있습니다. 효율적인 움직임이란 적은 힘으로도 정확한 동작을 만들어 내어 에너지 낭비를 최소화하는 것입니다.

1 팔에 힘을 완전히 빼고, 양쪽 어깨를 천천히 귀와 가까워지도록 끌어올린다.

2 다시 귀와 어깨가 멀어진다는 느낌으로 견갑골을 천천히 아래로 끌어내린다.

3 이 동작을 15회 반복하며, 3세트로 진행한다.

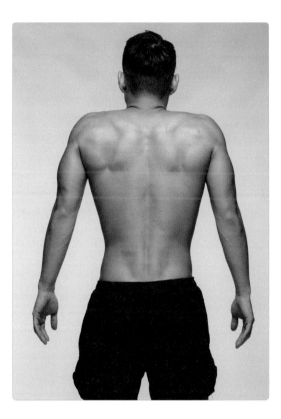
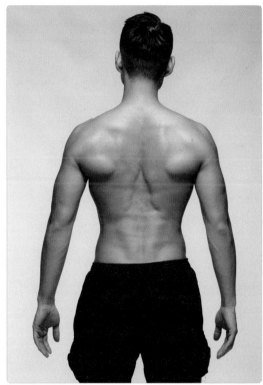

1 견갑골의 최대 가동 범위를 활용하며, 천천히 움직임을 조절하면서 동작을 수행한다.
2 양쪽 움직임에 차이가 있다면 한쪽씩 따로 진행한다.
3 견갑골을 올릴 때는 어깨와 귀가 가까워진다는 느낌으로, 견갑골을 내릴 때는 어깨와 귀가 멀어진다고 상상하며 동작을 수행한다.

1 목이 앞으로 나오지 않도록 주의한다.
2 한쪽으로 목이 굽혀지지 않도록 주의한다.

19 견갑골 벌림과 모음(Scapular Protraction & Retraction)

많은 사람들이 견갑골을 모으는 것의 중요성은 잘 알고 있지만, 견갑골을 벌리는 것의 중요성에 대해서는 잘 알지 못한다. 일부는 견갑골이 벌어지는 모습이 마치 굽은 등이나 굽은 어깨처럼 보여 이 동작이 좋지 않다고 생각하기도 한다. 하지만 견갑골을 벌리는 움직임은 팔을 들어올리거나 미는 동작을 할 때 꼭 필요한 요소다.

예를 들어, 문을 밀어낼 때 팔이 앞으로 뻗어진다. 이때 견갑골은 자연스럽게 척추에서 멀어지며 벌어지는 움직임이 나온다. 견갑골을 고정한 채로 팔을 움직이면 오히려 어깨 관절에 부담을 줄 수 있다.

견갑골을 후인하강(뒤로 모으고 아래로 내리는 동작)하는 것이 견갑골을 안정화하는 방법이라고 알려져 있다. 반은 맞고 반은 틀리다. 견갑골을 뒤로 모으고 어깨를 내리는 것은 어깨 안정에 중요한 역할을 하지만, 팔이 움직이는 동안에는 견갑골이 고정되어 있어서는 안 된다. 팔이 올라갈 때는 견갑골도 올라가고, 벌어지면서 팔뼈와 견갑골의 움직임이 협력하게 된다.

견갑골 안정화의 핵심은 견갑골의 움직임이 잘 조절되는지 여부다. 견갑골의 움직임이 잘 조절된다는 것은 팔과 견갑골이 조화롭게 리듬을 맞춰 움직이고, 견갑골 주변의 근육들이 상호작용하는 것을 의미한다. 견갑골을 벌리고 모으는 동작은 서로 상반되는 듯하지만, 실제로는 이 두 움직임이 균형 있게 상호작용해야만 올바른 어깨 움직임을 만들어낼 수 있다.

"견갑골 벌림과 모음을 연습하고 난 뒤 견갑골이 모아지고 벌려지는 게 운동하면서 훨씬 잘 느껴져요. 미는 운동과 당기는 운동을 할 때 견갑골이 쓰이는 게 인지가 잘 되니까 근육도 더욱 잘 쓰고 있는 느낌이에요."

Q **견갑골이 완전히 서로 닿아야 하나요?
저는 견갑골을 모을 때 서로 맞닿지 않아요.**

A 전혀 걱정할 필요 없습니다. 견갑골이 완전히 맞닿는 것은 오히려 비정상적인 상태입니다. 견갑골은 구조적으로 서로 닿을 정도로 가까워지지도 않고, 해부학적 구조와 유연성에 따라 움직임의 범위는 개인마다 다를 수 있습니다. 자신이 움직일 수 있는 최대 범위 내에서 견갑골을 부드럽게 모으는 것입니다.

1 팔에 힘을 완전히 빼고 천천히 양쪽 견갑골을 서로 모은다.

3 이 동작을 15회 반복하며 3세트 진행한다.

2 천천히 견갑골을 제자리로 되돌리며, 견갑골이 서로 멀어지도록 벌린다.

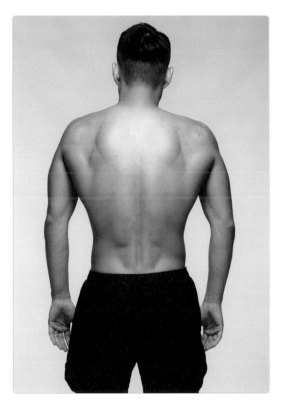

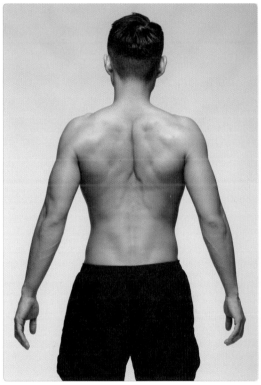

① 견갑골이 벌어질 때는 견갑골이 척추와 멀어진다는 느낌으로, 모아질 때는 견갑골이 척추 쪽으로 가까워진다는 생각으로 동작을 수행한다.

② 견갑골의 최대 가동 범위를 활용하면서 천천히 움직임을 조절하며 동작을 수행한다.

③ 양쪽 움직임에 차이가 있다면 한쪽씩 따로 진행한다.

① 견갑골이 벌어질 때는 등이 굽지 않도록 주의한다.

② 견갑골이 모아질 때는 허리가 젖혀지지 않도록 주의한다.

20 견갑골 돌리기(Scapular Circle)

견갑골의 전체 움직임을 종합해 다양한 방향으로 구석구석 움직여 주는 운동을 할 차례다. 마치 충치를 예방하기 위해 양치질을 구석구석 하는 것처럼, 견갑골도 그동안 사용하지 않아 굳어 있던 부분들을 움직이며 근육의 기능과 움직임이 퇴화하지 않도록 하는 것이다.

올림과 내림, 모음과 벌림의 동작을 하나로 연결하면 어깨를 돌리는 동작이 된다. 많은 사람들이 어깨 준비 운동으로 어깨를 돌리는 동작을 해왔겠지만, 자신의 최대 가동 범위에서 움직이지는 않았을 가능성이 크다.

각각의 견갑골 움직임을 최대한 만들어내며 그동안 가지 못했던 견갑골의 움직임 범위를 확장해야 한다. 이를 통해 어깨의 움직임이 부드러워지고 편안해지는 것을 느낄 수 있다.

"본 운동 전에 준비 운동할 시간이 넉넉하지 않을 때, 저는 견갑골 돌리기만 하곤 합니다. 견갑골 돌리기는 견갑골의 다양한 움직임을 모두 포함하고 있어 한 세트만 해도 어깨 근육이 충분히 풀리며, 어깨가 부드러워지는 것을 느낄 수 있습니다."

Q 견갑골 돌리기도 난이도를 더 올려서
할 수 있는 방법이 있나요?

A 네, 견갑골 돌리기도 무게 저항을 활용해 운동 강도를 높일 수 있어요. 양손에 덤벨을 들고 동작을 수행하거나, 네발기기 자세에서 체중 부하를 가볍게 준 상태로 견갑골을 돌려주시면 난이도를 높일 수 있습니다.

1 팔에 힘을 완전히 빼고 견갑골을 위로 들어올린다.

2 견갑골을 위로 올린 상태에서 뒤로 모은다.

3 견갑골을 뒤로 모은 상태에서 아래로 내린다.

4 견갑골을 아래로 내린 상태에서 앞으로 내민다.

5 이 동작을 10회 반복한 후, 반대 방향으로도 10회 반복하며 3세트 진행한다.

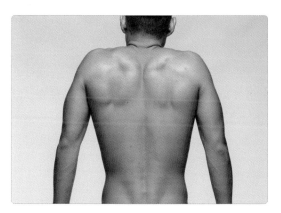

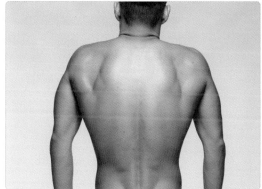

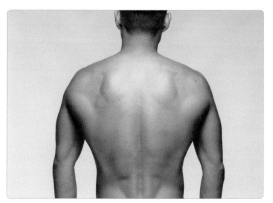

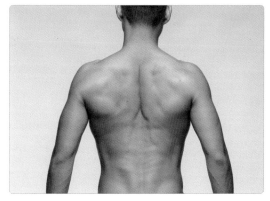

❶ 강도를 높이기 위해, 앞으로 나란히 한 자세에서 견갑골을 움직인다.

❷ 움직임에 대한 인지가 부족할 경우, 거울을 보거나 촬영하여 자신의 움직임을 체크한다.

❶ 견갑골이 아닌 다른 관절이 보상 작용을 하지 않도록 신경 쓴다.

❷ 네 가지 견갑골의 움직임을 한 번에 훈련하기 어렵다면, 각각의 움직임을 먼저 따로 훈련한 후에 이 운동을 진행한다.

척추

척추를 하나로 생각하면 척추의 기능을 살릴 수 없다

우리 신체의 뼈들이 어떻게 연결되어 있는지만 살펴봐도 척추가 얼마나 대단한 구조물인지 한눈에 알 수 있다. 척추는 위로는 머리, 좌우로는 팔, 아래로는 골반과 다리뼈, 앞으로는 갈비뼈와 직접적 혹은 간접적으로 연결되어 있다. 이처럼 척추는 신체의 중심에서 고속도로의 분기점과 같은 역할을 하며, 다양한 방향으로 신체의 움직임을 조율한다.

척추를 길다란 하나의 구조물로만 이해한다면, 우리가 척추의 움직임을 상상하며 운동할 때도 머릿속에서 척추의 복잡한 구조와 기능을 단순화해 생각하게 된다. 이로 인해 척추를 구성하는 33개의 개별 뼈들과 그 사이의 섬세한 움직임을 제대로 재현하는 것이 어려워질 수 있다. 척추의 구조와 기능을 이해하고 나면, 몸을 느끼는 방식이 이전과는 완전히 달라질 것이다.

척추는 우리 몸의 기둥이자 중심을 지탱하는 중요한 구조물이다. 마치 건물의 중심 기둥이 건물을 안정적으로 지탱하듯, 척추도 33개의 척추뼈가 차곡차곡 쌓여 몸 전체의 안정성을 유지해 준다.

목뼈인 경추는 7개의 뼈로 머리를 지지하고 목을 움직이는 역할을 한다. 등뼈인 흉추는 12개의 뼈로 이루어져 갈비뼈와 연결되어 상체의 모든 움직임에 관여한다. 허리뼈인 요추는 5개의 뼈로 구성되어 있으며, 척추 중 가장 문제가 많은 부위이기도 하다. 그 아래 천추와 미추(꼬리뼈)까지 포함해 총 33개의 뼈가 된다.

외우기 쉽게 7시에 아침, 12시에 점심, 5시에 이른 저녁을 먹는 시간으로 기억하면 각 척추의 개수를 쉽게 외울 수 있다.

척추는 굽히고, 펴고, 옆으로 굽히고, 회전하는 움직임을 만든다. 하지만 이런 단순한 움직임으로 척추를 설명하기에는 부족하다. 척추는 33개의 뼈로 이루어져 있어 움직임의 경우의 수가 매우 많다.

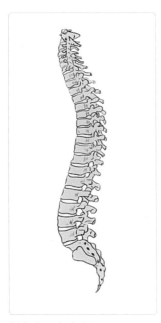

척추와 주변 관절들

척추의 움직임을 담당하는 근육들도 다양하다. 예를 들어, 척추기립근은 하나의 근육이라고 생각할 수 있지만, 실제로는 머리부터 골반까지 척추를 세워주는 여러 근육들이 모여 있는 구조다. 이 근육들은 깊숙한 곳부터 얕은 곳까지 층을 이루며 척추를 지지하고 움직인다.

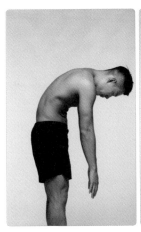
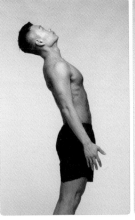
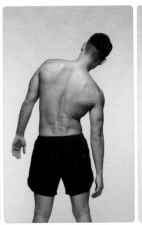
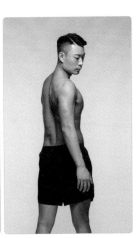

| 척추의 굽힘 | 척추의 폄 | 척추의 측면 굽힘 | 척추의 회전 |

또한, 척추에 직접적으로 붙어 있지 않더라도 갈비뼈와 연결된 복부 근육들도 척추를 움직이는 데 중요한 역할을 한다.

척추는 뇌에서 나오는 중추 신경을 보호하고, 말초 신경을 통해 팔다리로 신호를 전달하는 통로이기도 하다. 이처럼 척추는 목, 어깨, 하체를 연결하는 중심적인 역할을 한다. 따라서 척추가 무너지면 전신의 기능에도 문제가 생기게 된다.

일상 생활과 스포츠에서도 척추는 중요한 역할을 한다. 예를 들어, 우리는 일어서

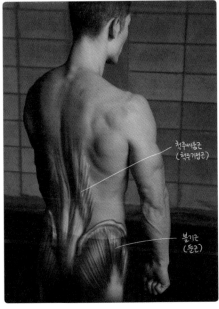
척추를 바로 세워주는 척추기립근

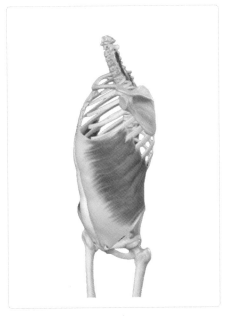
척추의 회전을 돕는 외복사근

서 걷거나 달리기를 할 때 척추가 중심을 잡아주지 않으면 자세가 무너지고, 효율적인 움직임이 어렵다. 마치 자동차의 차체가 튼튼해야 바퀴가 제대로 굴러가는 것처럼, 척추가 바르게 서 있어야 팔다리도 잘 움직일 수 있다.

흉추 건강이 곧 전신의 건강이다

회원 중 숨이 종종 턱턱 막히고 두통에 시달리면서 손도 저리는 증상이 있는 회원이 있었다. 병원도 많이 다녀봤지만, 정확한 원인을 찾지 못하다가 유튜브에서 스트레칭 영상을 찾던 중 내가 올린 흉추 가동성 운동 영상을 발견했다고 한다. 그리고 그 영상 속 운동을 따라 한 뒤로 가슴이 확 열린 느낌이 들고, 숨이 잘 쉬어지면서 그동안 있었던 증상들이 사라졌다며, 나를 찾아온 배경을 설명해 주었다.

종종 기능성 운동은 내가 의도한 방향이 아니더라도, 때로는 예상치 못한 좋은 효과를 가져올 때가 많다. 우리의 움직임은 우리가 생각하는 것보다 더 많은 변화를 만들어 내기 때문이다. 이 회원이 흉추 움직임을 통해 여러 증상이 개선된 것은 흉추가 우리 신체에서 담당하는 중요한 역할을 이해한다면 전혀 놀라운 일이 아니다.

코어의 사전적 의미는 '중심'이다. 전신의 관점에서 코어는 갈비뼈 아래부터 엉덩이까지의 영역을 의미하지만, 척추의 관점에서는 흉추가 중심 역할을 한다. 흉추는 갈비뼈와 직접 연결되어 있어 갈비뼈의 움직임이 곧 흉추의 움직임으로 이어진다.

흉추의 움직임은 어깨 기능에도 핵심적인 역할을 한다. 갈비뼈는 어깨 관절의 중요한 뼈인 견갑골과 연결되어 있어 흉추와 어깨 움직임이 밀접하게 연관되어 있다. 어깨 충돌 증후군의 주요 원인과 해결법으로 언급한 견갑골의 전방경사(앞으로 기울어짐)와 후방경사(뒤로 기울어짐)는 흉추의 굽힘(굴곡)과 폄(신전) 움직임에 영향을 받는다. 등이 굽은 상태에서 팔을 들어올리면 견갑골이 전방경사 되면서 어깨 전면에 압박감이나 통증이 생기지만, 흉추를 세워서 팔을 올리면 견갑골이 후방경사 되어 팔의 움직임이 훨씬 자유로워진다.

흉추는 목의 움직임과도 밀접한 관련이 있다. 연구에 따르면 목을 굽힐 때 흉추가 33% 관여하고, 목을 회전할 때는 21%가 관여한다. 이는 흉추의 움직임을 개선하면

목의 움직임도 함께 개선될 수 있다는 것을 보여준다.

흉추는 호흡에도 중요한 영향을 미친다. 갈비뼈 안에는 폐와 심장이 위치해 있어 흉추가 구부정한 자세일 때 갈비뼈 내부 공간이 좁아져 폐와 심장을 압박할 수 있다. 굽은 자세는 호흡과 혈액 순환에 부정적인 영향을 줄 수 있음을 의미한다. 흉추를 바로 세우면 갈비뼈의 공간이 넓어지고, 횡격막의 움직임이 원활해져 공기가 폐로 더 잘 들어오게 된다. 흉추의 움직임을 개선하려면 다양한 흉추 운동이 필요하다. 흉추는 여러 개의 척추뼈로 구성되어 있어 많은 움직임을 만들어 낼 수 있다. 특히 흉추 회전 운동은 흉추 주변 근육을 효과적으로 자극할 수 있는 좋은 방법이다. 흉추 회전 능력이 향상되면 흉추를 바로 세우는 능력도 함께 향상될 수 있다.

전신 운동으로 흉추를 활성화하는 세 가지 운동

이번에 배워 볼 세 가지 흉추 회전 운동은 다양한 측면에서 신체를 기능적으로 강화하는 효과적인 방법이다. 파트 1의 수요일 프로그램에서 배웠던 흉추 회전 운동은 여러 포지션에서 흉추의 움직임을 발달시켰지만, 비교적 상체만을 사용하고 하체는 크게 활용하지 않은 운동이었다. 하지만 일상 생활과 스포츠와 같은 실전에서 흉추를 사용하는 대부분의 상황에서는 하체가 언제나 함께 사용된다. 만약 흉추를 움직일 때 하체의 안정성이 떨어진다면, 흉추는 불안정한 하체로 인해 제대로 움직이지 못할 것이다.

몸통의 회전을 요구하는 여러 스포츠에서는 하체 근력이 잘 발휘되면서 흉추의 가동성이 뒷받침되어야 제대로 된 퍼포먼스를 발휘할 수 있을 뿐만 아니라, 부상을 예방할 수 있다. 흉추 가동성이 아무리 좋아도 하체의 안정성이 없다면 흉추의 움직임은 실전에서 무용지물이다. 이번에 배우게 될 세 가지 운동은 스쿼트, 런지, 데드리프트 (힙 힌지) 포지션에서 흉추의 움직임을 훈련하는 것이다. 이 세 가지 동작은 기능적 움직임에서 대표적인 자세로 꼽힌다.

각 동작의 주의사항을 지키며 흉추 회전 움직임을 익히면, 흉추뿐만 아니라 전신의 기능까지 향상시키는 올인원 운동이 될 것이다.

21 스쿼트 흉추 회전(Squat Thoracic Rotation)

스쿼트는 대표적인 하체 운동이지만, 흉추를 제대로 펼 수 있어야만 더욱 올바른 스쿼트 자세를 만들 수 있다. 특히 헬스장에서 바벨을 어깨 뒤에 얹고 하는 바벨 스쿼트는 등이 굽게 되면 무게 부하가 허리로 전해지기 때문에 흉추의 유연성은 하체 운동을 할 때도 필수적이다.

스쿼트 자세에서 무릎이 안으로 모아지지 않고 다리를 벌린 만큼 바깥쪽으로 무릎이 벌어질 때 내전 근이 늘어나며 힘을 발휘한다. 내전근은 근막을 통해 반대편에 있는 외복사근과 연결되어 일상과 스포츠에서 기능적인 움직임들을 만들어 낸다. 스쿼트를 하면서 흉추 회전을 동시에 한다는 것은 이러한 근막의 연결성을 강화시켜 준다.

또한 팔을 사선으로 들어올리면서 흉추의 신전과 견갑골의 후방경사가 동시에 작용되면서 흉추의 움직임은 물론 어깨 관절의 움직임까지 좋아지게 만든다. 이 한 동작으로 고관절, 흉추, 어깨 관절을 모두 타깃할 수 있다고 생각한다면, 준비 운동할 시간이 없을 때 전신을 활용한 흉추 가동성 운동이 답이라고 하는 것도 과언이 아니다.

"헬스장에서 바벨 스쿼트를 할 때 어깨가 항상 아팠습니다. 그런데 스쿼트하기 전 스쿼트 흉추 회전을 준비 운동으로 한 뒤부터 흉추와 어깨 유연성이 좋아지면서 바벨을 잡을 때 어깨 통증이 사라졌습니다."

Q 저는 팔이 얼굴 선상까지도 올라가지 않아요.

A 스쿼트 자세를 하면 골반이 고정되면서 허리 움직임이 최소화되고, 어깨 움직임에서 보상적 움직임도 줄어들기 때문에 팔을 들어올리는 것이 더 어려워질 수 있습니다. 또한 흉추를 펴는 것에 제한이 있으면 팔을 들어올리기 더욱 어려울 수 있습니다. 이럴 때는 너무 깊게 스쿼트하지 말고, 살짝만 앉은 상태에서 운동하시거나 의자에 살짝 걸터앉아 다리만 벌린 뒤 운동을 해도 괜찮습니다.

1 하체에 긴장감을 유지하며 스쿼트 자세로 앉는다.

2 양쪽 팔꿈치로 허벅지 안쪽을 밀어내면서, 무릎이 두 번째와 세 번째 발가락 방향으로 벌어지도록 한다.

3 몸통을 회전시키며 한 손을 천장 방향으로 뻗는다.

4 이때 무릎은 계속 바깥쪽으로 힘을 주고, 허벅지 안쪽 근육이 스트레칭되는 것을 느낀다.

5 천천히 제자리로 돌아와 반대쪽도 동일하게 실시한다.

6 10회씩 3세트 진행한다.

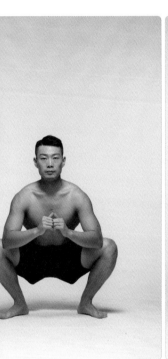
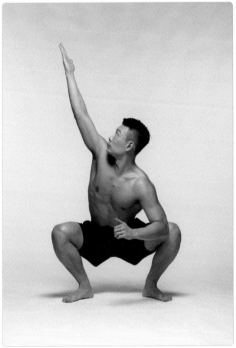
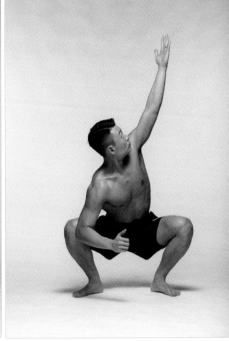

1 가슴을 활짝 펴며 팔꿈치를 최대한 곧게 펴준다.
2 어깨를 최대한 굴곡시켜 견갑골 안쪽 근육이 작용하는 것을 느낀다.
3 스쿼트 자세로 깊게 앉기 어려우면 가동 범위를 줄여서 앉는다.

1 무릎이 발 안쪽으로 들어오지 않도록 주의한다.
2 등이 굽지 않도록 주의한다.

22 런지 흉추 회전(Lunge Thoracic Rotation)

런지 자세는 스쿼트와 함께 대표적인 하체 운동이다. 스쿼트와 런지의 조합은 다리를 좌우로 벌리고, 앞뒤로 벌린다는 측면에서 서로 다른 방향과 면을 사용하기 때문에 좋은 하체 프로그램이 될 수 있다. 스쿼트에서 허벅지 안쪽과 몸통 근육의 연결을 강조했다면, 런지에서의 흉추 회전 운동은 허벅지 앞쪽부터 골반 전면, 몸통 근육을 지나는 근막의 연결성을 강화한다.

이러한 연결성으로 인해 허벅지 앞쪽 근육의 긴장이 있으면 흉추의 움직임이 제한될 수 있다. 흉추 움직임의 근본적인 문제를 해결하기 위해서는 이러한 전신의 연결성을 고려해서 운동해 주는 것이 필요하다. 특히 런지 자세는 스포츠 환경에서 자주 쓰이게 되는 동작이기 때문에 이 동작과 함께 흉추를 발달시키는 것은 실전 기능을 발달시키는 것과 같다.

"저는 양쪽 다리 길이에 차이가 있었어요. 정확히 무엇이 원인인지는 모르겠지만, 이 전신 흉추 회전 운동을 한 후 골반 높이가 똑바로 맞춰졌어요."

Q 어떻게 흉추 회전 운동을 통해 다리 길이 차이와 골반의 좌우 높이가 똑바로 맞춰진 걸까요?

A 우선, 다리 길이 차이가 실제 뼈의 길이에서 비롯된 것이 아니라면, 이는 여러 관절의 불균형으로 인해 발생했을 가능성이 있습니다. 골반의 불균형은 하체 근육의 긴장도나 복부 근육의 긴장도에 따라 영향을 받을 수 있습니다. 하체를 활용한 흉추 회전 운동은 골반을 중심으로 하체와 상체의 모든 근육의 긴장을 완화하고, 신체 정렬을 바르게 만드는 데 효과적인 운동입니다. 이러한 이유로 다리 길이 차이와 골반의 불균형이 개선되는 효과를 본 것 같습니다.

1 런지 자세를 취한 후, 뒷발을 한 발 정도 더 뒤에 위치시킨다.

2 뒷다리의 무릎을 펴서 허벅지에 긴장감을 유지한다.

3 양손을 앞으로 나란히 하여 손바닥을 마주한 뒤, 천천히 몸통을 돌리며 팔을 뒤로 뻗는다.

4 최대한 몸통을 회전시키고 팔을 수평으로 벌린 후, 천천히 제자리로 돌아온다.

5 한쪽당 10~15회씩, 3세트 운동한다.

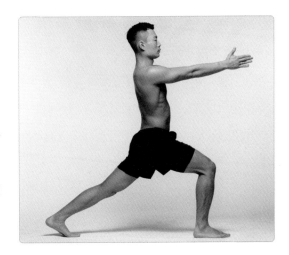

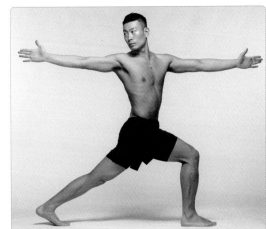

❶ 하체 근육에 긴장감을 계속 유지한다.
❷ 균형 잡기가 어렵다면, 시선을 정면에 고정한 상태로 몸통을 돌린다.
❸ 최대한 몸통을 회전하고 팔을 돌렸을 때, 견갑골 안쪽 근육에 힘이 들어오는 것을 느낀다.

❶ 몸통을 돌릴 때 무릎이 바깥쪽으로 벌어지지 않도록 주의한다.
❷ 몸통을 회전하기 전에 팔부터 돌리지 않도록 한다.
❸ 몸통을 회전할 때 앞쪽 무릎이 펴지지 않도록 하며, 무릎은 발목 선상과 일직선을 유지한다.

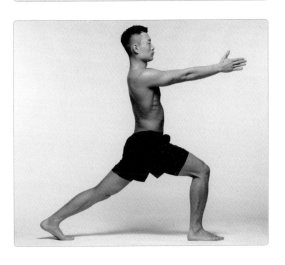

23 힙 힌지 흉추 회전(Hip Hinge Thoracic Rotation)

발이 바닥에 고정된 상태에서 고관절을 굽히는 힙 힌지 동작은 바닥에서 물건을 들어올리는 상황에서 유용하다. 하지만 골프, 야구와 같이 힙 힌지 자세와 함께 몸통을 회전하는 동작에서는 단순히 고관절의 움직임만으로는 좋은 퍼포먼스를 낼 수 없을 뿐 아니라, 부상을 예방하기에도 역부족이다.

고관절을 굽히는 동작은 허리를 보호해 주는 역할도 하지만, 고관절을 굽힌 다음 다시 펴는 과정에서 발이 지면을 밀어 전달되는 힘이 하체를 통해 상체로 전달될 수 있는 기반을 만들어 준다. 골프와 야구의 스윙 동작에서는 이러한 원리를 통해 스윙의 힘을 증가시킨다. 하지만 다리의 힘은 좋은데 몸통의 움직임이 부족하다면 하체의 힘은 상체로 제대로 전달될 수 없기 때문에 결과적으로는 목표한 움직임의 힘이 좋을 수 없다.

골프 비거리가 안 나와서 고민이라는 사람들의 이야기를 들어 보면, 자신이 하체는 좋은데 비거리가 안 나온다고 한탄한다. 알고 보면 하체가 좋다는 것이 스쿼트를 무거운 무게로 할 수 있다는 것을 말하는 것이다. 스쿼트는 하체를 발달시켜 주지만 하체에서 몸통을 회전하는 움직임을 좋게 만드는 운동은 아니다. 하체 힘이 100인데 상체의 능력이 10이면 하체의 힘을 10%밖에 쓰지 못하는 것이다. 하지만 하체의 힘이 20인데 상체의 능력이 20이면 100%를 쓰는 것이니 하체의 힘이 훨씬 좋은 사람보다도 더 좋은 힘을 발휘할 수 있는 것이다. 이러한 이유로 단순히 특정 동작의 힘만 발달시키는 운동은 자신이 하고 있는 운동에 큰 도움이 되지 않을 수 있다.

"스윙할 때 스웨이 때문에 스트레스를 받았는데, 힙 힌지 흉추 회전을 통해 하체를 안정적으로 고정하고 흉추 회전 능력을 강화하면서 스웨이가 개선되었습니다."

Q 저는 허벅지 뒤쪽이 당겨요.

A 힙 힌지 자세는 고관절이 접히는 자세로, 이때 허벅지 뒤쪽 근육(햄스트링)이 신장된 상태에서 힘을 발휘하게 됩니다. 또한, 햄스트링은 무게 중심이 앞으로 쏠린 상태에서 자세를 안정적으로 유지하기 위해 수축하므로 허벅지 뒤쪽에 힘이 들어가고 당기는 느낌이 드는 것은 정상적인 현상입니다. 특히 유연성이 부족한 경우, 이러한 당김이 더 강하게 느껴질 수 있습니다. 하지만 이 운동을 통해 허벅지 뒤쪽의 유연성과 근력이 점차 강화되니 너무 걱정하지 마시고 꾸준히 진행해 보세요!

1 힙 힌지 자세를 취한다.

2 양손을 아래로 뻗어 손바닥을 마주하게 한다.

3 몸통을 회전시키며 한쪽 팔을 최대한 천장 쪽으로 벌린다.

4 천천히 제자리로 돌아온다.

5 한쪽당 10회씩 3세트를 진행한다.

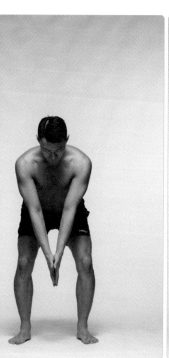
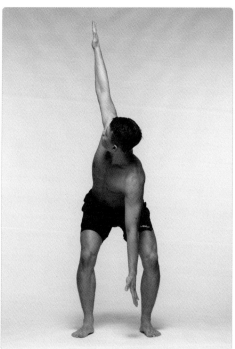
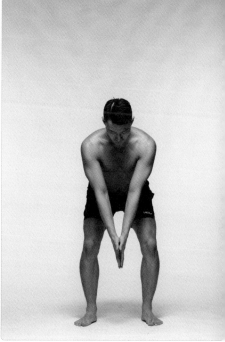

❶ 힙 힌지 자세에서 무게 중심을 발 앞쪽에 두어 허벅지 뒤쪽
에 긴장감을 준다.

❷ 몸통을 회전하고 팔을 돌릴 때, 견갑골의 움직임이 먼저 이
루어지도록 한다.

❸ 어깨 유연성이 부족해 동작이 부담된다면, 머리 뒤에 손을
대고 진행한다.

❶ 힙 힌지 자세에서 무릎이 안으로 모이지 않도록 주의한다.

❷ 몸통을 회전할 때 팔을 먼저 돌리지 않는다.

❸ 엉덩이가 옆으로 빠지지 않도록 한다.

허리를 고정한다고 허리 통증이 해결되지 않는다

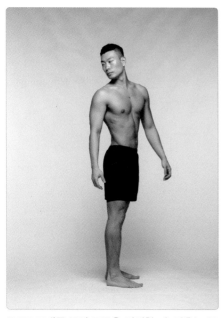

120도 고개를 돌려 몸통을 회전할 때, 경추는 80도, 흉추는 35도 회전하지만, 요추는 5도 정도만 회전에 관여한다.

허리의 만성적인 통증이 있는 회원을 운동시키기 전, 가장 먼저 해야 하는 일은 허리 움직임에 대한 과도한 두려움을 없애주는 것이다. 설득 아닌 설득을 통해 움직이기 전부터 '이렇게 하면 허리가 아플 거야'라는 생각이 들지 않도록 해야만 주어진 운동에 대해서도 긍정적인 마음으로, 더 좋은 움직임으로 운동할 수 있게 된다.

많은 사람들이 허리를 안정화한다는 것을 허리를 고정하고 움직임을 제한하는 것이라고 오해한다. 고개를 돌려 몸을 돌릴 때 경추, 흉추, 요추가 얼마만큼의 각도로 움직였는지에 관한 연구를 보면, 얼굴 정면을 기준으로 120도 고개를 돌려 몸통을 회전할 때 경추가 80도, 흉추가 35도의 회전을 담당하지만 요추는 5도만 회전한다.

이 결과는 요추가 큰 회전을 담당하는 관절이 아님을

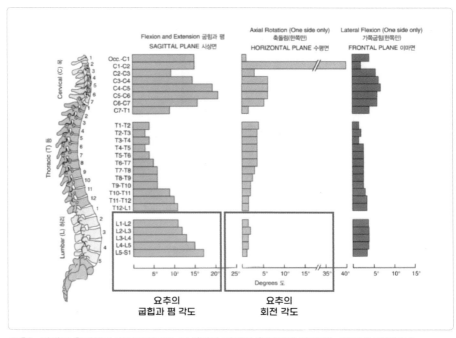

요추는 회전의 움직임이 제한적이지만, 굽혀짐과 펴짐의 움직임에 있어서는 비교적 자유롭다.

보여준다. 실제로 요추의 회전은 매우 제한적이기 때문에 허리에 가장 무리가 가는 자세 중 하나가 비트는 동작이다. 흉추의 회전이 원활하지 않으면, 부족한 회전을 보완하기 위해 요추가 과도하게 움직이게 되고, 이는 허리 통증과 부상의 원인이 될 수 있다.

요추의 회전 움직임과는 반대로, 요추는 굽힘과 폄의 움직임에는 비교적 자유롭다. 이는 요추가 단순히 고정되어야 하는 구조물이 아니라는 것을 의미한다. 흔히 '허리는 무조건 굽히면 안 된다'는 상식이 있지만, 실제로는 요추도 굽히고 펴는 움직임에 참여할 수 있는 능력을 갖추고 있다.

인간의 모든 움직임에서 척추는 중요한 역할을 한다. 팔다리가 없는 사람이 척추를 움직이며 걷는 모습을 보면, 척추가 얼마나 역동적으로 움직이는지 알 수 있다. 따라서 척추 기능성 운동은 단순히 척추를 고정하는 것이 아니라, 더 다양한 움직임을 만들어 낼 수 있는 운동들로 구성되어야 한다.

사지가 있는 사람도 골반과 척추의 움직임은 모든 움직임에 근간이 된다.

그동안 척추를 건강하게 유지하기 위한 방법으로 플랭크와 같은 운동이 널리 소개되어 왔다. 플랭크는 척추의 중립 자세를 유지하며 몸통 주변의 근육들을 활성화해 주지만, 스포츠나 일상 생활에서 더 큰 움직임을 요구하는 상황과는 다소 괴리가 있다. 다시 한 번 강조하자면, 요추는 완전히 고정되어야 하는 각목과 같은 구조물이 아니라, 굽힘과 폄과 같은 움직임을 충분히 수행할 수 있는 관절이다. 일상 생활과 스포츠 활동에서 요추를 전혀 움직이지 않고 생활하는 것은 불가능하다.

허리 안정화의 핵심은 허리를 완전히 고정시키는 것이 아니라, 다양한 움직임에서 허리가 올바르게 움직일 수 있도록 하는 것이다.

골반과 허리의 관계는 배와 돛대의 관계와 유사하다. 파도에 의해 배가 흔들리면 돛대도 함께 움직이는 것처럼, 골반의 움직임은 요추의 움직임과 밀접하게 연결된다. 따라서 골반을 잘 움직이는 훈련은 요추의 움직임을 조절하는 능력을 향상시킨다. 많은 사람들이 자신의 골반 움직

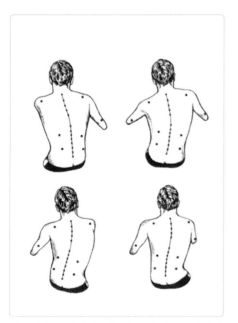

사지가 없는 사람이 걸을 때, 척추의 역동적인 움직임

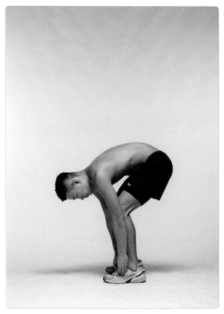

신발끈을 묶는 자세에서의 요추 굽힘

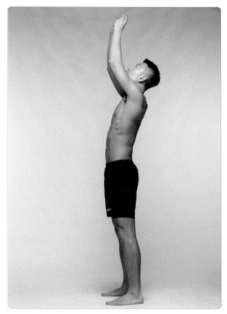

형광등을 교체하는 자세에서의 요추 폄

임을 제대로 조절하지 못하는데, 조절되지 못하는 움직임은 근육들의 불필요한 긴장을 유발하고, 결국 관절에도 악영향을 주게 된다.

다음에 소개할 골반 움직임을 향상시키는 운동들은 허리 주변 근육들이 다양한 움직임 상황에 적응하도록 도와준다. 이러한 운동은 허리의 만성적인 통증을 개선하고 부상을 예방하는 데에도 도움이 될 것이다.

골반 움직임이 허리 건강을 지킨다, 세 가지 골반 필수 운동

허리 통증이 있는 회원들의 골반 움직임을 평가해 보면, 대체로 골반의 움직임에 대한 인지가 부족하고, 움직임을 만들어 내는 것도 어려워한다. 골반은 허리랑 어떤 연관성이 있는 걸까?

골반은 허리뼈와 다리뼈에 연결되어 있어, 골반의 움직임은 곧 다리와 허리의 움직임이라고 볼 수 있다. 골반을 잘 조절하여 움직인다는 것은 골반 위에 위치한 요추의 움직임을 잘 조절하는 것과도 같다. 잘 조절된 움직임은 근육을 불필요하게 긴장시키지 않으며, 허리 주변 조직들의 피로도 예방해 준다. 통증의 원인이 골반을 제대로 움직이지 못해서든, 또는 통증 때문에 골반이 잘 움직이지 않아서든 골반의 움직임을 개선해야 허리 통증도 줄일 수 있다.

체중을 지지한 상태에서 골반을 움직이면 하체가 그 움직임을 담당하면서 하체 근육의 사용이 증가한다. 허리가 아픈 사람들에게 하체가 강해야 한다는 것은 이제 많은 사람이 알고 있는 상식이지만, 단순히 하체 근력이 강한 것만으로는 충분하지 않다. 중요한 것은 하체가 허리 움직임을 제대로 지원해 줄 수 있도록 기능적으로 활용하는 것이다.

어깨 기능성 운동에서 견갑골을 구석구석 양치질하듯 움직이는 훈련을 했던 것처럼, 허리의 기능성 운동에서는 골반의 다양한 방향에서의 움직임을 통해 골반 주변부와 허리의 움직임을 유연하고 강하게 만드는 운동을 배울 것이다.

통증 완화를 위한 긍정의 힘

나는 통증 완화를 위해 상담할 때, 단순히 신체적 평가만 하지 않는다. 통증이 생활에 미치는 영향, 감정 상태, 통증에 대한 기존 인식 등을 파악해 재활 방향을 계획한다. 실제로 회복이 빠른 회원들은 긍정적인 마인드를 가졌고, 반면 부정적인 정보에만 집중하는 회원들은 회복이 더뎠다.

과학적으로도 긍정적인 기대감이 신경회로를 변화시켜 통증을 완화하는 플라시보 효과(Placebo Effect)가 입증되었다. 반대로, 부정적인 기대감은 노시보 효과(Nocebo Effect)를 일으켜 증상을 악화시킬 수도 있다. 뇌는 부정적인 정보에 더 집중하는 부정성 편향(Negativity Bias)을 가지고 있어, 하지 말라는 경고성 콘텐츠에 더 관심을 갖는다.

재활 과정에서도 부정적인 정보에 사로잡히면 움직임을 검열하게 되고, 몸이 위축되며 통증이 더 심해진다고 느끼게 된다. 이를 극복하려면 두려운 동작을 직접 경험하며, 실제로 문제가 없다는 사실을 몸으로 확인하는 과정이 필요하다. 지나친 낙관도 경계해야 하지만, 긍정적인 기대감을 가지고 작은 실천을 지속하는 것이 통증 회복의 중요한 요소다.

24 골반 전방경사 / 후방경사(Pelvic Anterior Tilt & Posterior Tilt)

요즘은 SNS나 유튜브에서 '골반 전방경사'라는 해부학 용어를 쉽게 접할 수 있다. 특히 여성들 사이에서 '골반이 전방경사되어 있다'며 이를 교정하고 싶어 하는 경우가 많다. 물리치료사나 트레이너들이 체형 평가 시 자주 사용하는 용어들이 대중화된 것이다.

여기서 한 가지 오해가 있다. 많은 사람들이 '자세 교정'에만 집중하지만, 사실 자세보다 더 중요한 것은 '움직임'이다. 움직임이 좋아져야 자세도 자연스럽게 따라오기 때문이다.

골반 움직임에 대한 인지력이 부족하다는 것은 결국 자신의 자세를 제대로 느끼지 못한다는 의미다. 단순히 올바른 자세를 취하려 노력하기보다는, 먼저 골반을 자유자재로 움직일 수 있는 능력을 우선적으로 키워야 한다.

골반의 움직임을 쉽게 이해하기 위해서는 골반을 물이 가득 담긴 양동이라고 상상해 보자. 양동이에 담긴 물을 앞으로 쏟으려고 기울이면 '골반 전방경사', 뒤로 쏟으려고 기울이면 '골반 후방경사'가 된다. 이렇게 물을 담은 양동이를 떠올리면 골반의 움직임을 더 직관적으로 느낄 수 있다.

"처음에는 골반이 어떻게 움직이는지 전혀 감이 없었어요. 하지만 물이 담긴 양동이를 상상하면서 운동하니까 앉아 있을 때 골반의 위치를 확실히 인지할 수 있게 되었고, 자세를 바로잡는 것도 훨씬 수월해 졌어요."

Q 저는 골반을 움직이는 게 전혀 잘 안 되는데요.

A 처음에는 골반을 따로 움직이는 것이 익숙하지 않거나 잘되지 않는 것이 자연스러운 현상입니다. 마치 피아노를 처음 배울 때 왼손과 오른손이 따로 놀지 않는 것처럼 골반만을 움직이려고 하는 것이 어색하게 느껴질 수 있습니다. 하지만 꾸준히 연습하면 분명 점점 더 자연스러워질 것입니다. 난이도를 낮추기 위해 네발자세에서 골반의 전방경사/후방경사 운동을 해주는 것도 좋은 방법입니다.

1 무릎을 살짝 굽혀 하체에 힘이 들어가도록 한다.

3 천천히 제자리로 돌아오면서 골반을 후방경사시킨다.

2 양손으로 골반을 잡고, 골반을 천천히 전방경사시킨다.

4 10회~20회씩 3세트 진행한다.

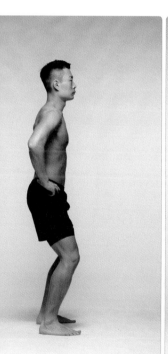 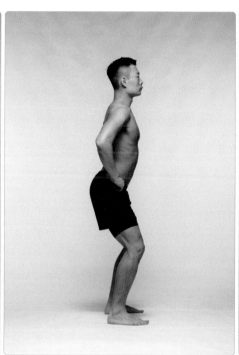 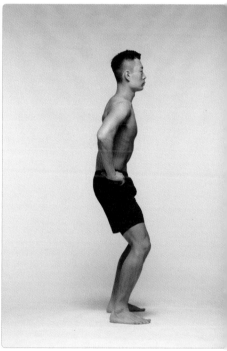

❶ 골반을 움직이는 인지가 잘 된다면, 손을 골반에서 떼고 운동을 진행한다.

❷ 골반이 전방경사 될 때는 허리 쪽 근육에 힘이 들어오는 것을 느끼고, 골반이 후방경사 될 때는 복부 근육에 힘이 들어오는 것을 느낀다.

❶ 허리에 통증이 없는 범위 내에서 움직임을 만든다.

❷ 하체는 계속해서 단단하게 유지한다.

❸ 무릎이 안으로 들어가지 않도록 주의한다.

25 골반 가쪽경사(Pelvic Lateral Tilt)

육아로 인해 허리 통증을 호소하던 30대 주부 회원이 있었다. 아이를 안고 있을 때 무의식적으로 한쪽 골반을 올려 균형을 잡는 습관이 있었는데, 이로 인해 양쪽 골반의 내칭과 근육 불균형이 심해져 있었다. 특히 아이를 목욕시키거나 기저귀를 갈 때처럼 허리를 숙여야 하는 동작에서 통증이 심했다고 한다. 어떤 근육이 허리 통증을 만들었던 것일까? 바로 갈비뼈와 골반을 연결해 주는 근육인 요방형근의 문제였다.

요방형근은 한쪽 골반을 갈비뼈 쪽으로 들어올리는 역할을 하는데, 이 근육이 수축하면 갈비뼈와 골반이 서로 가까워지게 된다. 예를 들어 의자에 앉아 있을 때 한쪽으로 몸이 기울어진 자세가 계속 되면, 양쪽 요방형근의 균형이 깨지게 된다. 이처럼 우리가 좌우의 비대칭적인 움직임을 할 때 허리에서 가장 많이 균형이 깨지는 곳이 이 요방형근이라 할 수 있다.

요방형근 문제는 단순히 자세만의 문제로 끝나지 않는다. 요방형근은 허리뼈와 직접 연결되어 있어서, 이 근육이 과도하게 긴장되면 허리 통증으로 이어질 수 있다. 요방형근의 긴장을 풀어주는 방법으로 스트레칭이나 마사지도 효과가 있다. 하지만 이 방법들은 일시적인 해결책에 불과하다. 골반 움직임을 통해 요방형근의 긴장도를 조절하는 법을 배우면, 더 지속적이고 근본적인 해결이 가능하다.

"육아하면서 허리 아픈 건 당연한 줄 알았어요. 하지만 요방형근과 골반 움직임을 관리하는 법을 배우고 나서는 아이를 돌볼 때도 훨씬 수월해 졌어요. 다른 엄마들에게도 이 운동을 적극 권하고 있답니다."

요방형근이란?

Q **가쪽경사 운동을 할 때 한쪽이 잘 안 올라가요.**

A 골반을 옆으로 올리는 움직임이 한쪽만 잘 되지 않는 것은 매우 흔한 현상입니다. 평소 자세나 생활 습관으로 인해 한쪽 요방형근이 더 뻣뻣해져 있거나, 반대로 약화되어 있을 수 있기 때문입니다. 처음에는 잘 안 되는 쪽을 더 신경 써서 연습하되, 무리하게 높이 올리려 하지 말고 작은 범위에서부터 시작하세요. 움직임이 작더라도 정확한 위치에서 골반이 올라가는 것이 중요합니다.

1 무릎을 살짝 굽혀 하체에 힘이 들어가도록 한다.

2 양손으로 골반을 잡고, 한쪽 골반을 천천히 위로 들어올린다.

3 천천히 제자리로 돌아오면서 반대쪽 골반을 들어올린다.

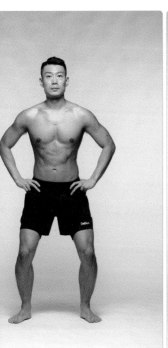 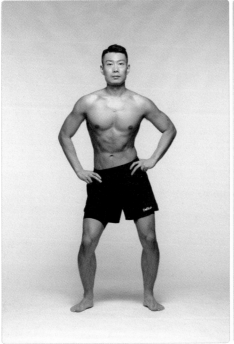 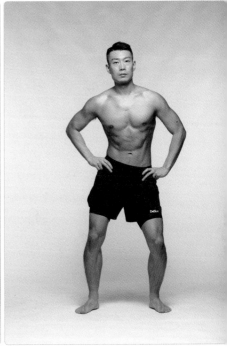

❶ 골반을 움직이는 인지가 잘 된다면, 손을 골반에서 떼고 운동을 진행한다.
❷ 한쪽 골반을 들어올릴 때, 해당 옆구리가 접히는 느낌과 반대쪽 옆구리가 늘어나는 느낌을 느껴본다.

❶ 허리에 통증이 없는 범위 내에서 움직임을 만든다.
❷ 하체는 계속해서 단단하게 유지한다.
❸ 무릎이 안으로 들어가지 않도록 주의한다.

26 골반 돌리기(Pelvic Circle)

움직임을 미세하게 조절하며 다양한 환경에서 운동하다 보면 우리 뇌에 많은 정보들이 입력된다. 마치 피아노를 배우는 것처럼, 단순한 건반에서 시작해 점차 복잡한 화음으로 발전하듯 움직임을 만들어 내는 신경들도 더욱 정교하게 발달하게 된다.

단순한 움직임 익숙해 졌다면, 한 단계 더 복잡한 움직임에 도전하는 것이 중요하다. 새로운 동작을 배우고 익히는 과정에서 더 큰 운동 효과를 얻을 수 있기 때문이다. 하지만 이것이 마치 서커스처럼 무리하게 어려운 동작에 도전하라는 뜻은 아니다. 자신의 수준을 넘어서는 난이도에 억지로 도전하면 오히려 운동 효과가 떨어질 수 있다.

이처럼 점진적으로 움직임의 난이도를 높이는 과정은 신체뿐만 아니라 뇌의 기능을 향상시키는 데도 중요한 역할을 한다. 신경가소성(Neuroplasticity), 즉 뇌가 환경과 경험에 따라 변화하고 적응하는 능력은 평소 써오지 않았던 움직임들을 통해 더욱 활성화될 수 있다. 단순한 반복 동작이 아니라 다양한 자극과 변화 속에서 움직임을 조절하는 과정은 뇌의 신경 연결을 강화하는 데 도움이 된다. 특히 기능성 운동은 균형 감각, 협응력, 집중력을 향상시키며, 신체와 뇌를 동시에 단련하는 운동 방식이다.

"골반이 어떻게 움직이는지 배우고 나니까, 그동안 제가 얼마나 뻣뻣하게 움직였는지 알게 됐어요. 처음에는 이렇게까지 꼼꼼하게 신경 써야 하나 싶었는데, 골반 돌리기를 꾸준히 하다 보니 이제는 몸이 알아서 더 부드럽게 움직이는 걸 느낄 수 있어요."

Q **골반 돌리기를 하는데 허벅지가 너무 힘들어요.**

A 골반 돌리기를 할 때 허벅지에 힘이 들어가는 것은 자연스러운 현상입니다. 다만, 지나치게 힘들다고 느끼는 데는 두 가지 이유가 있을 수 있어요. 첫째, 단순히 허벅지 근육의 지구력이 부족한 경우입니다. 둘째, 골반 움직임이 아직 익숙하지 않아 불필요하게 과도한 힘을 주고 있을 수 있습니다. 마치 처음 자전거를 배울 때 온몸에 힘이 들어가다가, 익숙해지면 자연스럽게 페달을 돌리는 것처럼요. 움직임이 익숙해지면 훨씬 더 효율적으로 골반을 움직일 수 있습니다. 만약 현재 너무 힘이 든다면, 의자에 앉아서 골반 움직임부터 시작해 보세요. 체중 부하 없이 골반 움직임에만 집중할 수 있어 더 쉽게 움직임을 익힐 수 있습니다.

1 골반을 전방경사 → 가쪽경사 → 후방경사 → 반대쪽 가쪽경사 순으로 이전에 배운 움직임을 종합하여 골반으로 원을 그린다.

2 한쪽 방향으로 원을 그리는 운동이 끝나면 반대 방향으로 돌린다.

3 한쪽 방향으로 10번씩 3세트를 진행한다.

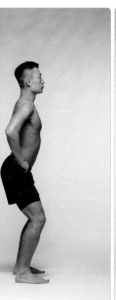
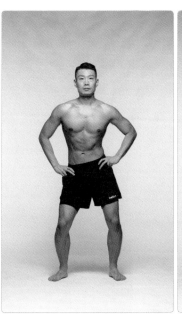
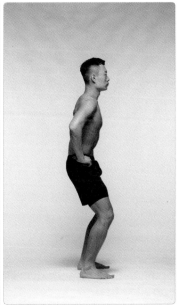
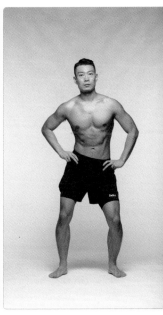

❶ 양손으로 골반이 움직이는 방향을 인도해 주며, 골반 움직임에 대한 인지를 향상시킨다.

❷ 골반 움직임에 대한 인지가 잘된다면 손을 떼고 진행한다.

❶ 허리에 통증이 없는 범위 내에서 움직임을 만든다.

❷ 동작이 원활하게 나오지 않으면 이전의 움직임들을 다시 연습하여 골반 움직임을 더 학습한다.

❸ 무릎이 안으로 들어가지 않도록 주의한다.

목 강화를 위한 등척성 운동의 효과

경추의 가장 중요한 역할은 머리를 안정적으로 지지하는 것이다. 이곳을 통해 뇌에서 연결된 신경들이 지나가기 때문에 목을 다치게 되면 전신 마비까지 이어질 수 있어 목을 보호하는 것은 곧 뇌를 보호하는 것과 같다.

목은 다른 부위와 달리 예민한 감각 기능을 가지고 있다. 머리의 미세한 움직임을 조절해야 하기 때문에 목 근육에는 '근방추'라는 감각 수용체가 다른 근육보다 더 많이 존재한다. 근방추는 마치 자동차의 센서처럼 근육의 길이와 긴장 상태를 지속적으로 확인하며 자세 유지와 균형 조절에 중요한 역할을 한다. 이런 이유로 목 근육에 진동 폼롤러로 진동을 주는 것은 피해야 한다. 이는 마치 민감한 센서에 과도한 자극을 주는 것과 같다. 예민한 목 근육을 훈련하는 데 가장 효과적이고 과학적으로 검증된 방법은 바로 등척성 운동이다.

앞서 내전근 강화 운동에서 배웠던 것처럼, 등척성 운동은 재활 초기 단계에서 자주 사용된다. 관절에 무리를 주지 않으면서도 운동 신경을 효과적으로 향상시키기 때문이다. 특히 목 근육은 얕은 층부터 깊은 층까지 다양하게 존재하는데, 목의 안정성을 위해서는 깊은 층의 근육을 특별히 신경 써서 강화해야 한다.

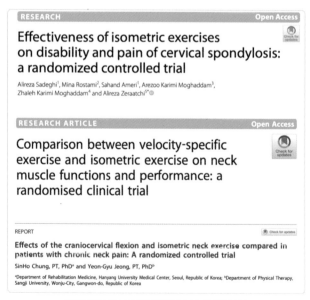

여러 연구에서 이미 검증된 목 등척성 운동

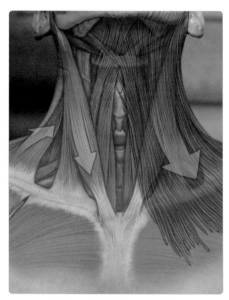

목에는 많은 근육들이 존재한다.

이를 위해서는 과도한 힘을 쓰는 것보다 낮은 강도로 자세를 유지하며 지구력을 발달시키는 것이 중요하다. 등척성 운동은 스스로 강도를 조절할 수 있어 부상 위험 없이 심부 근육을 강화하는 데 효과적이다.

이제부터 배울 세 가지 목 등척성 운동은 목이 불편하거나 목 기능을 향상시키고 싶을 때, 언제 어디서나 할 수 있는 운동이다.

등척성 운동과 통증 완화

등척성 운동은 운동선수의 퍼포먼스를 발달시키거나 근력을 키우기 위한 강화 운동으로 활용되는 동시에, 수술 후 재활이나 통증 완화를 위한 재활 운동으로도 효과적이다. 요리에서 마늘이 맛을 더하고 풍미를 강화하는 핵심 재료로 쓰이는 동시에, 심혈관 건강 증진과 면역 강화로 질병 예방에 도움을 주는 것처럼, 등척성 운동도 여러 방면에서 귀한 운동 재료로 활용된다. 특히 초기 재활 단계에서 관절에 무리를 주지 않으면서도, 운동 신경과 감각 신경을 자극하며, 부상 부위의 회복을 돕고 통증을 억제하는 데 중요한 역할을 한다. 이처럼 등척성 운동은 관절 가동 범위를 최소화하면서도 근육과 신경계를 활성화할 수 있는 특징이 있다.

하지만 자신이 다니는 병원의 의사나 재활 전문가가 등척성 운동의 효과와 메커니즘을 충분히 이해하지 못한다면, 무조건적인 '운동 금지'를 처방할 가능성이 크다. 약도 성분에 따라 효과가 달라지는 것처럼, 운동도 방법과 원리에 따라 독이 될 수도, 약이 될 수도 있다는 점을 명심해야 한다. 등척성 운동은 통증이 있거나 회복이 필요한 사람에게도 적절히 적용할 수 있는 안전하고 효과적인 운동법이다.

등척성 운동 시 주의사항

• 통증이 심한 날은 운동을 피하거나 강도를 낮춰 진행하기
• 통증이 없는 범위 내에서 힘을 점진적으로 증가시키기
• 얼굴이 찌푸려질 정도로 무리하게 힘주지 않기
• 관절 부위에 열감, 붓기 또는 심한 통증이 느껴질 경우 즉시 운동 중단하기

27 목 굽힘근 등척성 운동(Cervical Flexor Isometric)

목을 바로 세우는 것이 어려운 현대인들이 많다. 하루 종일 스마트폰을 보거나 컴퓨터 작업을 하다 보면 자연스레 목이 앞으로 빠지게 된다. 이런 자세가 반복되면서 목 통증을 호소하는 사람들이 늘어나고 있다. 많은 사람들이 목을 바로 세우기 위해서는 뒷목의 근육을 강화해야 한다고 생각한다. 하지만 실제로 더 중요한 것은 목 앞쪽의 '목 굽힘근'이다. 이 근육은 마치 건물의 기둥처럼 머리의 무게를 지탱하고 목의 안정성을 유지하는 핵심 역할을 한다.

특히 목 깊숙한 곳에 있는 '심부 목 굽힘근'이 약해지면, 머리가 앞으로 쏠리면서 거북목이 되기 쉽다. 오랜 시간 컴퓨터 작업을 할 때, 운전하면서 전방을 주시할 때, 책상에 앉아 공부할 때도 목을 반듯하게 유지하기 위해서 목 굽힘근의 힘이 필요하다.

스포츠에서는 더욱 정교한 목 굽힘근의 조절이 필요하다. 복싱이나 격투기 선수들의 경우가 대표적이다. 이들은 파이팅 자세에서 턱을 약간 당기고 있어야 할 뿐만 아니라, 타격을 받는 순간에도 목이 획 돌아가지 않도록 목 굽힘근으로 안정성을 만들어 내야 한다. 근력 운동을 할 때 목을 중립으로 유지하는 순간에도 목 굽힘근이 중요한 역할을 한다. 만약 데드리프트나 스쿼트를 할 때 목의 굽힘근이 약해져 있다면 목이 과도하게 젖혀지면서 과도한 긴장을 받게 된다. 목 굽힘근 등척성 운동은 목 주변의 심부 근육까지 강화하여 목의 안정성을 높이고, 근육의 긴장도를 완화해 통증을 줄이며 좋은 자세를 유지할 수 있도록 돕는다.

"처음에는 손바닥으로 이마를 밀어내는 동작이 단순해 보였는데, 막상 해보니 목 앞쪽 근육에 이렇게 자극이 올 줄 몰랐어요. 특히 턱을 당긴 상태로 유지하는 게 생각보다 어려웠죠. 하지만 꾸준히 하다 보니 이제는 컴퓨터 작업을 할 때도 자연스럽게 목이 바로 서 있는 것을 느낄 수 있고, 예전처럼 뒷목이 뻐근한 증상도 많이 줄었습니다."

 Q 얼마나 자주 해야 효과가 있나요?

A 하루에 2~3회, 한 번에 10~15초씩 진행해 주세요. 처음부터 무리하게 오래 하기보다는, 정확한 자세로 꾸준히 하시고, 적응이 되면 점차 버티는 시간을 늘려 보세요. 컴퓨터 작업 중간중간에 틈틈이 해주시면 목 통증 예방에 큰 도움이 될 겁니다.

1 차렷 자세로 반듯하게 선다.

2 이마에 손바닥 아랫부분을 갖다 댄다.

3 이마로 손바닥을 밀어내며, 손바닥은
그에 저항한다.

4 설정한 운동 시간까지 힘을 계속 유지
한다.

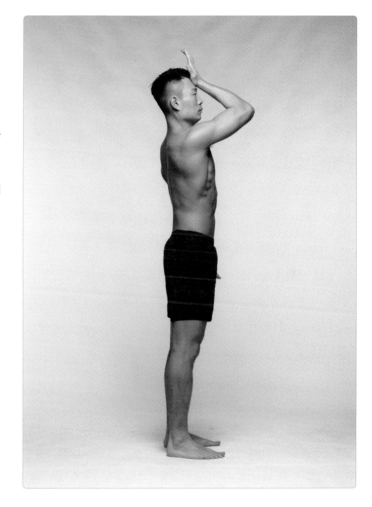

① 턱 아래에 연필 두 자루가 끼워져 있다고 상상하며 턱을 당
겨준다.
② 목 앞쪽 근육에 힘이 들어오는 것을 느낀다.
③ 바닥에 엎드린 상태에서 수건을 말아 이마에 받친 후 이 동
작을 응용할 수 있다.

① 고개가 앞으로 내밀어지지 않도록 주의한다.
② 강도를 높일 때는 천천히 저항하는 힘을 점진적으로 올려
준다.

28 목 측면 굽힘근 등척성 운동(Cervical Lateral Flexor Isometric)

목을 옆으로 기울이는 동작을 만드는 근육들을 목 측면 굽힘근이라고 한다. 이 근육들은 고개를 한쪽으로 기울이는 역할을 하지만, 가장 중요한 기능 중 하나는 목의 중심을 잡아주는 것이다. 한쪽 근육이 약해지면 고개가 자연스럽게 반대쪽으로 기울어지는 현상이 나타난다. 마치 배의 닻처럼 목이 한쪽으로 쏠리지 않도록 잡아주는 역할을 하는 것이다.

우리 몸의 측면 근육들은 자세 유지와 중심을 잡아주는 데 매우 중요한 역할을 한다. 한쪽 다리로 짝다리를 짚으면 양쪽 중둔근의 불균형이 생기고, 몸통을 옆으로 기울이면 옆구리 근육인 양쪽 요방형근에 불균형이 생기는 것처럼, 목의 측면 근육도 머리의 균형을 잡아주는 중요한 역할을 한다.

컴퓨터 작업을 오래 하거나 스마트폰을 볼 때 한쪽으로 목이 기울어진 자세가 지속되면 목 측면 굽힘근의 불균형이 생기기 쉽다. 이러한 불균형은 목 통증을 유발할 뿐만 아니라 두통의 원인이 되기도 하며, 심한 경우에는 어깨 통증까지 이어질 수 있다. 목 측면의 근육들은 대부분 작고 섬세한 근육들로 구성되어 있다. 이런 특성 때문에 무거운 무게로 훈련하거나 과도한 스트레칭을 하는 것은 오히려 부상의 위험이 크다. 특히 이 부위는 중요한 신경들이 지나가는 통로이기 때문에 더욱 주의가 필요하다. 이러한 이유로 목 측면 근육 강화에는 등척성 운동이 가장 적합하다. 등척성 운동은 근육의 길이 변화 없이 수축하는 운동이기 때문에, 부상 위험 없이 목 측면의 심부 근육까지 골고루 강화할 수 있다. 또한 스스로 강도를 조절할 수 있어 안전하면서도 효과적으로 근력을 향상시킬 수 있다.

"증명사진을 찍을 때마다 사진작가님이 고개가 기울어졌다며 자세를 교정해 주셨어요. 분명 고개를 반듯하게 세우고 있다고 생각했는데, 실제로 거울을 보거나 사진을 찍어 보면 목이 한쪽으로 기울어져 있었거든요. 목 측면 등척성 운동을 한 뒤에는 신기하게도 의식하지 않아도 목이 스스로 균형을 잡게 되었습니다."

Q 저는 목에 힘이 많이 안 들어와요.

A 목 측면 등척성 운동은 큰 근육저럼 강한 자극이 느껴지는 운동이 아닙니다. 목 근육은 원래 섬세하고 작은 근육들이라 오히려 너무 강한 힘을 주는 것보다 작은 저항으로 감각을 깨우는 것이 더 효과적이에요. 운동할 때는 머리로 손을 세게 밀어내려고 하기보다는, 손으로 살짝 밀어주는 힘에 머리가 버티며 저항한다는 느낌으로 해보세요. 이렇게 하면 목 측면 근육을 더 정확하게 사용할 수 있습니다.

1 차렷 자세로 반듯하게 선다.

2 측두부에 손바닥 아랫부분을 갖다 댄다.

3 머리 옆쪽으로 손바닥을 밀어내며, 손바닥은 그에 저항한다.

4 설정한 운동 시간까지 힘을 계속 유지한다.

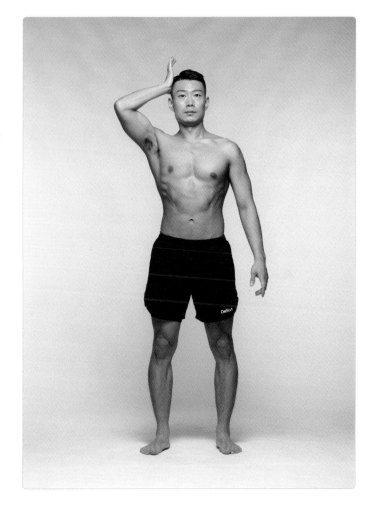

1 목 측면 근육에 힘이 들어오는 것을 느낀다.
2 느낌이 잘 안 난다면 머리로 민다는 느낌보다는 손바닥으로 밀어주고 머리는 버텨주기만 한다.

1 턱이나 승모근에 힘이 들어가지 않도록 주의한다.
2 고개가 옆으로 빠지지 않도록 주의한다.

29 목 폄근 등척성 운동(Cervical Extensor Isometric)

회원들의 체형을 평가할 때 목 부위에서 가장 중요하게 관찰하는 것이 바로 뒷목에 생긴 주름이다. 이 주름은 단순히 목이 지방량을 보여주는 것이 아니라, 평소 얼마나 턱을 들고 뒷목이 긴장된 상태로 생활해 왔는지를 보여주는 중요한 지표가 된다. 마치 나무의 나이테처럼, 뒷목의 주름은 그 사람의 자세 습관을 고스란히 담고 있는 것이다.

컴퓨터 앞에서 오래 일하는 직장인들에게 편하게 앉아 보라고 하면, 대부분 무의식적으로 턱이 들린 자세를 취한다. 이때 턱과 목젖 사이에는 큰 공간이 생기게 된다. 이런 자세가 습관이 된 사람들은 뒷목 통증을 호소하며 스트레칭을 하지만, 대부분 올바르지 않은 방법으로 하고 있다. 턱이 들린 자세는 상부 경추를 젖히게 만든다. 이때 목 뒤쪽의 후두하근이라는 근육이 수축되며 긴장하게 된다. 이 근육들 사이로는 중요한 신경과 혈관이 지나가는데, 턱을 들 때 생기는 두통은 바로 이 근육의 긴장이 신경과 혈관을 압박하기 때문이다.

많은 사람들이 뒷목 스트레칭을 할 때 정작 문제가 되는 상부 경추가 아닌 하부 경추를 스트레칭 한다. 이는 효과가 없을 뿐만 아니라 오히려 위험할 수 있다. 하부 경추는 이미 잘못된 자세로 인해 과도한 부하를 받고 있는 상태이기 때문에, 무리한 스트레칭은 추가적인 손상을 일으킬 수 있다.

후두하근을 효과적으로 이완시키는 방법은 역시 등척성 운동이다. 이 근육들에는 다른 근육들보다 훨씬 많은 근 긴장 감각 센서가 있다. 등척성 운동을 통해 적절한 힘을 유지하면 이 센서들이 올바르게 작동하게 되고, 결과적으로 목 근육의 비정상적으로 과도한 긴장을 해소할 수 있다.

"평소 턱을 많이 들고 있었는지 몰랐는데, 거울을 보니 뒷목에 주름이 꽤 깊더라고요. 등척성 운동을 시작하고 나서는 뒷목의 뻐근함도 많이 사라졌고, 두통도 훨씬 덜해 졌습니다. "

후두하근이란?

Q 스트레칭은 전혀 하면 안 되나요?

A 스트레칭을 아예 하지 말라는 것은 아닙니다. 다만 목을 과도하게 숙이는 동작은 피하시고, 하부 경추 만 자극되지 않도록 턱을 살짝 당긴 상태에서 스트레칭을 해주세요. 특히 스트레칭을 할 때 반대 방향 으로 저항하는 힘을 주면, 스트레칭과 등척성 운동의 효과를 동시에 얻을 수 있습니다.

1 차렷 자세로 반듯하게 선다.

2 깍지 낀 손을 뒤통수에 갖다 댄다.

3 머리 뒤통수로 깍지 낀 손을 밀어내고,
손은 그에 저항한다.

4 설정한 운동 시간까지 힘을 계속 유지
한다.

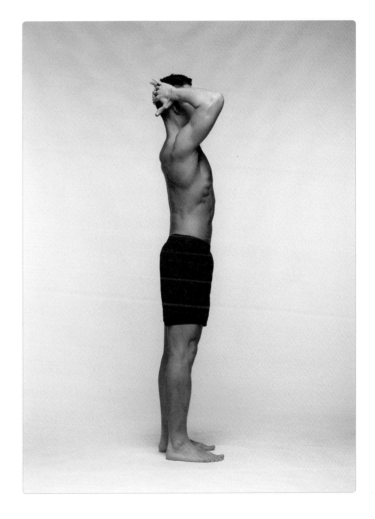

❶ 뒷목에 힘이 들어오는 것을 느낀다.
❷ 바닥에 누워 턱을 당긴 상태에서 뒤통수로 바닥을 가볍게
   눌러 저항하는 방식으로 응용할 수 있다.

❶ 허리가 젖혀지지 않도록 주의한다.
❷ 목이 과도하게 뒤로 젖혀지지 않도록 주의한다.

발목

발목을 깨우기 전에 펼쳐봐야 할 발목 사용 설명서

발목은 우리 신체 부위 중 가장 과소 평가되는 부위다. 헬스장에서 운동하는 사람들을 보면 스쿼트는 열심히 하지만, 발목을 위한 운동을 하는 사람은 찾아 보기 힘들다. 하지만 만약 이 책의 구성 을 우리 신체 발달의 기초가 되는 관절부 터 순서대로 정리했다면, 발목이 가장 먼 저 소개되었을 것이다. 그만큼 발목은 우 리가 크게 관심 갖지는 않지만, 서서 하

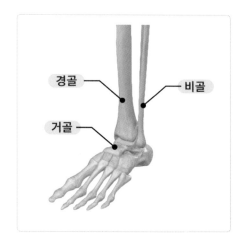

는 모든 움직임의 근간이 되고 전신 건강을 위해 가장 기초가 되는 중요한 관절이다.

발목은 해부학적으로 세 가지 주요 뼈로 구성된다. 정강이를 만지면 단단하게 만져 지는 경골(정강이뼈), 정강이뼈 외측으로 가늘고 기다란 비골(종아리뼈), 그리고 이 뼈들 을 발과 연결시켜 주는 거골(발목뼈)이다.

발목 관절은 구조상으로 비교적 움직임이 자유롭기 때문에 다양한 움직임을 수행 할 수 있지만, 그와 반대로 불안정성에도 취약하기 때문에 발목 주변에는 다양한 인대 와 근육이 존재한다.

발목의 움직임은 크게 네 가지로 나뉜다.

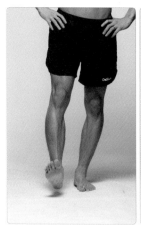

배측굴곡

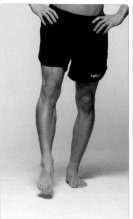

저측굴곡

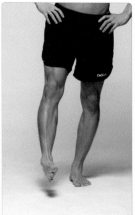

내번

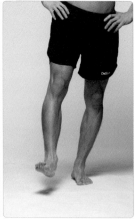

외번

1. 발등 굽힘(배측굴곡) : 발을 위로 들어올리는 동작으로 발등이 정강이 쪽으로 가까워진다.

2. 발바닥 굽힘(저측굴곡) : 발을 아래로 굽혀 발바닥이 바닥을 향하게 하는 동작이다.

3. 안쪽 번짐(내번) : 발을 안쪽으로 돌려 발의 안쪽이 들리고 바깥쪽이 내려가는 동작이다.

4. 바깥쪽 번짐(외번) : 발을 바깥쪽으로 돌려 발의 바깥쪽이 들리고 안쪽이 내려가는 동작이다.

　

발목에는 발가락까지 연결된 다양한 근육들이 있지만, 위 네 가지 동작을 대표적으로 담당해 주는 전경골근, 비복근과 가자미근, 그리고 비골근이 있다. 대부분의 발목 부상은 이러한 근육들의 기능 저하에서 시작된다.

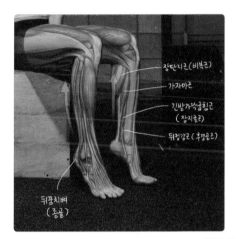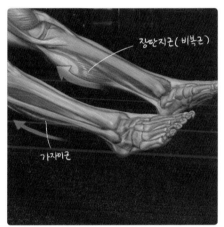

발목의 근육들

비싼 러닝화의 배신, 고성능 신발보다 중요한 것

발목 부상을 겪어본 사람이라면 발목이 우리 삶에 얼마나 중요한지 뼈저리게 느껴봤을 것이다. 발목은 인간이 걷고 달릴 수 있도록 진화한 구조로, 발목의 움직임이 제한된다는 것은 곧 걷고 달리는 능력을 잃는 것과 다름없다. 앞서 발목의 구조적 특징에서 언급했듯이 발목은 불안정한 구조를 가지고 있지만, 현대인들은 이 불안정함뿐 아니라 지나치게 뻣뻣해진 발목으로도 문제를 겪는다. 우리 몸은 움직이지 않으면 굳고, 그 기능을 잃어 간다. 신체 기능을 빠르게 저하시킬 방법을 찾는다면, 오랜 기간 침대에 누워 지내면 된다. 현대인들의 발목이 뻣뻣해지고 유연성이 떨어지는 이유는 무엇일까? 간단하다. 발목을 제대로 사용하지 않기 때문이다.

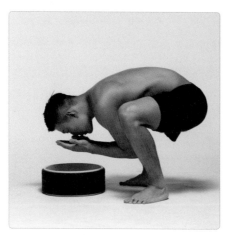

쪼그려 앉아 세수하는 모습

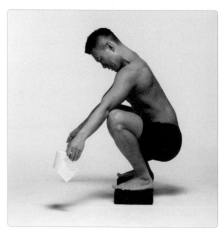

푸세식 화장실에서 앉아 대변을 보는 모습

발목의 네 가지 주요 움직임을 얼마나 자주 활용하느냐에 따라 발목의 기능은 달라진다. 과거 온돌 생활을 하던 시절에는 샤워를 할 때도 바닥에 놓인 세숫대야를 사용하기 위해 쪼그려 앉아야 했고, 방바닥에 앉기 위해서는 자연스럽게 깊게 앉는 스쿼트 동작이 일상이었다. 지금은 거의 모든 곳에서 양변기를 사용하지만, 내가 초등학교에 다니던 시절만 해도 푸세식 화장실이 흔했다. 그 당시에는 운동을 따로 하지 않더라도 일상에서 발목의 가동성을 충분히 활용할 기회가 많았다.

현대에는 서구화된 생활 양식 덕분에 바닥에서 무언가를 할 일이 크게 줄어 들었

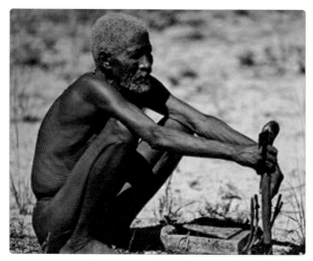

원시 부족의 유연한 발목 유연성

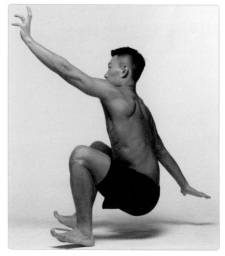

발목이 뻣뻣하면 깊이 앉는 것이 어려워 스쿼트 자세에서 뒤로 넘어질 수 있다.

다. 생활은 편리해 졌지만, 그만큼 움직임의 질은 떨어졌다. 우리 몸은 주변 환경에 의해 만들어진다. 아직도 쪼그려 앉아 생활하는 아프리카 원시 부족들의 자세를 보면 발목 가동성이 얼마나 중요한지 알 수 있다. 밭일을 하는 농촌의 어르신들도 마찬가지다. 결국 어떤 환경에서 살고 있느냐에 따라 신체 기능은 크게 달라진다.

발목을 정강이 방향으로, 그리고 발바닥 쪽으로 굽히는 능력은 보행 시에 중요하다. 뒤꿈치가 땅에 닿은 후 발바닥과 엄지발가락을 이용해 지면을 밀어내며 몸을 앞으로 추진한다. 발목 유연성이 떨어지면 발을 굽히는 동작이 어려워지며, 걸을 때 발바닥부터 지면에 닿아 발을 끌거나, 지면반력을 충분히 활용하지 못해 보행 속도가 줄어들고 다른 관절이 과사용될 수 있다. 또한 발의 내번과 외번 움직임이 잘 이루어지지 않으면 발이 균형을 잡을 때 뻣뻣해져 충격을 흡수하지 못한다. 이 움직임이 제대로 조절되지 않으면 평발이나 발목이 쉽게 삐는 문제를 유발할 수 있다.

최근 러닝 인구가 크게 늘었다. 스포츠 브랜드 매장에 가면 고가의 러닝화가 줄지어 진열되어 있다. 그중 가장 인기 있는 것은 카본 플레이트가 들어간 카본화이다. 가볍고 반발력이 뛰어나 속도를 높이기 좋은 신발이지만, 러너들의 성지로 불리는 남정형외과 남혁우 원장은 카본화 출시 이후 발 부상 환자가 늘었다고 지적한다. 왜 비싸고 성능이 뛰어난 러닝화를 신어도 부상자가 늘어날까?

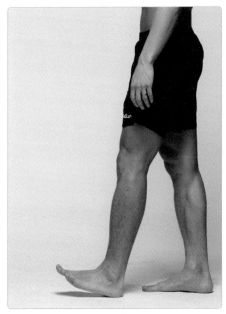

보행 시 발목의 발등 쪽 굽힘

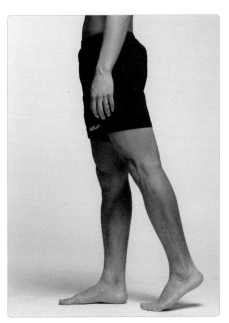

보행 시 발목의 발바닥 쪽 굽힘

카본화는 발에 가해지는 충격을 반발력으로 전환해 추진력을 높여주지만, 그만큼 발목이 이 충격을 흡수하고 조절하는 능력이 뒷받침되어야 한다. 만약 발목이 이러한 반발력에 제대로 대처할 수 없다면, 발목 관절과 주변 조직에 과도한 스트레스가 가해져 부상 위험이 높아진다. 약한 발목에 반발력이 좋은 신발을 신는 것은 미치 엔진이 약한 자동차에 고성능 가속 페달을 장착하는 것과 같다. 러닝을 많이 하면 발목이 강화된다는 생각은 버려야 한다. 러닝 시 발에는 체중의 두 배가 넘는 힘이 가해진다. 성인이 1km를 달릴 때 약 1000보를 뛰게 되는데, 이는 발목에 1000번 이상의 충격이 가해진다는 뜻이다. 발목이 이 충격을 견딜 수 없다면 부상의 위험은 점점 커진다.

러닝뿐 아니라 지면에 강하게 착지하거나, 방향 전환을 하고, 발에서부터 힘이 하체로 전달되는 모든 운동과 스포츠에서 발은 첫 단추와 같다. 첫 단추를 제대로 꿰지 않으면 나머지 단추도 제대로 맞춰질 수 없다. 그래서 발이 무너지면 전신이 무너진다. 발이 우리 신체의 핵심 코어라는 말은 결코 과장이 아니다.

당신의 발목은 건강하십니까?

자신의 발목 상태를 점검하는 몇 가지 방법이 있다. 먼저, 발목의 가동 범위를 테스트하는 것이다. 발목은 기본적으로 네 가지 주요 움직임을 수행할 수 있다. 각각의 움직임에는 해부학적 연구를 통해 규정된 정상 가동 범위가 존재한다. 예를 들어, 발등 쪽 굽힘(dorsiflexion)은 약 20도, 발바닥 쪽 굽힘(plantarflexion)은 약 45도, 내번(inversion)은 약 30도, 외번(eversion)은 약 20도 정도가 되어야 한다. 물론 연구나 교과서마다 정상 범위에는 약간의 차이가 있을 수 있다. 만약 이 정도의 가동 범위를 확보하지 못한다면 발목 가동 범위가 제한적이라고 평가할 수 있다.

하지만 이러한 구조적 평가 방법만으로는 발목의 실제 기능을 온전히 평가하기 어렵다. 특정 움직임에서 요구되는 가동 범위는 상황에 따라 다르고, 발은 대부분의 시간을 지면과 접촉한 상태에서 기능하기 때문에 서 있는 상태에서의 발목 가동성 평가가 더 적절하다. 이를 고려해 전 세계 여러 단체에서 실용적인 발목 가동성 테스트가 개발되었다.

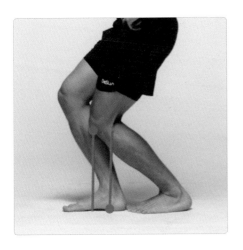

그중 하나는 FMS(Functional Movement System)에서 개발한 발목 가동성 테스트다. 이 테스트는 양발을 1자로 만든 후, 뒤쪽 무릎을 굽히며 발목이 얼마나 굽혀지는지를 평가하는 방식이다. FMS에서 개발한 발목 가동성 테스트는 양발을 1자로 위치시키고, 뒤쪽 발의 뒤꿈치가 들리지 않는 범위에서 최대한 무릎을 굽혔을 때, 뒤쪽 무릎이 앞발의 복숭아뼈 선을 넘으면 뒤쪽 발목의 발등 쪽 굽힘 가동 범위가 정상이라고 판단한다. 체중을 지탱한 상태에서 발목을 굽히는 것은 스쿼트나 런지와 같은 동작에서 발목 가동성을 평가하는 데 매우 유용하다. 이러한 동작에서 발목이 얼마나 유연하게 움직일 수 있는지가 일상적인 움직임과 스포츠 동작에서 중요한 요소가 된다.

또한 Y 밸런스 테스트(Y Balance Test)라는 가동성 평가 방법도 있다. 이 테스트는 한 발을 지지한 상태에서 뒤꿈치가 떨어지지 않도록 유지하면서, 반대쪽 발을 얼마나 멀리 앞으로 뻗을 수 있는지를 평가한다. Y 밸런스 테스트는 지지하고 있는 발의 뒤꿈치를 바닥에 붙인 상태에서, 한 발을 얼마나 멀리 정면으로 뻗을 수 있는지를 측정하는 테스트로, 발목의 안정성과 가동성을 평가하는 데 사용된다. 이 테스트는 지지하는 발의 발등 쪽 굽힘 능력을 평가하는 것으로, 연구에 따르면 이 테스트에서 낮은 점수를 받은 농구 선수들이 부상을 당할 확률이 더 높다는 결과가 보고되었다. 한 발로 착지하는 순간, 발목이 발등 쪽으로 잘 굽혀지면 무릎과 발목에 가해지는 충격을 효과적으로 줄일 수 있기 때문이다.

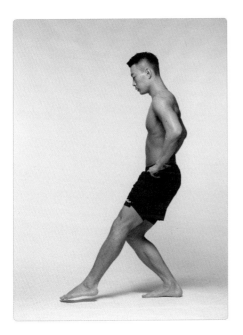

체중을 지지한 상태에서 까치발을 들며 발바닥 쪽으로 굽히는 동작은 발목에서 가장 불안정한 자세 중 하나다. 이 자세에서는 발목이 쉽게 꺾이거나, 주변 근육과 인대에 부담이 가해질 수 있다. 하지만 이 동작은 뛰거나 점프, 방향 전환 등의 상황에서 강한 지면 반력을 발휘하는 데 필수적인 자세다. 따라서 이 동작의 안정성을 훈련하기 위해서는 발목이 감당할 수 있는 정도의 불안정성을 제공해, 주변 근육을 강화하는 것이 중요하다.

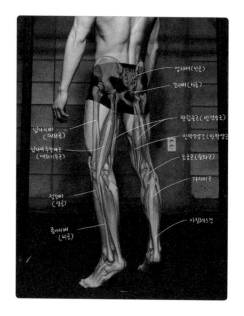
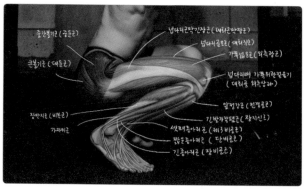

발 뒤꿈치를 들었을 때(발바닥 쪽 굽힘) 활성화되는 발목 근육들

발목 기능의 기초를 다져줄 다섯 가지 운동

많은 트레이너들이 회원에게 발목 운동을 시키기 위해 푹신한 밸런스 패드나 보수 (BOSU) 위에 발을 올려 균형을 잡는 트레이닝을 진행한다. 이런 운동들은 겉으로 보기에는 발목을 기능적으로 만들어줄 것 같지만, 실제로는 발목의 기본적인 기능이 부족한 사람에게 오히려 발목에 부담을 줄 수 있다. 자신이 컨트롤할 수 없는 운동 강도 설정은 운동 효과를 얻기보다는, 신체가 자신을 보호하기 위해 발목의 가동성을 제한하고, 발목을 뻣뻣하게 만들 수 있다.

발목 강화 운동은 언제나 발목의 기본 움직임을 먼저 강화한 후, 발목 주변 근육이 충분히 활성화되고 가동 범위가 어느 정도 향상되었을 때 더 난이도 높은 운동을 해야 한다. 이번에 배울 발목 기초 운동 중 다섯 가지 운동 중 세 가지는 발목의 기본 움직임을 통해 발이 다양한 방향으로 움직이는 것을 조절하는 능력을 키워주고, 나머지 두 가지는 일어서서 체중을 활용해 발목의 앞뒤 근육을 강화하는 기본 동작을 배우게 될 것이다.

움직임의 주인이 되어야 한다

많은 사람이 근력 운동만 하면 몸이 잘 움직일 것이라고 생각한다. 하지만 근육이 아무리 발달해도 그 근육을 제대로 사용하지 못한다면 무용지물이다. 마치 고급 자전거를 가지고 있어도 핸들 조작법을 모른다면 원하는 방향으로 움직일 수 없는 것처럼, 우리 몸도 근육을 다루는 방법을 알아야 한다.

여기서 중요한 것이 바로 '신경근 조절'이다. 신경근 조절이란 우리 뇌가 보내는 신호에 근육이 얼마나 정확하게 반응하는지를 말한다. 예를 들어 숙련된 산악자전거 선수가 험한 지형에서도 자유자재로 움직일 수 있는 것은 단순히 체력이 좋아서가 아니라, 미세한 핸들 조작을 위해 수많은 근육들이 뇌의 지시에 따라 완벽하게 협력하기 때문이다.

실제로 재활 트레이닝 현장에서 만나는 회원들 중에는 근력은 충분하지만 자신의 근육이 원하는 대로 움직이지 못하는 경우가 많다. 특히 오랫동안 운동을 하지 않았거나, 부상 후 회복기에 있는 사람들의 근육은 뇌의 명령에 제대로 반응하지 않는다.

신경근 조절 능력을 향상시키기 위해서는 단순히 근육을 키우는 것이 아닌, 뇌와 근육 사이의 소통을 늘려야 한다. 뇌와 근육이 매번 같은 대화 주제와 같은 문장을 사용해서 대화를 나누는 것이 아니라, 새롭고 폭 넓은 대화 주제로 다양한 표현을 사용해서 대화를 해야 한다. 이는 운동을 할 때 익숙하지 않은 움직임을 천천히 그리고 정확하게 만들어 내기 위한 노력을 하는 것과 같다. 처음에는 모든 동작을 의식하며 움직여야 하지만, 점차 몸이 그 감각을 기억하면서 자연스러운 움직임이 가능해진다.

결국 좋은 움직임을 위해서는 근육을 키우는 것만큼이나 그 근육을 얼마나 잘 다룰 수 있는지가 중요하다. 신경과 근육의 원활한 소통이 이루어질 때, 비로소 우리는 우리가 원하는 움직임을 자유롭게 만들어낼 수 있다.

30 발목 발바닥쪽 / 발등쪽 굽힘 운동(Ankle Dorsi Flexion & Plantar Fexic

우리는 걷거나 달릴 때 한 걸음을 내딛을 때마다 발목을 지면 쪽으로, 정강이 쪽으로 굽히는 동작을 계속해서 반복한다. 이 움직임은 스쿼트나 점프, 축구공을 차거나 계단을 오르는 등 일상 생활과 스포츠에서 하체를 사용하는 모든 동작의 기본이 된다. 만약 발목을 발바닥 쪽으로, 발등 쪽으로 굽히는 동작이 제한된다면 이와 관련된 모든 움직임에 문제가 생길 수 있다.

발목 스트레칭은 주변 근육들의 긴장을 완화해 주는 효과가 있다. 하지만 긴장이 풀어졌다고 해서 발목이 바로 잘 움직이는 것은 아니다. 발목을 스스로 움직이는 것은 신경계와 근육의 밀접한 상호작용을 통해 이루어지기 때문에, 신경의 명령과 근육의 반응을 지속적으로 훈련해야만 움직임이 점차 개선될 수 있다. 그러기 위해서는 관절의 움직임을 스스로 만드는 연습을 꾸준히 해야 한다.

발목이 너덜거릴 만큼 유연한 여성 회원들을 많이 본다. 발목이 유연해서 실제로 잘 움직일 것 같지만, 막상 스스로 움직여 보면 가동 범위가 생각만큼 나오지 않고 원하는 방향과 힘으로 발목을 잘 조절하지 못하는 경우가 많다. 유연성은 좋은 움직임을 위해 꼭 필요한 능력이지만, 유연성만 있다면 오히려 부상의 위험이 높아질 수 있다. 중요한 것은 자신이 가진 유연성 범위 안에서 최대한의 움직임 조절 능력을 갖추는 것이다.

"발레를 시작한 지 15년이 넘었는데 항상 발목 부상에 시달렸어요. 발목이 유연한 편이라 문제없을 거라 생각했는데, 알고 보니 오히려 그게 문제였더라고요. 유연성은 좋았지만 정작 발목을 제대로 조절하는 능력이 부족했던 거죠. 발목 기초 운동으로 조절력과 안정성을 키우고 나서야 부상 없이 발레를 즐길 수 있게 되었습니다."

Q 발목 보호대를 착용해도 괜찮나요?

A 발목 보호대는 일시적인 도움은 될 수 있지만, 장기적으로는 오히려 발목을 더 약하게 만들 수 있습니다. 보호대에 의존하면 발목 근육들이 스스로 움직이고 조절하는 능력이 점점 떨어지게 됩니다. 정말 필요한 상황(예: 부상 직후, 격한 운동 시)이 아니라면, 발목이 스스로 움직이고 조절하는 능력을 키우는 것이 더 중요합니다.

1 (오른쪽 발목을 운동할 때) 앉은 자세에서 오른쪽 팔을 오른쪽 무릎 뒤쪽에 끼운다.

2 왼손으로 오른쪽 정강이를 잡아 발목 운동 중 정강이뼈가 움직이지 않도록 고정시킨다.

3 발목을 최대한 발등 쪽으로 굽혔다가 다시 발바닥 쪽으로 굽히는 동작을 반복한다.

4 한 발당 10~15회씩 3세트를 진행한다.

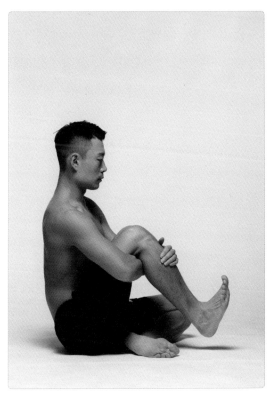

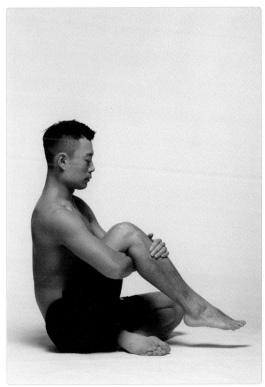

❶ 발바닥 쪽으로 발목을 굽힐 때는 정강이 근육이 늘어나는 느낌으로, 발등 쪽으로 발목을 굽힐 때는 종아리 근육이 늘어나는 느낌으로 운동한다.
❷ 최대한 발목을 굽힌 후 1~2초 정도 버텨준다.

❶ 발목이 내번(안쪽으로 기울어짐)되거나 외번(바깥쪽으로 기울어짐)되지 않도록 주의한다.
❷ 발가락이 발목 대신 과도하게 움직이는지 확인하고, 발목의 움직임에 집중한다.

31 발목 내번/외번 운동(Ankle Inversion & Eversion)

발목을 자주 접질리는 사람이나 평발인 사람들의 발목 움직임을 관찰해 보면 흥미로운 현상이 발견된다. 대부분 한쪽으로만 과도한 움직임이 나오거나, 움직임의 불균형이 나타난다. 특히 발목을 자주 접질리는 사람의 경우, 접질리는 방향으로의 움직임이 클 것 같지만, 실제로 스스로 그 방향으로 움직임을 만들어낼 때는 제대로 된 힘을 발휘하지 못하고 덜덜 떨리는 경우가 많다.

이러한 현상이 발생하는 근본적인 원인은 관절의 감각 저하에 있다. 마치 오랫동안 사용하지 않은 도구가 녹이 슬듯, 제대로 움직이지 않는 관절은 점점 감각을 잃어간다. 움직임의 불균형, 한쪽으로의 과도한 유연성, 조절되지 않는 움직임은 모두 이러한 관절 감각의 저하에서 비롯되며, 결국 체중을 지지하는 상황에서 발목의 안정성을 크게 떨어뜨린다. 우선적으로 필요한 것은 발목의 기초적인 움직임을 통해 관절의 감각을 되살리는 것이다.

발목의 내번과 외번 운동을 할 때는 무릎 관절이 대신 움직이려는 보상 작용이 일어나기 쉽다. 정강이를 잘 고정한 상태에서 발목의 움직임을 하나하나 느끼며 천천히 진행하는 것이 중요하다. 이러한 기초 운동의 효과는 즉각적으로 나타나는데, 운동 전후로 한 발 서기 테스트를 해보면 발목의 안정성이 확연히 향상된 것을 체감할 수 있다.

"저는 발목을 자주 삐끗해서 항상 불안했어요. 심지어 발목 강화 운동을 하다가 다친 적도 있었죠. 그래서 앉아서 하는 발목 움직임 운동을 시작했는데, 처음에는 제가 원하는 대로 발목이 전혀 움직여지지 않았어요. 하지만 천천히 반복하다 보니 움직임 범위도 늘어나고 조절도 잘 되더라고요. 이제는 한 발로 설 때도 발목이 훨씬 안정적이고, 평소에 늘 있던 삐끗할 것 같은 불안감도 많이 사라졌습니다."

Q 운동하면서 '움직임이 조절된다'는게 정확히 어떤 느낌인가요?

A 처음에는 발목을 움직일 때 덜덜 떨리거나 움직임이 뚝뚝 끊기는 느낌이 들 수 있어요. 하지만 운동을 지속하면 원하는 만큼, 원하는 방향으로 부드럽게 발목을 움직일 수 있게 됩니다. 즉, 자신이 목표한 움직임을 원하는 방향과 속도로 만들어 내는 것을 조절이 잘 된다고 표현합니다.

1 (오른쪽 발목을 운동할 때) 앉은 자세에서 오른쪽 팔을 오른쪽 무릎 뒤쪽에 끼운다.

2 왼손으로 오른쪽 정강이를 잡아 발목 운동 중 정강이뼈가 움직이지 않도록 고정시킨다.

3 발목을 최대한 내번(inversion)한 후 다시 외번(eversion)하는 동작을 반복한다.

4 한 발당 10~15회씩 3세트를 진행한다.

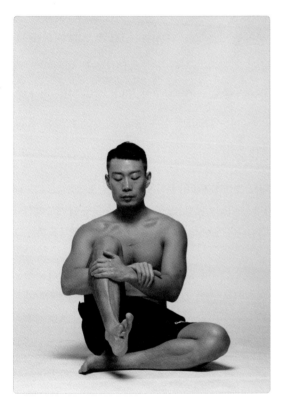

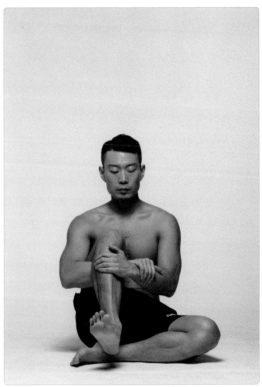

❶ 내번할 때는 바깥쪽 복숭아뼈, 외번할 때는 안쪽 복숭아뼈가 스트레칭 되는 느낌을 받는다.

❷ 움직임에 대한 인지가 잘되지 않으면, 손으로 발목을 잡고 수동적으로 움직여 본다.

❶ 내번과 외번을 할 때 정강이뼈가 회전되지 않도록 주의한다.

❷ 통증이 있으면 운동 범위를 줄이거나 중단한다.

32 발목 회전 운동(Ankle Circle)

발목의 해부학 사진을 보면 알 수 있듯, 발목에는 조그마한 뼈들이 많다. 앞서 배운 고관절이나 어깨 관절과는 달리, 발목은 여러 개의 삭은 뼈들이 복잡하게 연결되어 있는 구조다. 당연히 이 많은 뼈들을 연결하기 위한 인대들도 많고, 그 뼈들을 움직이기 위한 근육들도 많다. 이처럼 복잡한 구조물들이 모여 있는 발목에는 그만큼 많은 고유 수용감각 수용체들이 분포되어 있다.

회전 운동의 가장 큰 특징은 이 많은 뼈들을 한 번에 자극할 수 있다는 점이다. 발목을 앞뒤로 움직이거나 좌우로 움직이는 단순한 동작들은 특정 뼈들의 움직임만 만들어 내지만, 회전 운동은 발목의 모든 뼈들이 마치 정교한 시계 부품처럼 유기적으로 맞물려 움직이면서 하나의 매끄러운 동작을 만들어 낸다. 그렇기 때문에 회전 운동은 다른 동작들보다 더 어렵게 느껴질 수 있다. 여러 개의 뼈들이 조화롭게 움직여야 하고, 그만큼 더 많은 근육들의 정교한 조절이 필요하기 때문이다. 하지만 이러한 복잡한 움직임을 연습하는 과정에서 우리의 신경계는 더 많은 것을 배우게 된다.

"처음에는 발목을 돌리는 게 단순한 준비 운동이라고만 생각했어요. 그런데 꾸준히 하다 보니 웨이트 트레이닝으로도 얻을 수 없는 발목 조절 능력이 생기더라고요. 특히 축구할 때 갑자기 방향을 바꾸거나 울퉁불퉁한 지면을 달릴 때도 예전과 달리 발목이 흔들리지 않고 안정적으로 움직이는 걸 느낄 수 있었습니다. 단순해 보이는 운동이지만 실전에서 느끼는 그 효과는 정말 대단했어요."

Q 다리를 많이 쓰는 운동을 할 때,
이 발목 회전 운동을 언제 하면 좋을까요?

A 운동 전에 준비 운동으로 하는 것이 가장 좋습니다. 하지만 처음부터 큰 범위로 회전하기보다는, 작은 범위에서 시작해서 점차 범위를 넓혀가는 것이 안전합니다. 또한 운동이 끝난 후에도 발목을 부드럽게 회전시켜 주면, 운동 중에 긴장된 발목 주변 근육들을 이완시키는 데 도움이 됩니다.

1 (오른쪽 발목을 운동할 때) 앉은 자세에서 오른쪽 팔을 오른쪽 무릎 뒤쪽에 끼운다.

2 왼손으로 오른쪽 정강이를 잡아 발목 운동 중 정강이뼈가 움직이지 않도록 고정시킨다.

3 발로 큰 원을 그린다는 느낌으로 발목을 회전시킨다.

4 한 방향당 10회씩 양발 3세트를 진행한다.

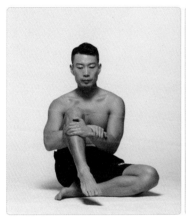
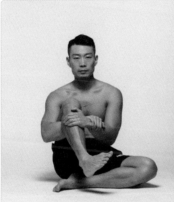
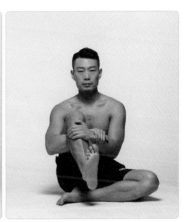
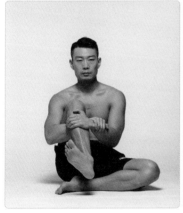
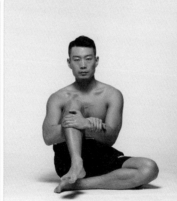
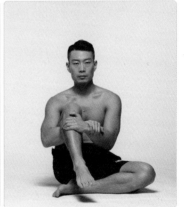

❶ 발목의 굽힘 동작과 내번, 외번 동작이 원을 그리면서 모두 나올 수 있도록 한다.

❷ 발가락이 붓이라고 생각하고, 실제로 스케치북에 원을 그린다고 상상한다.

❶ 발목이 회전하는 동안 정강이가 회전하지 않도록 주의한다.

❷ 발목에 통증이 있다면 통증이 없는 범위에서 움직인다.

33 서서 발바닥 쪽 굽힘 운동(Standing Ankle Plantal Flexion)

발목을 발바닥 쪽으로 굽히는 동작은 걷거나 달릴 때 우리 몸을 앞으로 추신해 내는 힘을 만들어 낸다. 점프할 때도 마찬가지다. 발목이 지면을 강하게 밀어내면서 만들어진 힘이 마치 도미노처럼 무릎, 고관절을 거쳐 몸통까지 전달되며 우리 몸은 수직으로 솟아오르게 된다.

만약 이러한 발목의 발바닥 쪽 굽힘이 제대로 이루어지지 않는다면 어떻게 될까? 우리 몸은 항상 부족한 부분을 다른 곳에서 보상하려 한다. 발목이 지면을 제대로 밀어내지 못한다면, 그 위에 있는 무릎이 더 많은 일을 하게 된다. 이는 결국 무릎의 과사용으로 이어져 운동 능력이 떨어질 뿐만 아니라 부상의 위험도 높아지게 된다.

하지만 많은 사람들이 발바닥으로 지면을 밀어내는 느낌을 잘 인지하지 못한다. 그동안 발목의 역할과 기능에 대해 깊이 생각하며 움직여 본 경험이 부족했기 때문이다. 단순히 뒤꿈치를 들어올리는 동작이 아니라, 발바닥 전체로 지면을 밀어내면서 그 반작용으로 뒤꿈치가 들리는 느낌을 잘 인지하며 운동한다면, 걷기나 달리기에서도 더 강한 추진력을 만들어낼 수 있을 것이다.

"단순해 보이는 동작인데도 꽤 집중력이 필요합니다. 발바닥으로 지면을 밀어낸다는 느낌을 잡는 데 시간이 좀 걸렸지만, 익숙해지니 걷거나 달릴 때 발이 지면을 밀어내는 느낌이 확실히 좋아졌어요"

Q 이 운동을 하면 점프력이 정말 좋아지나요?

A 이 운동은 발목의 근력을 키워 지면을 밀어내는 추진력을 높이는 데 도움을 줍니다. 꾸준히 운동하면 점프력을 향상시키는 데 효과적입니다. 다만, 더 나은 결과를 위해서는 하체 전반을 강화하는 추가 운동도 병행하는 것이 좋습니다.

1 반듯하게 서서 한 발의 뒤꿈치를 들어올리며 무릎을 앞으로 내민다.

2 천천히 뒤꿈치를 내리며 반대쪽 발의 뒤꿈치를 들어올린다.

3 양발 각각 20회씩 3세트를 진행한다.

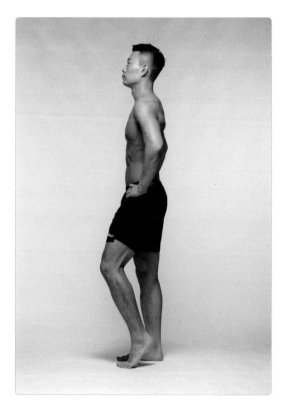

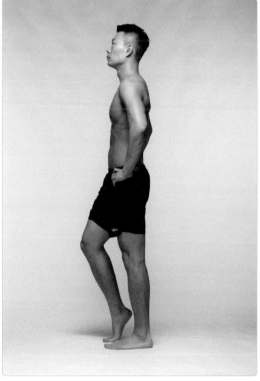

① 뒤꿈치를 들어올릴 때 발바닥 앞부분으로 지면을 지그시
   밀어내면서 종아리 근육에 힘이 들어오는 것을 느낀다.
② 동작이 익숙해지면 양발을 리듬감 있게 움직인다.

① 뒤꿈치를 들어올릴 때 발가락만 접히지 않도록 주의한다.
② 발목에 부담이 된다면 벽이나 의자를 잡고 운동한다.

34 서서 발등 쪽 굽힘 운동(Standing Ankle Dorsi Flexion)

걸을 때 신발을 질질 끄는 사람들을 종종 볼 수 있다. 이것을 단순한 걸음걸이 습관의 문제로 볼 수도 있지만, 발목을 발등 쪽으로 충분히 당기는 기능의 문제가 있어서 발생하는 현상일 수 있다. 이런 사람들은 걸을 때 발바닥을 지면에서 제대로 떼지 못해 자연스럽게 발을 끌게 된다.

걸을 때나 달릴 때, 또는 운전을 할 때 허리가 아프다는 회원들을 평가해 보면 대부분 발목을 발등 쪽으로 당기는 동작이 제한되어 있다. 이럴 경우 그 부족한 움직임을 보상하기 위해 골반이 앞으로 기울어지면서 허리가 젖혀지게 된다. 결국 발목의 움직임 제한이 허리의 피로로 이어지는 것이다.

걸을 때 뒤꿈치부터 지면에 닿아야 충격을 효과적으로 흡수할 수 있다. 그다음 발바닥 전체가 지면을 밀어내면서 자연스러운 보행이 완성된다. 발을 뒤꿈치부터 닿게 하기 위해서는 발목을 발등 쪽으로 당기는 배측굴곡의 움직임이 잘 나와줘야만 한다. 최근 올바른 걷기 방법에 대한 관심이 높아졌다. 하지만 많은 사람들이 걷기 자체의 기술만 배우려 한다. 이는 마치 칼날이 무뎌진 채로 칼질 기술만 연습하는 것과 같다고 생각한다. 발목 관절의 기능을 개선하지 않은 채 걷기 방법만 습득하려는 것은 머리로는 이해해도 몸이 따라주지 않는 결과를 낳을 것이 뻔하다.

"운동을 통해 발목이 얼마나 허리와 연결되는지 체감했어요. 발목을 제대로 쓰는 법을 배우니, 신발을 질질 끌던 걸음걸이도 개선됐고 허리의 피로가 줄었습니다."

 Q 앉아서 해도 괜찮나요?

 A 네, 앉아서도 이 운동을 할 수 있습니다. 발목을 당길 때 골반이 움직이며 허리에 힘이 들어갈 수 있으니, 골반을 바르게 유지한 상태에서 발목을 당기도록 주의해야 합니다.

1 반듯하게 서서 한 발의 발목을 정강이 쪽으로 굽혀 들어올린다.

2 천천히 발바닥을 내리며 반대쪽 발의 앞부분을 들어올린다.

3 양발 각각 20회씩 3세트를 진행한다.

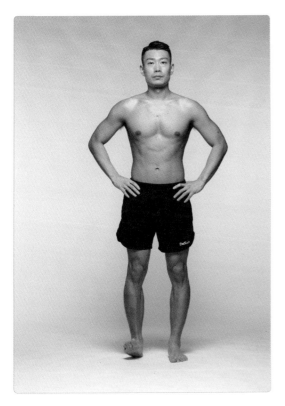 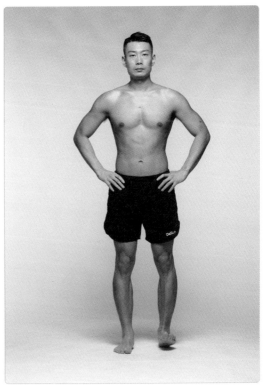

① 발을 들어올릴 때 정강이 근육(전경골근)에 힘이 들어오는 것을 느낀다.
② 뒤꿈치가 아프다면 푹신한 매트 위에서 운동한다.
③ 동작이 익숙해지면 양발을 리듬감 있게 움직인다.

① 엄지발가락과 새끼발가락이 같은 선상을 유지하며 발을 들어올리도록 신경 쓴다.
② 발등을 들어올렸을 때 골반이 전반경사되지 않도록 주의한다.

체중을 활용한 실전 발목 강화 운동 다섯 가지

방탄 발목을 만드는 핵심 원칙은 역설적이게도 발목을 불안정하게 만드는 것이다. '발목이 불안정하면 안 되는 거 아닌가?'라고 생각할 수 있지만, 현대인들이 근골격계 질환에 쉽게 노출되는 이유 중 하나는 오히려 너무 안전한 환경에서만 생활하기 때문이다. 신체가 튼튼해지고 강해지는 원리는 환경에 '적응'하는 것이다. 계단을 오르면 계단을 오르기 위한 근육이 발달하고, 반대로 소파에만 앉아 있다면 근육을 쓸 일이 없어 근감소가 일어난다. 마치 카멜레온이 환경에 따라 몸의 색을 바꾸듯, 우리의 신체도 주어진 환경에 맞춰 변화한다. 발목에 불안정한 상황은 주변 근육들에게 큰 도전이 된다. 하지만 이러한 도전을 통해 발목은 불안정한 환경에서도 잘 적응하며, 더 안정적으로 자신을 보호할 수 있는 능력을 키워나간다. 발목의 기초 기능을 충분히 향상시켰다면, 이제는 본격적으로 스포츠 환경이나 일상에서 발목 부상을 예방하고 더 나은 움직임을 만들기 위한 실전 강화 운동이 필요하다. 이번에 배울 다섯 가지 실전 운동은 더 도전적인 자세로 진행되며, 발에 더 많은 부하를 준다. 또한 발목 근육뿐만 아니라 무릎과 고관절의 움직임도 함께 사용하게 된다. 이를 통해 발목이 단독으로 일하는 것이 아닌, 전신이 조화롭게 협응하며 실전 상황에서 더 안정적으로 발목을 사용할 수 있게 될 것이다.

맨발로 운동해야 하는 이유

우리는 너무나 당연하게 운동할 때 신발을 신는다. 하지만 신발을 신고 운동하는 것이 항상 최선은 아니다. 특히 발목 운동을 할 때는 맨발로 하는 것이 더 큰 효과를 얻을 수 있다.

회원들을 처음 상담할 때 보면, 대부분 자신의 발가락을 자유자재로 움직이지 못한다. 엄지발가락만을 독립적으로 들어 올리거나 엄지발가락을 제외한 나머지 네 발가락을 들어 올리는 것을 어려워하는 경우가 많다. 이는 우리가 태어날 때부터 가지고 있던 발의 기능을 점차 잃어가고 있다는 신호다.

실제로 현대인들에게 무지외반증이나 평발, 족저근막염과 같은 발의 근골격계 질환이 급증하고 있다. 이러한 문제들은 단순히 신발이 불편해서가 아니라, 양말과 신발 속에 항상 갇혀 있는 우리 발이 본연의 감각과 기능을 잃어가면서 발생하는 경우가 많다.

우리 발바닥에는 수많은 감각 수용기들이 있다. 이 수용기들은 지면과 접촉할 때 압력과 촉각 정보를 뇌로 전달한다. 하지만 신발을 신으면 이러한 감각 정보가 제한된다. 마치 장갑을 끼고 물건을 만지면 촉감이 둔해지는 것처럼, 신발을 신으면 발바닥이 느낄 수 있는 감각이 줄어드는 것이다.

맨발로 운동을 하면 발바닥의 작은 근육들이 더욱 적극적으로 활성화된다. 평소 신발 속에 갇혀 제 역할을 못 하던 발의 작은 근육들이 깨어나면서, 발목의 안정성과 균형 능력이 향상된다. 또한 지면과 직접 접촉하면서 받는 다양한 자극은 우리 신경계가 더 많은 것을 학습하도록 돕는다.

물론 무조건 맨발로 운동하라는 것은 아니다. 높은 강도의 점프 운동이나 웨이트 트레이닝을 할 때는 안전을 위해 신발을 착용해야 하기도 한다. 또한 발바닥에 상처가 있거나 피부가 약한 경우에도 발을 보호해야 한다. 하지만 발목 운동이나 균형 운동처럼 안전하게 할 수 있는 운동들은 가능한 맨발로 하는 것이 더 큰 효과를 얻을 수 있다.

최근 맨발 걷기가 새로운 건강 트렌드로 주목받고 있다. 발이 본연의 감각을 되찾고, 발을 자극시킨다는 점에서 분명 긍정적이지만, 평소 신발 속에 갇혀 있던 우리 발이 갑자기 맨발 걷기를 시작하면, 마치 오랫동안 깁스를 했던 팔로 갑자기 무거운 것을 들려고 하는 것과 같다.

우리는 먼저 이런 기초적인 발목 운동들을 맨발로 시작하면서, 차근차근 발의 감각과 근력을 깨워 나가야 한다. 발이 본연의 기능을 되찾고, 지면을 제대로 느끼고 반응할 수 있게 된 후에야 맨발 걷기와 같은 더 높은 수준의 운동도 안전하고 효과적으로 수행할 수 있을 것이다.

35 까치발 걷기(Ankle Plantar Flexion Walk)

전설적인 농구 선수 마이클 조던이 점프력 향상을 위해 5km 거리의 경기장을 매일 뒤꿈치를 들고 다녔다는 일화가 있다. 이 이야기의 진위 여부와 상관없이, 뒤꿈치를 들고 걷는 동작이 발목 강화에 탁월한 효과가 있다는 것은 분명한 사실이다.

까치발 자세, 즉 발 뒤꿈치를 들어올린 자세는 발목이 가장 불안정한 포지션이다. 실제로 우리가 발목을 삐끗할 때도 대부분 이 자세에서 발생한다. 하이힐을 신었을 때 발목에 무리가 많이 가는 이유도 이 불안정한 자세로 오랜 시간 체중을 지탱해야 하기 때문이다.

하지만 뒤꿈치를 들고 걷는 운동은 하이힐을 신는 것과는 전혀 다른 원리로 작용한다. 까치발 자세로 걸을 때 앞발이 지면을 강하게 누르면서 종아리 근육이 발목을 단단하게 잡아준다. 또한 뒤꿈치를 능동적으로 들어올리는 과정에서 발목 주변 근육들이 적극적으로 활성화된다. 이러한 능동적인 움직임과 체중 부하의 조합이 발목을 더 강하게 만드는 핵심 요소가 되는 것이다.

"평소 발을 자주 접질렀는데 이 운동을 꾸준히 하고 나서 발목이 더 안정된 느낌이 들어요. 처음에는 까치발 자세가 불안정했지만, 점차 균형 잡는 힘이 좋아졌습니다".

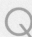

Q 발목이 약한 사람도 이 운동을 해도 될까요?

A 네, 오히려 발목이 약한 사람에게 추천되는 운동입니다. 다만 처음에는 벽이나 의자를 잡고 균형을 유지하며 천천히 진행하세요.

1 양발의 뒤꿈치를 들어올린 상태에서 발바닥 앞부분으로만 제자리에서 걷거나, 앞뒤로 이동한다.

2 1~5분 동안 시간을 정해 두고 여러 세트를 반복한다.

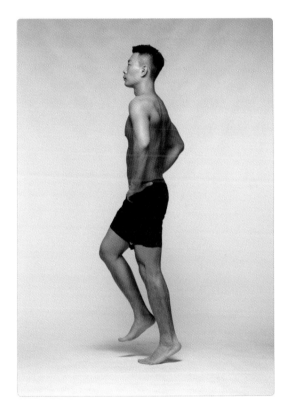 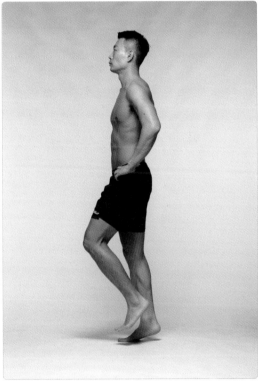

❶ 옆으로 걷는 동작을 응용하면 발목의 다양한 방향에서 안정성을 향상시킬 수 있다.
❷ 발가락과 연결된 발목 근육을 잘 활용하기 위해 신발과 양말을 벗고 진행한다.

❶ 자신의 체력 수준에 맞게 운동량을 적절히 조절한다.
❷ 한 번에 무리하지 않고 자주 반복하여 빈도를 높이는 것이 좋다.

36 발등 걷기(Ankle Dorsi Flexion Walk)

까치발로 걷는 것에 비해 발목을 정강이 방향으로 굽혀 걷는 것은 훨씬 더 어려운 도전이다. 발목을 발바닥 쪽으로 굽히는 동작보다 정강이 쪽으로 굽히는 동작의 가동 범위가 작을 뿐만 아니라, 발등으로 서 있는 것 자체가 상당히 어려운 과제이기 때문이다.

이 동작을 할 때 자세를 관찰해 보면 발목의 기능을 쉽게 평가할 수 있다. 만약 발등으로 서 있을 때 엉덩이가 뒤로 빠지고 허리가 젖혀진다면, 이는 발목의 배측굴곡(발등 쪽 굽힘) 움직임이 원활하지 않다는 신호다. 이런 경우에는 두 가지 방법을 제안한다. 발목 배측굴곡 운동으로 충분히 보강한 후 다시 도전하거나, 처음부터 의자를 잡고 안전하게 진행하는 것이다.

"이 운동을 하고 다음 날 정강이 근육에 근육통이 생겨서 너무 어이가 없었어요. 그만큼 제 발목 근육이 얼마나 약한지 깨닫게 되었습니다. 이제는 예전보다 근육을 더 많이 쓰지 않아도 쉽게 발목을 발등 쪽으로 굽힐 수 있게 됐어요."

Q 저는 발등이 아파서 도저히 서 있지 못하겠어요.

A 사람마다 발등의 지방 두께나 뼈의 모양이 다르기 때문에 일부 사람들은 발등에 더 큰 압박을 느낄 수 있습니다. 이런 경우 양발로 서서 하는 운동 대신, 한발씩 발목을 발등 쪽으로 굽히는 운동을 시도해 보세요. 의자에 앉은 상태에서 한 발씩 천천히 발등을 굽히는 동작을 반복하면 발등의 압박을 줄이면서도 같은 효과를 얻을 수 있습니다.

1 양발의 앞부분을 들어올려 발등으로 제자리에서 걷거나, 앞뒤로 이동한다.

2 20초~1분 동안 시간을 정해 두고 여러 세트를 반복한다.

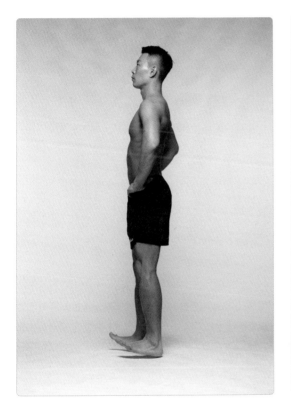 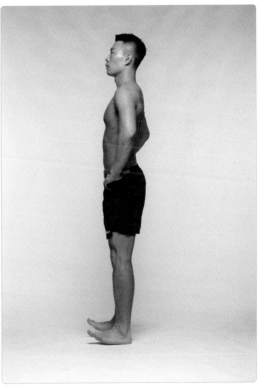

❶ 균형 잡기가 어렵다면 벽이나 의자를 잡고 걷는다.
❷ 정강이 앞쪽 근육인 전경골근에 힘이 들어오는 것을 느낀다.

❶ 발등을 충분히 들어올릴 가동 범위가 나오지 않으면, 기본적인 발목 움직임을 먼저 연습한 후 운동을 진행한다.
❷ 엉덩이가 뒤로 빠지거나 골반이 전방경사 되지 않도록 주의한다.

37 까치발 서서 외번/내번 운동 (Standing Ankle Eversion & Inversion)

스포츠 활동에서 급격한 방향 전환을 할 때 발목은 예측하지 못한 안쪽, 바깥쪽으로의 부하를 받게 된다. 이런 순간에 발목이 그 충격을 잘 견뎌내느냐 아니냐는 평소 발목의 움직임 경험에 따라 크게 달라진다.

발목을 다양한 환경과 자극 속에서 움직여 본 경험이 많다면, 예측하지 못한 상황에서도 발목은 스스로 안정성을 찾을 수 있다. 반면 항상 안정적인 상황에서만 발목을 사용해 왔다면, 평소에는 불편함을 느끼지 못하다가도 갑작스러운 부하가 왔을 때 제대로 대처하지 못할 수 있다.

이는 마치 운전과도 같다. 직선 도로에서만 운전해 본 사람은 급커브에서 당황하기 쉽지만, 다양한 도로 상황을 경험해 본 사람은 예상치 못한 상황에서도 침착하게 대처할 수 있는 것과 같은 원리다. 움직임의 경험들은 뇌에 기억으로 저장되어, 실제 상황에서 마치 이미 겪어본 일처럼 자연스럽게 대처할 수 있게 해준다.

이러한 원리가 바로 이 운동에 적용된다. 발목이 가장 불안정한 자세인 까치발 상태에서 좌우로 무게 중심을 이동하면서, 발목이 다양한 스트레스에 적응할 수 있도록 훈련하는 것이다. 여기에 무릎을 살짝 굽혀 허벅지 근육까지 함께 사용하면, 실제 스포츠 상황과 유사한 환경에서 발목과 다리 전체의 협응력을 향상시킬 수 있다.

"저는 스쿼트를 할 때 한쪽 엄지발가락 쪽이 자꾸 들려서 일어날 때 발 전체로 지면을 제대로 밀어내지 못하는 느낌이 있었어요. 이 운동을 꾸준히 하면서 발바닥 양쪽으로 균형 있게 지면을 밀어내는 감각이 더 좋아졌습니다. 덕분에 하체 운동을 할 때 발이 더 안정적으로 균형을 잡게 되었어요."

Q 저는 까치발로 서서 무릎을 굽히는 것조차 힘들어요.

A 그렇다면 꼭 까치발 상태에서 발목을 외번이나 내번하지 않고, 그 자세로 버티는 연습부터 시작해 보세요. 이 동작만으로도 발목에 충분히 자극이 가면서, 무릎과 고관절이 협력하여 하체를 강화할 수 있습니다. 이 자세가 조금 더 여유로워지면 그다음 단계로 발목을 움직이는 운동을 추가해 진행하면 됩니다.

1 무릎과 고관절을 살짝 굽힌 뒤, 하체를 단단하게 고정한다.

2 양발의 뒤꿈치를 들어올린 후, 한 발은 새끼발가락 쪽으로, 다른 한 발은 엄지발가락 쪽으로 무게 중심을 이동시키며 발목을 외번과 내번시킨다.

3 다시 반대쪽으로 무게 중심을 이동시키며 동작을 반복한다.

4 10회씩 3세트를 진행한다.

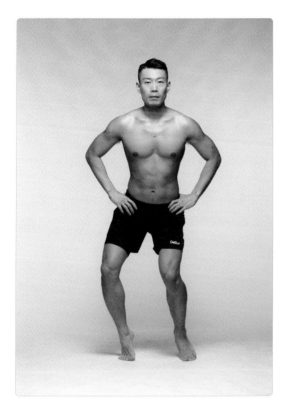

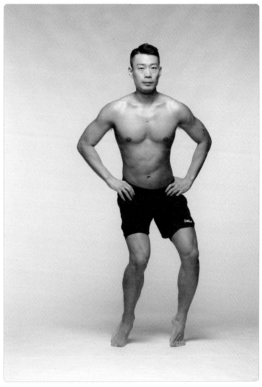

❶ 균형 잡기 어렵다면 벽이나 의자를 잡은 상태에서 수행한다.

❷ 무게 중심을 이동시킬 때는 발 전체에 힘이 고르게 전달될 수 있도록 천천히 이동시킨다.

❶ 엉덩이가 옆으로 빠지지 않도록 주의한다.

❷ 뒤꿈치를 들고 버틸 힘이 없다면, 먼저 발목의 기본 근력을 쌓은 후에 실시한다.

38 런지 자세 발바닥쪽 굽힘 운동(Lunge & Ankle Plantar Flexion)

런지는 스쿼트와 달리 다리를 앞뒤로 벌려 수행하는 동작이다. 이 자세의 가장 큰 특징은 체중이 앞쪽 다리에 더 많이 실린다는 점이다. 또한 좌우로 다리를 벌리는 스쿼트에 비해 훨씬 더 불안정한 자세를 요구하기 때문에, 균형을 잡기 위한 더 많은 근육의 참여가 필요하다.

이러한 런지의 특성은 발목 훈련에도 매우 효과적으로 활용된다. 앞쪽 발목에 실리는 체중 부하와 자세의 불안정성이라는 두 가지 요소가 더해져 운동의 난이도가 높아지고, 이는 발목뿐만 아니라 하체 전체의 근력과 안정성을 동시에 강화하는 데 큰 도움을 준다.

그래서 이 운동은 무릎을 강화하기 위한 사람에게도 도움이 될 수 있다. 무릎이 약한 사람이 반드시 무릎을 굽혔다 폈다 하는 운동만 해야 할 필요는 없다. 이미 하체에 부하가 실린 상태에서 발목과 같은 주변 관절을 움직이면, 발목 주변 근육은 물론 무릎 관절과 허벅지 근육도 함께 활성화된다. 즉, 발목 운동을 통해 무릎 관절을 간접적으로 강화할 수 있다. 특히 무릎을 크게 굽히거나 펴는 동작이 부담스러운 사람에게는, 무릎의 움직임을 최소화하면서 발목 운동을 진행하는 것이 좋은 대안이 될 수 있다.

"저는 제 체중만큼 스쿼트를 할 수 있을 정도로 근력이 있지만, 이 운동을 맨몸으로 하는 것만으로도 너무 힘들었습니다. 돌이켜 보니 평소에 발이 불안정한 환경에서 운동해 본 적이 거의 없었던 것 같아요. 이번 운동을 통해 근력이 좋다고 해서 모든 동작을 잘할 수 있는 건 아니라는 걸 깨달았습니다."

Q 저는 런지 자세에서 까치발을 드는 것이 안 되는데, 런지 자세로만 버티면 운동 효과가 없나요?

A 까치발을 들지 않아도 런지 자세만으로도 발이 균형을 잡기 위해 안정화 역할을 수행하므로 충분히 운동 효과를 얻을 수 있습니다. 하지만 발목을 더 효과적으로 강화하려면 불안정한 환경을 추가해 보는 것이 좋아요. 예를 들어 푹신한 매트 위에서 런지를 수행하면 발목이 중심을 잡으려고 더 많이 작용하게 되어, 발목과 하체 전체를 더욱 강화할 수 있습니다.

1 런지 자세를 만든다.

2 앞다리에 무게 중심을 실고, 앞발의 뒤꿈치를 들어올린 후 천천히 내리는 동작을 반복한다.

3 10회씩 3세트를 수행한다.

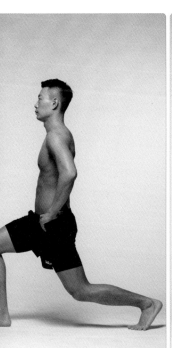
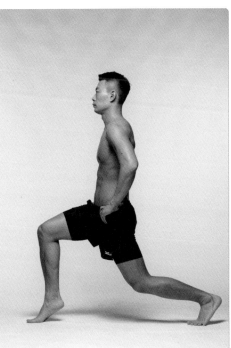
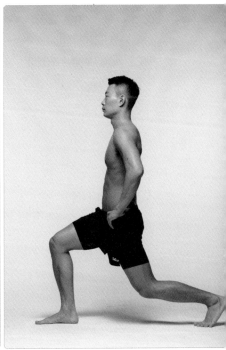

❶ 런지 자세에서 깊이 앉아 허벅지 근육에 긴장감을 유지한다.
❷ 발바닥 앞부분으로 지면을 지그시 밀어낸다는 느낌으로 발 뒤꿈치를 들어올린다.
❸ 앞발의 종아리 근육에 힘이 들어오는 것을 느낀다.

❶ 무릎이 아프다면 앞다리 무릎이 너무 앞으로 나왔는지 확인하고, 무릎이 발목과 같은 선상에 놓이도록 조정한다.
❷ 발 뒤꿈치가 들어올려지지 않는다면, 이전 운동에서 뒤꿈치를 들어올리는 운동을 통해 발목의 기초 근력을 강화한 후에 진행한다.

39 런지 자세 발등쪽 굽힘 운동(Lunge & Ankle Dorsi Flexion)

전경골근은 발목을 발등 쪽으로 당기는 주요한 근육이다. 이 근육은 발목을 들어올리는 역할뿐만 아니라 발의 아치를 만드는 데도 중요한 역할을 한다. 단순히 발목을 발등 쪽으로 굽히는 동작만으로도 이 근육을 어느 정도 강화할 수 있지만 조금 부족하다.

실제로 우리가 걷고, 뛰고, 서 있을 때 전경골근은 항상 체중을 지탱한 상태에서 일한다. 그렇기 때문에 이 근육을 제대로 발달시키려면 체중을 지탱한 자세에서의 훈련이 필수적이다. 런지 자세에서 하는 발등쪽 굽힘 운동은 하체와 몸통을 함께 발달시키며 전경골근을 훈련할 수 있어, 실전에서 필요한 기능을 효과적으로 향상시킬 수 있다.

"운동 후 발목도 발목이지만 허벅지가 엄청 뻐근했어요. 생각보다 허벅지 근육이 많이 사용돼서 이 운동만으로도 충분히 하체 운동 효과를 낼 수 있겠다는 생각이 들었습니다."

Q 런지 자세에서 발목 굽힘은 너무 어려워서 초보자에게 부적합하지 않나요?

A 맞습니다. 만약 런지 자세 자체가 버거운 사람이라면 이 자세에서 발목까지 움직이는 것은 적합하지 않을 수 있습니다. 모든 운동은 자신의 수준에 맞게 수행해야 합니다. 초보자라고 해서 이 운동을 바로 포기하기보다는, 먼저 도전해 보고 자신의 현재 수행 능력을 체크한 후, 필요하다면 난이도를 낮춰 진행하는 것이 좋습니다. 이렇게 한 단계씩 조정하며 진행하면 자신의 수준에 딱 맞는 난이도를 설정하고 운동 효과를 극대화할 수 있습니다.

1 런지 자세를 만든다.

2 앞다리에 무게 중심을 싣고, 앞발의 발등을 들어올린 후 천천히 내리는 동작을 반복한다.

3 10회씩 3세트를 수행한다.

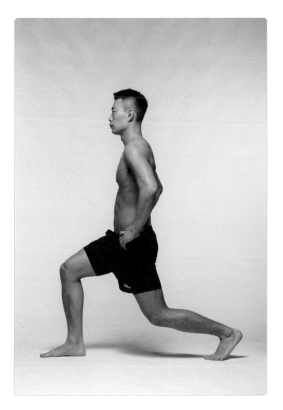
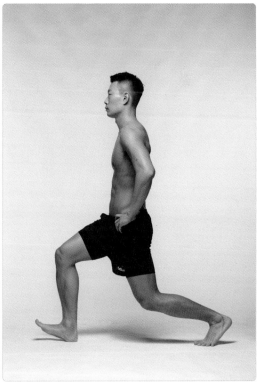

❶ 발 뒤꿈치가 아프다면 푹신한 매트 위에서 운동을 진행한다.
❷ 균형 잡기가 어렵다면 벽이나 의자를 잡고 운동한다.

❶ 발등이 들어올려지지 않는다면, 이전 운동에서 뒤꿈치를 들어올리는 운동을 통해 발목의 기초 근력을 강화한 후에 진행한다.
❷ 자신에게 맞는 운동 시간과 횟수를 설정한다.

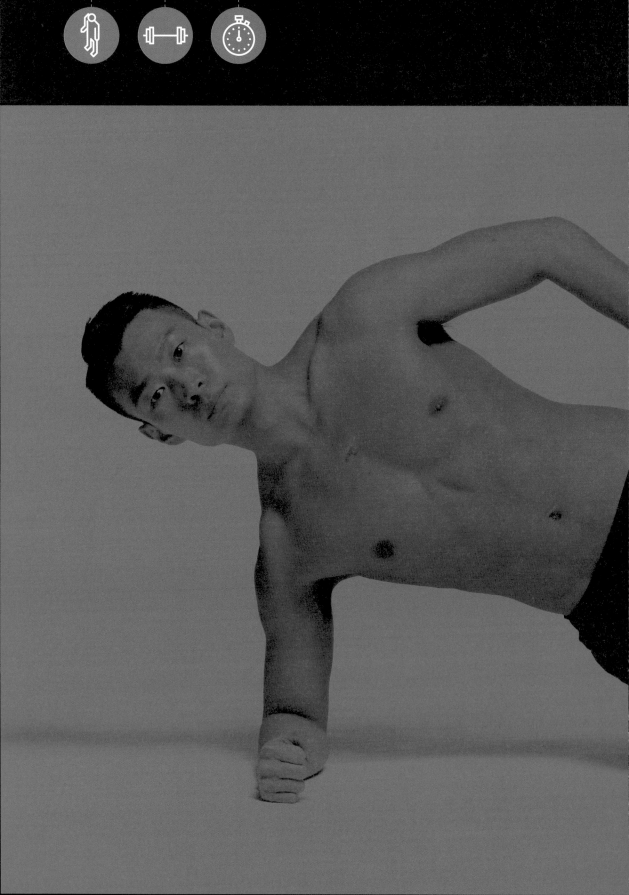

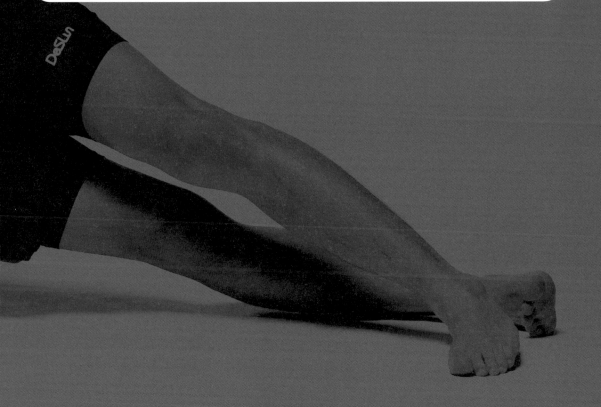

상하체를 잇는
코어 기능성 운동

● ● ●

코어를 아십니까?

코어(Core)는 기능성 운동에서 빠질 수 없는 핵심 주제다. 코어가 없으면 기능적인 움직임도 있을 수 없기 때문이다. 길거리에서 아무나 붙잡고 도를 아냐는 말 대신 "코어를 아세요?"라고 물어 보면 대부분 들어 봤다고 말할 것이고, 허리 건강이나 자세 교정에 중요하다는 상식 정도는 알고 있을 것이다.

코어는 말 그대로 '중심'을 뜻한다. 그래서 많은 사람이 코어 근육을 몸통의 중심부, 특히 복부와 허리 주변의 근육으로 생각한다. 이런 관점에서 '코어 강화 = 복근 운동'이라는 공식이 오랫동안 받아들여져 왔다. 하지만 이제는 이런 단순한 해석에서 벗어나야 한다.

척추 질환과 허리 통증을 연구해 온 많은 연구자 덕분에 코어의 개념은 단순히 복부 근육을 넘어 훨씬 넓은 의미로 발전해 왔다. 전화기가 단순한 통화 수단을 넘어 인터넷 서핑, 사진 촬영, 금융 서비스 등 다양한 역할을 하게 된 것처럼, 이제는 코어에 대한 이해도 더 깊어지고 넓어져야 한다.

기능적 관점에서의 코어

코어는 '중심부 근육'이라는 해부학적 정의를 넘어선다. 코어는 오케스트라처럼 여러 근육이 조화롭게 협력하는 하나의 시스템이다. 이 시스템은 척추를 안정화하고 팔다리의 움직임을 조율하며, 힘을 효율적으로 전달하는 역할을 한다.

예를 들어, 야구 선수가 공을 던질 때를 생각해 보자. 팔의 힘만으로 공을 던지는 것이 아니라 발에서 시작된 힘이 다리, 골반, 몸통을 거쳐 팔로 전달되며 강력한 투구가 완성된다.

이때 코어는 자동차의 변속기처럼, 하체에서 만들어진 힘을 팔로 효율적으로 전달하는 역할을 한다. 이런 관점에서 코어 근육은 단순히 복부와 허리 근육에 그치지 않고, 하체의 강한 힘을 몸통으로 전달하는 대둔근과 몸통의 힘을 팔로 전달하는 광배근 등 더 넓은 범위의 근육까지 포함한다고 볼 수 있다.

코어의 또 다른 핵심 역할은 몸통의 안정화, 즉 몸의 중심축인 척추를 안정화하는 것이다. 하지만 척추 주변 근육을 단단하게 만드는 것만으로는 충분하지 않다. 우리 몸은 전봇대처럼 고정된 구조물이 아니기 때문이다. 우리는 끊임없이 팔다리를 움직이며 생활한다. 이때 코어는 팔다리의 움직임을 원활하게 만들어 주는 동시에, 반대로 팔다리의 좋은 움직임이 있어야 코어도 제 기능을 발휘할 수 있다. 톱니바퀴처럼 서로가 서로에게 영향을 미치는 것이다.

허리가 아픈 사람들은 척추 주변 근육의 약화뿐만 아니라 대부분 팔다리의 움직임도 좋지 않은 경우가 많다. 효과적인 코어 운동을 위해서는 복부만을 강화하는 것이 아니라 팔다리와 몸통의 협응력을 함께 향상시켜야 한다. 여기에 더해 중요한 것이 바로 코어의 반사적 능력, 즉 순발력이다. 아무리 강한 코어 근력을 가지고 있더라도 그 힘을 필요한 순간에 빠르게 발휘하지 못한다면 소용이 없다. 팔다리를 움직일 때 얼마나 무의식적이고 신속하게 척추 안정화 근육들이 작동하는지가 관건이다. 발목 안정화 훈련에서 불안정한 상황을 의도적으로 만드는 것처럼, 코어 트레이닝에서도 다양한 불안정성을 통해 빠른 반응 속도를 길러주는 것이 중요하다.

이번 파트에서는 이러한 현대적 관점의 코어 개념을 바탕으로, 기초적인 코어 운동부터 실전에서 효과적으로 활용 가능한 고급 코어 운동까지 단계적으로 배워 볼 것이다.

세계적인 척추권위자가 개발한 허리안정화 운동

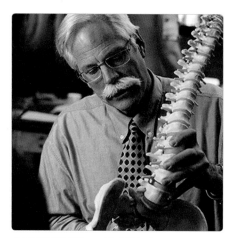

스튜어트 맥길(Stuart McGill) 교수

스튜어트 맥길 박사는 재활 트레이너라면 누구나 알 정도로 척추 분야에서 세계적으로 유명한 권위자다. 그는 허리 통증을 연구하며 효과적인 새활 운동법을 개발해 왔고, 그 중에서도 'Big3 운동'은 허리 통증 예방과 완화를 위한 대표적인 코어 운동으로 자리 잡았다. 이 운동은 국내뿐만 아니라 전 세계에서 허리 부상을 당한 사람들에게 필수적인 운동으로 알려져 있다.

'Big3 운동'은 허리의 불필요한 움직임을 최소화하면서, 허리 주변의 코어 근육을 강화하는 데 중점을 둔다. 이 운동의 가장 큰 특징은 척추의 중립 자세를 유지하며 깊은 코어 근육을 선택적으로 활성화시킨다는 점이다. 특히 복횡근과 다열근 같은 심부 근육들이 효과적으로 작동하도록 설계되어 있다.

코어를 강화하는 운동은 수없이 많지만, 기초적인 코어 근육이 활성화되지 않은 상태에서 더 복잡한 운동을 시도하는 것은 마치 타이어 없이 고속도로를 달리는 것과 같다. 우리 몸은 과속 자체가 문제라기보다는 과속할 만한 기본적인 준비가 되어 있지 않기 때문에 부상이 발생한다.

개인적으로 맥길 박사의 'Big3 운동'이 모든 허리 통증을 해결하는 만병통치약이라고 생각하지는 않는다. 하지만 척추의 기초적인 안정화가 부족한 사람이라면 반드시 이 기본적인 능력부터 키워야 한다는 것은 분명하다.

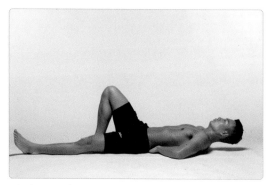

컬업(Curl-up)

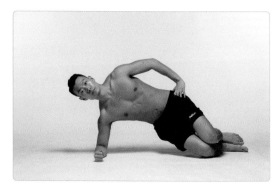

사이드 브릿지(Side Bridge)

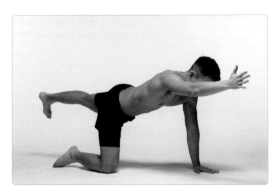

버드독(Bird Dog)

'Big3 운동'은 컬업(Curl-up), 사이드 브릿지(Side Bridge), 버드독(Bird Dog)으로 구성된다.

각각의 운동은 척추의 안정성을 여러 방향에서 훈련하도록 설계되었다. 이 세 가지 운동을 통해 우리는 모든 방향에서 척추를 안정화하는 능력을 기를 수 있다.

이제부터 'Big3 운동'을 하나씩 자세히 살펴 보고, 각 운동의 올바른 수행 방법과 주의사항에 대해 알아 보도록 하자.

01 컬업(Curl-up)

복근 운동하면 어떤 운동이 떠오르는가? 대부분 윗몸일으키기처럼 상체를 들어올리며 몸통을 굽히는 동작을 떠올릴 것이다. 오랫동안 이러한 방식이 복부 근육을 강화하는 '정석'으로 여겨져 왔다. 하지만 전통적인 복근 운동 방식은 일부 사람들에게 허리 상태를 오히려 더 악화시킬 수 있는 운동이다.

윗몸일으키기는 체육학과 입시의 '꽃'이다. 1분 동안 얼마나 많은 회수를 수행하느냐가 합격의 당락을 좌우하기 때문이다. 체대 입시생들은 실기 만점을 위해 하루에도 수백 번씩 윗몸일으키기를 반복한다. 결국 그들은 '싯업(sit-up) 머신'으로 거듭나지만, 동시에 추간판 탈출증, 즉 허리 디스크라는 불명예스러운 '훈장'까지 얻게 된다. 마라톤 기록을 위해 무리하게 뛰다가 무릎을 망가뜨리는 것처럼, 윗몸일으키기를 잘하는 것과 허리가 건강한 것은 전혀 별개의 문제인 것이다.

허리에 질환이 있다면 허리를 굽히는 동작을 하기 전에 자신의 현재 코어 상태를 점검한 뒤, 수준에 맞는 운동을 해야 부상을 피하고 효과를 최대화할 수 있다. 이러한 문제점을 해결하기 위해 맥길 교수가 고안한 운동이 바로 '컬업'이다. 컬업은 허리를 굽히는 기존 복근 운동의 단점을 보완하여, 허리를 과도하게 굽히지 않으면서도 복부 근육을 효과적으로 단련할 수 있도록 설계되었다.

초보 운전자를 위한 도로 주행 연습 코스처럼, 컬업은 복근 운동을 처음 시작하는 사람이나 허리가 불편한 사람도 부담 없이 시작할 수 있는 입문용 운동이라고 할 수 있다.

"허리 디스크 때문에 복근 운동 자체를 포기했었어요. 허리를 굽히는 게 너무 무서웠거든요. 하지만 컬업은 달랐습니다. 허리를 굽히지 않아도 복부에 확실히 자극이 오더라고요. 꾸준히 하다 보니 코어가 단단해져서 이제는 일상 생활에서도 허리 통증이 많이 줄었어요."

Q 허리가 자꾸 뜨는데 어떻게 해야 하나요?

A 이런 현상은 복부에 충분한 긴장감 없이 머리를 들어올릴 때 자주 발생합니다. 먼저 허리 아래에 놓은 손바닥을 지그시 눌러 준다는 느낌으로 복부에 긴장감을 만들어 보세요. 이 상태에서 천천히 머리를 들어올리면 허리가 뜨는 것을 막을 수 있습니다.

1 등을 대고 누운 상태에서 한쪽 다리는 굽히고 다른 다리는 바닥에 펴서 둔다.

2 손을 허리 밑에 두어 허리가 살짝 젖혀진 상태를 유지한다(중립 자세).

3 복근에 힘을 주어 머리와 어깨를 천천히 살짝 들어올린다.

4 턱은 자연스럽게 유지하고 허리가 바닥에 붙지 않도록 주의한다.

5 머리와 어깨를 든 상태에서 버틴다.

6 자신의 체력 수준에 따라 10초에서 40초까지 운동 시간을 설정하여 3세트를 진행한다.

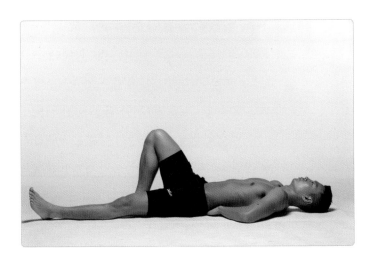

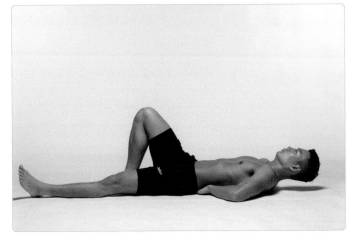

❶ 목에 힘이 많이 들어간다면 머리 뒤에 손을 얹고 운동한다.
❷ 호흡을 유지하면서 복부에 긴장감을 유지한다.

❶ 고개가 앞으로 나오지 않도록 주의한다.
❷ 목과 허리가 과도하게 굽어지지 않도록 주의한다.

02 버드독(Bird dog)

버드독은 새를 사냥하는 개를 의미한다. 사냥개는 목표를 발견하면 몸의 균형을 잡고 앞쪽 다리를 들어올리며, 꼬리를 똑바로 세운 자세를 만든다. 버드독이라는 운동도 사냥개처럼 네 발로 엎드려 한쪽 손을 들어올리고, 꼬리 대신 반대쪽 다리를 들어올려 척추의 안정성을 발달시키는 운동이다. 우리는 걷거나 달릴 때 오른쪽 다리가 앞으로 갈 때 자연스럽게 왼팔이 앞으로 나간다. 이렇게 서로 반대되는 움직임의 패턴은 신체의 협응과 균형에 있어서 매우 중요하다. 척추는 이런 팔다리의 협응을 통해 안정되고, 이 과정에서 자연스럽게 복부 주변 근육이 활성화된다. 이 운동의 가장 큰 특징은 척추를 중립 상태로 유지하면서도 팔다리의 협응력을 발달시킬 수 있다는 점이다. 허리를 굽히거나 젖히지 않고도 복부 주변 근육을 효과적으로 강화할 수 있어, 허리 통증이 있는 사람도 안전하게 허리 주변을 강화할 수 있다. 버드독 운동에서 가장 중요한 것은 '항회전(Anti-Rotation)' 능력이다. 항회전이란 말 그대로 회전을 막는 능력을 뜻한다. 특히 요추(허리뼈)와 골반이 회전되지 않도록 하는 것이 핵심이다. 앞서 설명했듯이 허리뼈는 회전에 취약하기 때문에, 조절되지 않는 허리의 움직임은 쉽게 손상을 일으킬 수 있다. 이때 복부 근육이 골반의 움직임을 조절하면서 허리가 회전되지 않도록 돕는다. 이것이 바로 진정한 의미의 코어 안정화다. 네발자세에서 팔과 다리를 들어올리면 한쪽 골반이 허공에 떠 있게 된다. 이때 양쪽 골반의 높이가 달라지면 척추도 중립 자세를 잃게 된다. 마치 튼튼한 다리로 지탱하고 있는 테이블처럼, 복부 근육은 떠 있는 골반이 무너지지 않도록 단단히 받쳐주어야 한다. 이런 항회전 능력을 통해 우리는 더 안정적인 허리 강화를 이룰 수 있다.

"저는 한쪽 팔과 반대쪽 다리를 들어올리는 것 자체가 어려웠어요. 처음에는 동시에 들어올리면 균형을 잡을 수 없어서 한쪽 팔을 먼저 든 다음, 반대쪽 다리를 조심스럽게 들어올렸죠. 꾸준히 연습하다 보니 이제는 팔다리를 동시에 들어도 척추가 흔들리지 않을 만큼 코어가 강해졌고, 오래 걸을 때마다 느꼈던 허리 통증도 사라졌습니다."

Q 운동 효과를 더 높이려면
팔다리를 더 높이 들어야 하나요?

A 네, 팔다리를 높이 드는 것도 운동 강도를 높이는 좋은 방법입니다. 하지만 이는 몸통의 안정성이 충분히 확보된 이후에 시도해야 합니다. 팔다리의 높이보다 더 중요한 것은 척추와 골반이 중립을 유지하는 것입니다. 다리를 너무 높게 들면 허리가 젖혀지기 쉽고, 어깨 유연성이 부족한 상태에서 팔을 높이 들면 허리가 꺾이면서 중립 자세가 무너질 수 있습니다. 따라서 자신의 체력 수준에 맞게 강도를 점진적으로 올려나가는 것이 중요합니다.

1 네발기기 자세를 만든다.

2 오른팔을 앞으로 뻗으면서 동시에 왼쪽 다리를 뒤로 뻗는다.

3 척추의 중립 자세를 유지하며 잠시 버 텼다가 제자리로 돌아온다.

4 이번에는 왼팔을 앞으로 뻗고 동시에 오른쪽 다리를 뒤로 뻗는다.

5 동작을 10~15회씩 3세트 반복한다.

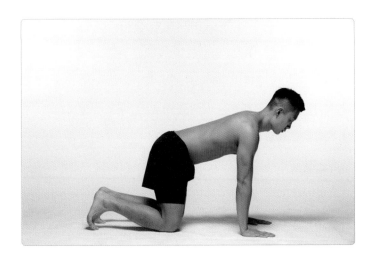

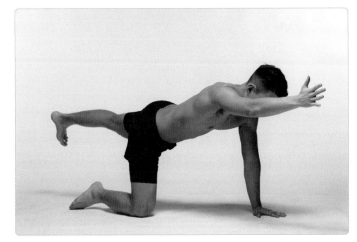

❶ 팔다리를 들어올릴 때는 천천히 들어올리며 몸통의 흔들 림을 최소화한다.
❷ 고개를 들지 않고, 턱을 살짝 당긴다.
❸ 지지하는 팔로 바닥을 밀어내면서 견갑골이 척추에서 멀 어지며 몸통에 힘이 함께 들어오도록 한다.

❶ 다리를 뻗을 때 허리가 과도하게 젖혀지지 않도록 하며, 엉 덩이와 복부에 힘을 유지한다.
❷ 지지하고 있는 어깨의 힘이 풀리지 않도록 주의하며, 고개 가 앞으로 나오지 않도록 한다.

03 사이드 브릿지(Side Bridge)

맥길 교수의 'Big3 운동' 중 마지막은 몸통의 측면 근육을 강화하는 사이드 브릿지이다. 이 동작은 우리가 앞서 배웠던 사이드 플랭크와 거의 같은 동작이다. 컬업으로 몸통 전면을, 버드독으로 전면과 후면을 동시에 강화했다면, 사이드 브릿지는 좌우 측면의 안정성을 완성하는 동작이다.

일반적인 사이드 플랭크는 다리를 쭉 편 상태로 수행하지만, 맥길 교수의 사이드 브릿지는 무릎을 굽힌 자세로 진행한다. 'Big3 운동'은 허리 통증이 있거나 코어가 약한 사람들도 안전하게 할 수 있도록 설계된 것이기 때문이다. 또한, 사이드 플랭크와는 달리 고관절을 펴면서 고관절 신전근을 사용하지 않고 엉덩이만 들어올리기 때문에 사이드 플랭크보다 난이도가 낮은 동작으로 볼 수 있다.

맥길 교수의 'Big3 운동'은 우리가 추구하는 기능성 운동의 원칙과 마찬가지로, 신체의 모든 면에서 코어를 강화함으로써 더 안정적이고 균형 잡힌 몸을 만드는 것을 목표로 한다.

앞으로 배울 실전 코어 운동에서 다루는 사이드 플랭크 동작도 기초편임을 고려해 무릎을 굽히는 동작으로 구성되어 있으므로, 맥길의 'Big3 운동'에서의 사이드 브릿지를 충분히 연습하고 다음 운동들로 나아가길 바란다.

"처음에는 엉덩이를 들어올리는 것조차 힘들었어요. 측면 코어가 이렇게 약한지 몰랐는데, 매일 꾸준히 연습하다 보니 한 달 후에는 엉덩이를 완전히 들어올릴 수 있게 되었고, 다리를 편 사이드 플랭크도 조금씩 가능해 졌습니다. 측면 코어가 강화되면서 오래 앉아 있을 때 늘 느꼈던 허리 통증도 자연스럽게 사라졌어요."

Q 저는 사이드 브릿지를 할 때 주먹이 바닥에서 떨어져요.

A 주먹이 바닥에서 떨어지는 현상은 크게 두 가지 원인이 있습니다. 첫째는 팔꿈치를 펴는 힘이 부족한 경우입니다. 체중을 지탱하면서 주먹으로 바닥을 누르려면 팔꿈치를 펴는 근력이 필요한데, 이 힘이 부족하면 주먹이 떨어지게 됩니다. 이럴 때는 수건을 접어서 주먹 아래에 받치면 바닥을 누르는 힘을 더 잘 느낄 수 있습니다. 두 번째는 무게 중심이 등 쪽으로 쏠려 팔꿈치에만 체중이 실리는 경우입니다. 이때는 몸을 약간 앞쪽으로 기울여 주먹과 전완부에 고르게 체중이 분산되도록 하면 도움이 됩니다.

1 옆으로 누워 전완부와 주먹을 바닥에 댄 후, 엉덩이를 바닥에 대고 양쪽 무릎을 굽힌다.

2 바닥 쪽에 있는 무릎으로 지면을 눌러주고, 지지하는 팔에 힘을 주어 엉덩이를 들어올린다.

3 자신의 체력 수준에 맞춰 버티는 시간을 설정하고, 3세트 진행한다.

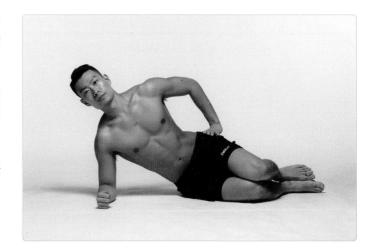

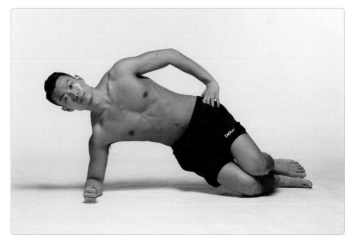

❶ 전완부로 지면을 밀어내어 어깨를 안정화시킨다.
❷ 엉덩이를 들어올린 뒤, 옆구리에 긴장감을 계속 유지한다.
❸ 난이도를 높이기 위해서는 고관절을 신전시켜 대둔근에 힘이 들어오도록 한다.

❶ 팔꿈치와 어깨가 일직선이 되도록 맞춘다.
❷ 고개가 옆으로 기울어지지 않도록 주의한다.

1분 플랭크는 그만, 실전에서 통하는 진짜 코어 만들기

맥길 교수의 'Big3 운동'은 허리 주변의 코어 근육을 안전하게 강화하는 데 매우 효과적이다. 하지만 이 운동들이 모든 상황에서 허리를 보호하고 코어의 기능을 충분히 수행할 수 있는지는 다시 한 번 생각해 볼 필요가 있다. 모든 운동의 효과는 개인의 신체 상태와 목표에 따라 달라질 수 있다. 특히 강한 힘을 요구하고 다양한 방향으로 팔다리를 사용하는 스포츠 환경에서는 'Big3 운동'만으로는 코어의 역할을 발달시키기에는 한계가 있다.

약 10년 전만 해도 플랭크는 코어 강화의 대표 운동이었고, 얼마나 오래 버티는지가 코어 능력의 척도로 여겨졌다. 하지만 최근 연구들은 코어의 진정한 역할이 단순히 자세를 오래 유지하는 것이 아니라, 팔다리를 사용하는 동안 몸통 근육들이 얼마나 빠르고 효율적으로 반응하는지에 달려 있다고 말한다. 이로 인해 많은 운동 전문가들이 플랭크를 오래 버티는 방식에 대해 비판적인 시각을 가지게 되었다.

개인적으로 플랭크가 나쁜 운동이라고 생각하지 않는다. 코어 근육이 약한 사람들에게는 플랭크가 좋은 운동이 될 수 있기 때문이다. 하지만 이미 1분 정도를 버틸 수 있다면, 그 이상 시간을 늘리는 훈련은 비효율적일 수 있다. 플랭크 자세를 정확히 유지할 수 있는 능력이 갖춰졌다면, 이제는 팔다리의 움직임을 통해 몸통을 안정화시키는 훈련이 필요하다.

앞으로 소개할 플랭크 응용 운동들은 앞서 배운 어깨와 고관절의 움직임을 결합하여 실전에 필요한 동적인 코어 안정성을 강화해 줄 것이다. 실전에서 유용한 코어 기능을 키우기 위해서는 팔과 다리를 움직일 때 몸통의 모든 방향에서 안정화 능력을 갖추는 것이 핵심이다.

코어 능력은 어깨와 고관절의 유연성에 달렸다

만성 허리 통증으로 고생하는 사람들의 움직임을 평가해 보면, 놀랍게도 대부분 어깨나 고관절의 유연성이 부족한 경우가 많다. 많은 사람들이 코어 운동만 열심히 하면 허리 건강이 좋아질 것이라 생각하지만, 허리 건강을 위한 코어 강화의 key는 팔과 다리의 기능에 달려 있다.

코어 기능은 마치 은행 계좌와 같다. 저축(코어 강화)을 아무리 열심히 해도 불필요한 지출(부족한 팔다리 움직임을 보상하기 위한 허리의 과사용)이 많다면 결국 통장 잔고(허리 건강)는 늘어나지 않는다. 라켓 스포츠나 야구 투구처럼 팔을 머리 위로 올리는 동작에서 어깨가 뻣뻣하면 허리가 과도하게 젖혀지고, 스쿼트나 달리기를 할 때 고관절이 뻣뻣하면 허리가 과도하게 굽혀지면서 코어의 '지출'이 발생하는 것이다.

우리는 일상 생활이나 운동을 하다 보면 어깨와 고관절을 끊임없이 사용한다. 이때 코어의 진정한 역할은 단순히 허리만을 단단하게 조이는 벨트가 되는 것이 아니라, 어깨와 고관절이 자유롭게 움직일 수 있도록 돕는 튼튼한 나무 줄기가 되는 것이다.

이러한 관점에서 허리 건강을 지키기 위해서는 허리 주변만을 강화하는 데 그치지 말고, 어깨와 고관절의 유연성과 기능을 평가하여 자신에게 부족한 관절의 움직임을 함께 개선해야 한다. 허리 통증의 가해자는 허리가 아닌 전혀 상관없어 보이는 관절일 수 있으며, 허리는 오히려 그 피해자일 수 있다는 점을 명심하자.

04 플랭크 팔 뻗기(Plank Arm Reach)

팔을 머리 위로 들어올릴 때 코어가 약하면 대부분 허리를 뒤로 젖히는 보상 작용이 나타난다. 형광등을 교체하거나 높은 선반의 물건을 꺼내다가 허리를 삐끗하는 경우도 바로 이러한 코어와 어깨의 잘못된 협응 때문이다.

스포츠 현장에서도 마찬가지다. 배구의 스파이크, 야구의 투구, 테니스의 서브처럼 팔을 머리 위로 들어올리는 동작이 많은 운동에서는 코어의 안정화가 특히 중요하다. 코어가 팔의 움직임을 잘 받쳐주지 못하면 부상은 물론 좋은 기량을 발휘할 수도 없다.

대표적인 예로 오버헤드 프레스를 살펴 보자. 바벨을 머리 위로 들어올릴 때 허리가 뒤로 젖혀지거나 무게를 안정적으로 컨트롤하지 못한다면, 이는 단순히 어깨 근력의 문제가 아니다. 팔을 올리는 동안 몸통이 안정적으로 버텨주지 못해서 생기는 현상이다.

플랭크 자세에서 팔을 머리 위로 뻗는 동작은 이러한 문제를 해결하는 좋은 운동이다. 팔을 뻗으면 뻗을수록 허리의 안정성을 유지하기 위해 코어 근육들이 더 강하게 활성화된다. 이를 통해 팔의 움직임과 코어의 안정화를 동시에 훈련할 수 있다.

"저는 일을 하면서 머리 위로 팔을 들어올리는 동작을 자주 하는데, 일이 끝나면 허리가 항상 뻐근하곤 했어요. 코어를 강화하면 도움이 될 것 같아서 플랭크를 열심히 했지만, 통증은 여전히 그대로였어요. 그러다 플랭크 팔 뻗기 운동을 시작하면서 팔이 움직이는 상황에서도 허리를 안정화하는 능력이 좋아졌어요. 이제는 일을 하면서 팔을 머리 위로 들어올릴 때도 허리가 단단히 지지되는 느낌이 들고, 통증도 없어졌어요."

Q **손을 뻗는 순간 몸이 좌우로 흔들려요.**

A 한 손을 떼는 순간 자연스럽게 무게 중심이 이동되는 것은 어느 정도 괜찮습니다. 처음 걸음마를 배울 때 자세가 엉성하다가 반복 연습을 통해 점차 반듯해지는 것처럼, 모든 운동을 처음부터 완벽하게 수행할 필요는 없습니다. 다만, 만약 통증이 발생한다면 운동의 강도를 낮추고, 내가 만들고자 하는 올바른 자세에 최대한 신경 쓰면서 운동을 수행해 주세요.

1 플랭크 자세를 취한다.

2 자세를 유지한 상태에서 한 손을 멀리 뻗는다.

3 천천히 제자리로 돌아온 후, 반대쪽 손을 멀리 뻗는다.

4 동작을 10~20회 반복하며, 3세트 진행한다.

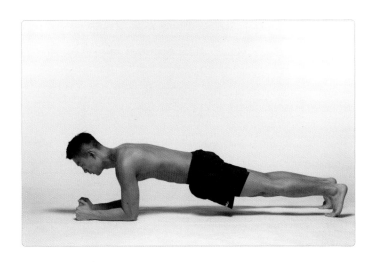

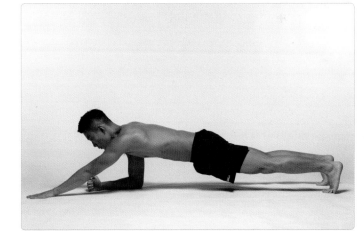

❶ 난이도를 낮추기 위해 무릎을 대고 플랭크 자세에서 손을 뻗는다.
❷ 머리 뒤통수, 등, 엉덩이가 일직선을 이루도록 플랭크 자세를 유지한다.
❸ 발가락으로 지면을 눌러 전신에 힘이 들어오도록 한다.
❹ 손을 뻗을 때는 호흡을 내뱉는다.

❶ 엉덩이가 올라가면서 고관절이 굽혀지지 않도록 한다.
❷ 골반이 전방경사되어 허리가 젖혀지지 않도록 한다.
❸ 골반이 좌우로 틀어지지 않도록 주의한다.

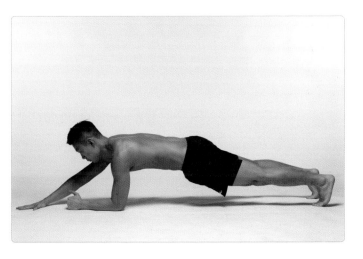

05 하이 플랭크 어깨 터치(High Plank Shoulder Tap)

하이 플랭크 자세는 전완부를 바닥에 대는 일반적인 플랭크와 달리, 팔꿈치를 완전히 펴서 손바닥으로 체중을 지탱하는 자세다. 두 자세의 난이도는 개인의 신체 능력에 따라 다르게 느껴질 수 있다. 일반적인 플랭크에서는 손이 머리 부근에 위치하여 몸통과 비교적 멀리 떨어져 있다. 이로 인해 지렛대의 원리에 따라 몸통 근육의 활성도가 더 높아지게 된다.

반면, 하이 플랭크는 손과 어깨가 수직으로 정렬되어 있어 체중이 비교적 수직으로 전달되기 때문에 몸통에 가해지는 부하가 상대적으로 적다. 하지만 하이 플랭크가 반드시 더 쉬운 것은 아니다. 팔꿈치를 완전히 편 자세는 팔의 길이를 최대한으로 활용하기 때문에 어깨 관절의 안정성이 더욱 중요해진다. 따라서 어깨가 불안정한 사람들은 하이 플랭크를 더 어렵게 느낄 수 있다.

하이 플랭크 자세에서 한 손을 들어 반대쪽 어깨를 터치하는 순간, 운동의 난이도는 한 단계 더 높아진다. 한 팔로만 체중을 지탱해야 하기 때문에 어깨의 안정성과 함께 전신 균형을 잡기 위한 코어의 역할이 극대화된다. 이때 코어가 제대로 작동하지 않으면 골반이 회전하게 되는데, 이러한 회전을 막기 위해 복부 주변 근육들이 즉각적으로 반응해야 한다. 이 과정을 통해 자연스럽게 코어의 순발력이 향상된다.

"처음에는 한 손을 뗄 때 어깨와 몸통이 균형을 잡지 못하고 금방 무너졌어요. 꾸준히 연습한 결과, 어깨와 코어 근육의 반응 속도가 눈에 띄게 향상된 것을 느낍니다."

 Q 이 운동도 난이도를 올리는 방법이 있을까요?

A 하이 플랭크 자세에서 난이도를 높이고 불안정성을 증가시키고 싶다면, 바닥 대신 짐볼에 다리를 올리거나 보수볼에 손을 대고 플랭크 자세를 취하는 방법이 있습니다. 다만, 소도구를 활용하기 전에 자신의 신체를 충분히 조절할 수 있는 능력을 갖추는 것이 우선입니다. 맨몸 운동으로 코어와 어깨의 안정성을 충분히 발달시킨 뒤에 난이도를 점차 높이는 것을 권장드려요!

1 팔꿈치를 펴서 하이 플랭크 자세를 만든다.

2 하이 플랭크 자세를 유지하며, 한 손으로 반대쪽 어깨를 터치한다.

3 천천히 제자리로 돌아와, 반대쪽 손으로 어깨를 터치한다.

4 위 동작을 10~20회 반복하며, 3세트 진행한다.

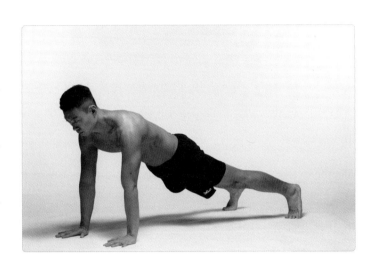

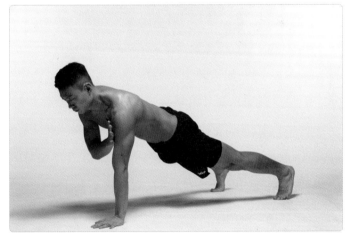

❶ 난이도를 낮추기 위해 무릎을 대고 하이 플랭크 자세를 만든다.

❷ 턱을 당기고 손으로 지면을 밀어내 상체를 단단하게 유지한다.

❸ 한 손을 뗄 때 골반의 좌우 균형을 유지하도록 신경 쓴다.

❹ 자신의 운동 수준에 맞게 다리 간격을 조절한다.

❶ 손을 뗄 때 골반이 틀어지지 않도록 주의한다.

❷ 지지하는 어깨의 힘이 풀려 목이 앞으로 나오지 않도록 주의한다.

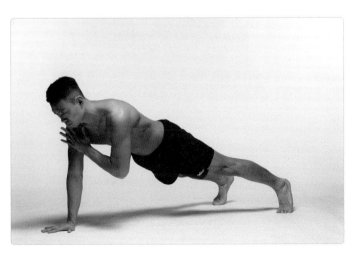

06 하이 플랭크 로우(High Plank Row)

스포츠와 일상 생활에서 한쪽 팔의 '밀기'와 반대쪽 팔의 '당기기' 패턴은 가장 기본적이면서도 중요한 기능적 움직임 중 하나다. 우리는 이 패턴을 생각보다 훨씬 더 자주, 그리고 다양한 상황에서 사용하고 있다. 가장 대표적인 예는 걷기와 달리기에서 찾을 수 있다. 달릴 때 오른팔을 앞으로 밀어내면, 자연스럽게 왼팔은 뒤로 당겨진다. 이러한 상반된 팔의 움직임은 하체의 추진력을 상체로 효율적으로 전달하고, 달리는 동안 몸의 회전을 최소화하는 데 핵심적인 역할을 한다. 이 패턴의 중요성은 격투 스포츠에서 더욱 분명하게 드러난다. 복싱 선수가 잽을 날릴 때 한 팔이 앞으로 미는 동작을 하면, 반대편 팔은 자연스럽게 몸 쪽으로 당겨지며 다음 펀치를 준비한다. 유도에서도 업어치기 기술을 걸 때 한 손으로는 상대의 도복을 잡아당기고, 다른 손의 밀어내는 동작의 완벽한 조화가 있어야만 효과적인 기술 구사가 가능하다. 투척 종목에서도 이 패턴은 필수적이다. 야구 선수나 창던지기 선수가 공이나 창을 던질 때, 던지는 팔이 앞으로 나가는 순간 반대쪽 팔은 균형을 잡기 위해 몸 쪽으로 당겨진다. 이러한 상반된 움직임이 없다면 강력한 투구는 물론 정확한 컨트롤도 불가능할 것이다. 하이 플랭크 로우(High Plank Row)는 이러한 밀고 당기기 패턴을 효과적으로 훈련할 수 있는 운동이다. 한쪽 팔로 바닥을 밀어내며 자세를 지탱하는 동시에, 다른 팔로는 당기는 동작을 수행한다. 일반적인 로우 운동은 무게를 당길 때 허리가 과도하게 젖혀지거나 목이 앞으로 빠지는 보상 동작이 자주 발생한다. 하이 플랭크 로우는 이러한 잘못된 보상적인 움직임을 교정해 줄 수 있다. 하이 플랭크 자세에서 허리와 목의 정렬에 신경 쓰며 당기는 동작을 하면 척추의 중립 자세를 훈련할 수 있다. 운동의 난이도는 덤벨이나 케틀벨과 같은 도구를 활용해 점진적으로 높일 수 있다. 하지만 도구를 사용하기 전에 먼저 맨몸으로 올바른 자세와 몸통 안정화를 충분히 익히는 것이 중요하다. 이후 물병과 같은 가벼운 도구부터 시작하여 점차 무게를 늘려가는 것이 운동 효과를 극대화하는 방법이다.

"운동을 할 때마다 허리가 자주 아프곤 했어요. 그런데 하이 플랭크 로우를 꾸준히 한 이후로는 당기는 운동을 할 때 코어가 안정적으로 잡혀 허리가 아프지 않고, 등에도 자극이 훨씬 더 잘 느껴져요."

 이 운동은 언제 하는 것이 좋나요?

 하이 플랭크 로우는 등 운동을 하기 전에 코어를 준비시키는 워밍업으로 활용하기 좋습니다. 이 동작을 먼저 수행하면 본 운동에서 코어가 활성화된 상태로 운동을 진행할 수 있어요.

1 하이 플랭크 자세를 만든다.

2 자세를 유지하며 한쪽 팔로 당기는 동작을 만든다.

3 천천히 제자리로 돌아와 반대쪽 팔로 당기는 동작을 반복한다.

4 위 동작을 10~20회 반복하며, 3세트 진행한다.

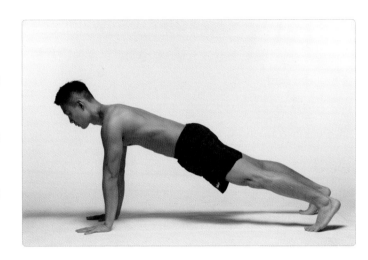

① 난이도를 낮추기 위해 무릎을 바닥에 대고 실시한다.

② 어깨를 신전하며 견갑골을 모아준다.

③ 당기는 최종 동작에서 손과 팔꿈치가 일직선이 되도록 한다.

④ 등 근육에 힘이 들어오는 것을 느낀다.

⑤ 강도를 높이기 위해 케틀벨이나 덤벨을 활용한다.

① 팔꿈치만 굽히지 않도록 주의한다.

② 팔꿈치를 전혀 쓰지 않거나 어깨만 과도하게 사용해 어깨가 앞으로 튀어나오지 않도록 한다.

③ 당기는 동작을 할 때 골반이 회전하며 몸통이 돌아가지 않도록 한다.

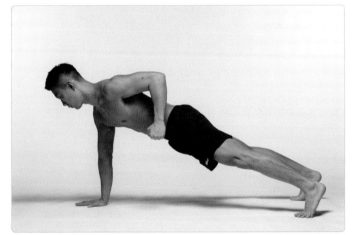

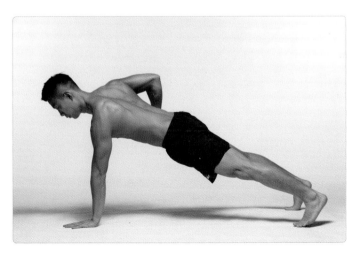

07 하이 플랭크 바늘 실꿰기(High Plank Thread the Needle)

기능성 스트레칭에서 배웠던 바늘 실꿰기 동작을 하이 플랭크 자세와 결합하면 강력한 코어 운동이 될 수 있다. 하이 플랭크 바늘 실꿰기는 플랭크의 정적인 몸통 안정성을 넘어 몸통의 회전 능력까지 함께 발달시켜 준다.

하이 플랭크 자세에서 한쪽 팔을 반대편 겨드랑이 아래로 통과시키는 동작은 몸통 회전을 유도하며, 이 과정에서 복부 근육들은 회전력을 생성하고 움직임을 조절하는 역할을 한다.

이 운동이 강력한 코어 운동으로 평가받는 이유는 하이 플랭크 자세로 복부 근육이 활성화된 상태에서 추가적인 회전 동작이 더해지기 때문이다. 몸통의 회전 능력은 코어의 필수 역할 중 하나다. 몸통 회전을 효과적으로 수행하려면 큰 힘과 가동 범위를 발휘하기 전에 허리를 안정화하는 것이 중요하다. 이 운동은 복부 주변 근육들이 몸통을 보다 안정적으로 회전시킬 수 있는 토대를 다져 준다.

허리 통증이 걱정되는 사람들도 이 운동을 안전하게 수행할 수 있다. 양쪽 골반을 단단히 고정하면 팔을 멀리 뻗을 때 허리가 회전하는 것이 아니라 허리 위에 있는 흉추가 회전하게 된다. 이를 통해 허리를 보호하면서도 몸통의 회전 능력을 효과적으로 기를 수 있다.

"이 운동을 꾸준히 한 후 측면 복근인 외복사근이 더욱 선명해 졌어요."

Q 코어 운동을 하면 뱃살이 빠질까요?

A 특정 부위를 운동한다고 해서 해당 부위의 지방이 빠지지는 않아요. 운동은 신체 전체의 에너지를 소모하므로, 코어 운동과 함께 균형 잡힌 식단을 병행하면 코어 근육이 강화되고 뱃살 감소에도 도움이 될 거예요.

1 하이 플랭크 자세를 만든다.

2 한쪽 손을 반대쪽 팔과 몸통 사이로 최대한 뻗어 넣는다.

3 천천히 제자리로 돌아와 반대쪽도 실시한다.

4 10~20회 반복하며, 3세트 진행한다.

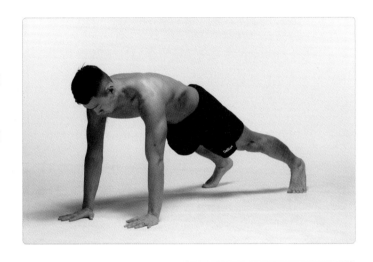

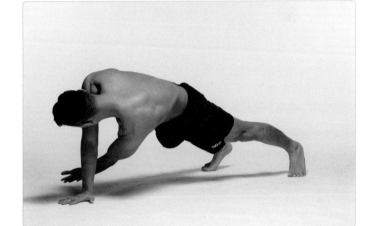

❶ 강도를 낮추기 위해 무릎을 대고 하이 플랭크 자세를 한다.

❷ 손을 최대한 넣을 때 견갑골이 벌어지며 등근육이 늘어나는 느낌으로 동작을 만든다.

❸ 흉추의 회전을 느끼며 복부에도 자극을 느낀다.

❹ 손을 넣을 때 호흡을 내뱉는다.

❶ 양쪽 골반이 평행하게 유지되도록 한다.

❷ 지지하고 있는 어깨의 힘이 풀리면서 목이 앞으로 나오지 않도록 주의한다.

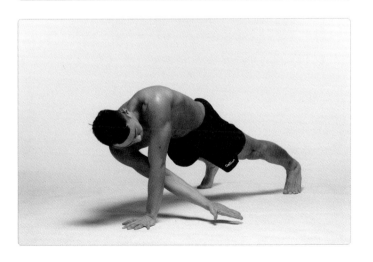

08 플랭크 & 하이 플랭크(Plank & High Plank)

플랭크 자세에서 하이 플랭크 자세로 전환하는 동작은 팔과 어깨의 밀어내는 힘을 효과적으로 훈련할 수 있는 방법이다. 지면에서 몸통을 천장 쪽으로 밀어내는 과정에서 몸통 전면 근육이 활성화되며, 특히 견갑골을 안정화시키는 데 중요한 역할을 한다. 이 과정에서 전거근의 활성이 증가하는데, 전거근은 복부 근육과 근막적으로 연결되어 있어 어깨와 코어의 협응 능력을 동시에 강화할 수 있다.

상체 운동의 대표적인 맨몸 운동인 푸쉬업을 수행하기 위해서는 플랭크와 하이 플랭크 동작을 우선적으로 훈련하는 것이 효과적이다. 푸쉬업은 몸통 전면의 안정화는 물론, 팔

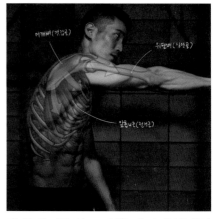

전거근은 팔을 앞으로 뻗을 때 견갑골을 흉곽(갈비뼈)에 밀착시켜 어깨를 안정화한다.

꿈치를 펴는 힘과 견갑골로 지면을 밀어내는 능력이 조화롭게 작용해야 수행할 수 있다. 플랭크와 하이 플랭크는 이러한 기초 능력을 길러주는 데 필수적인 역할을 한다.

"이 운동을 꾸준히 한 덕분에, 하나도 하지 못했던 푸쉬업을 할 수 있게 됐어요. 푸쉬업 연습을 따로 하지 않았는데도 가능해져서 정말 신기했습니다."

**Q 플랭크 & 하이 플랭크를 하고
팔뚝 뒤쪽에 근육통이 생겼어요.**

A 이 운동은 코어 강화를 목표로 하지만, 팔꿈치를 굽혔다 펴는 동작이 포함되어 있어 팔뚝 뒤 근육인 삼두근을 사용하게 돼요. 평소 팔 근력이 부족했다면 이 운동 후 근육통이 생길 수 있습니다. 꾸준히 운동하면 근육통은 점차 줄어들고, 근력도 향상될 거예요!

1 플랭크 자세를 만든다.

2 한쪽 손바닥을 어깨 선상 바닥에 위치시킨 뒤, 바닥을 밀어내며 팔꿈치를 펴준다.

3 반대쪽 손도 바닥에 댄 뒤, 팔꿈치를 펴주며 하이 플랭크 자세를 만든다.

4 다시 먼저 바닥을 밀어냈던 팔의 전완부를 바닥에 대며 플랭크 자세로 돌아온다.

5 위 동작을 10회 반복하며, 3세트 진행한다.

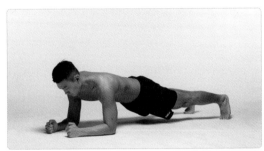

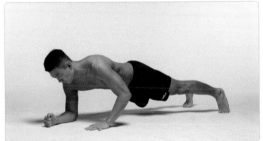

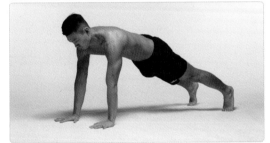

❶ 손으로 바닥을 밀어내며 팔꿈치를 펼 때, 바닥을 밀어낼 때 호흡을 내뱉는다.

❷ 하이 플랭크 자세로 전환할 때, 몸 전체를 천장 쪽으로 밀어낸다는 상상을 하며 자세를 만든다.

❸ 등과 엉덩이 위에 물이 채워진 컵을 올려놨다고 상상하고, 컵을 떨어뜨리지 않겠다는 생각으로 운동한다.

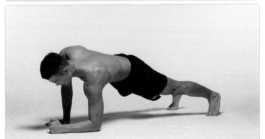

❶ 견갑골과 어깨 근육을 사용하지 않고 팔꿈치만 펴는 동작에 주의한다.

❷ 이전 운동에서 플랭크를 할 때 주의 사항들을 신경 쓰며 운동한다.

❸ 하이 플랭크 자세에서는 손목, 팔꿈치, 어깨가 일직선이 되도록 한다.

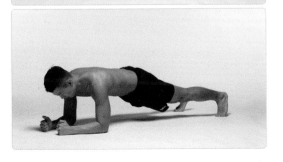

하체 활용으로 코어를 강화하는 네 가지 플랭크 운동

앞으로 배울 네 가지 동작은 플랭크와 하체 움직임을 결합한 코어 운동이다. 고관절 움직임 파트에서 이미 고관절의 다양한 기능과 그 약화로 인한 문제점들을 다루었다. 이제는 고관절의 움직임과 함께 몸통을 견고하게 유지하는 운동들로 고관절과 코어의 협응력을 향상시킬 것이다.

이 운동들은 세 가지 핵심 목적을 가지고 있다. 첫째, 플랭크 자세를 통한 몸통 안정화. 둘째, 다양한 방향의 고관절 움직임 훈련. 셋째, 하체와 몸통의 협응력 향상이다.

특정 동작이 어렵게 느껴진다면 두 가지 관점에서 해석할 수 있다. 첫째, 해당 방향의 고관절 움직임이 부족한 경우다. 예를 들어, 고관절의 벌림 기능이 부족한 사람이라면 플랭크 상태에서 다리를 옆으로 벌리는 동작은 더욱 큰 도전이 될 것이다. 둘째, 고관절의 가동 범위는 충분하지만 플랭크를 하면서 그 동작을 수행하기 어려운 경우다. 이는 고관절을 움직이는 동안 코어의 안정성이 부족하다는 것을 의미한다.

아무리 유연성이 뛰어난 사람이라도 몸통의 안정화를 유지하며 그 유연성을 발휘하는 것은 또 다른 과제다. 반대로, 아무리 강력한 코어 힘을 가지고 있더라도 움직임에 필요한 관절의 유연성이 부족하다면 그 힘을 효과적으로 활용할 수 없다.

다음 소개할 운동들을 꾸준히 수행하면, 다양한 고관절 움직임 상황에서 전면과 후면 코어의 안정성이 크게 향상될 것이다.

움직임은 하나의 근육과 관절로 만들어지지 않는다

수업 시간에 가장 자주 받는 질문 중 하나가 "이 운동은 어디 근육이 쓰이나요?"이다. 이 질문은 짧고 명확하게 대답하기가 참 어렵다. 가끔은 '할많하않'의 자세로, "어디 근육과 관절이 주로 쓰입니다!"라고 간단히 답할 때도 있다. 하지만 엄밀히 말하자면, 이렇게 말하는게 정답이다.

"어느 특정 관절과 근육만 쓰이는 건 아닙니다! 전신의 근육과 관절이 모두 쓰입니다."

이 질문을 조금 바꿔본다면 더 명확한 답변을 얻을 수 있다. 예를 들어, "이 운동을 할 때 주동근(주로 쓰이는 근육)이 어디인가요?"라든가 "어디를 가장 신경 쓰면서 운동해야 하나요?"라고 묻는다면, 더 구체적이고 이해하기 쉬운 답을 줄 수 있다.

모든 운동, 즉 움직임은 절대 하나의 관절과 근육만 사용되지 않는다. 전신의 여러 근육과 관절이 상호작용하며 함께 쓰인다. 예를 들어 스쿼트를 할 때 주동근은 허벅지와 엉덩이 근육이지만, 스쿼트를 완벽히 수행하기 위해 척추와 발목의 근육들 또한 협력한다. 움직임은 항상 다양한 근육과 관절이 협력하는 과정이다.

흔히 말하는 '고립 운동'이라는 것도 특정 근육에 집중하려는 의도일 뿐, 실제로 우리 몸의 움직임은 완전히 고립될 수 없다. 한 근육만을 사용한다고 생각할 수 있지만, 그 근육을 움직이기 위해 다른 관절과 근육도 반드시 함께 작동한다.

그렇기 때문에 특정 움직임을 훈련할 때는 그 동작을 완성하기 위해 다양한 관절과 근육들이 어떻게 협력하는지 생각하며 운동해야 한다.

09 플랭크 고관절 벌림(Plank Hip Abduction)

플랭크 자세에서 다리를 옆으로 벌리는 동작은 두 가지 고관절 움직임의 조화가 필요하다. 첫 번째는 다리를 바닥에서 들어올리는 고관절 신전(폄)으로, 이때 대둔근이 주된 역할을 한다. 두 번째는 들어올린 다리를 옆으로 벌리는 고관절 외전 동작으로, 중둔근이 핵심적으로 작용한다. 이 두 근육의 협응은 고관절의 안정성을 확보하는 데 매우 중요하다. 하지만 고관절의 움직임만으로는 이 동작이 완성되지는 않는다. 고관절의 움직임을 만들기 이전에 플랭크 자세에서의 몸통 안정성이 전제되어야 한다.

만약 고관절 신전이 제대로 이루어지지 않으면, 다리를 충분히 들어올리지 못한 상태에서 외전을 시도하게 된다. 이는 고관절의 정렬이 무너지고, 결과적으로 중둔근이 효과적으로 작동하지 못하게 만든다. 반대로 고관절의 외전 능력이 부족하다면, 다리를 들어올릴 수는 있어도 옆으로 벌리는 동작이 제한될 것이다.

우리가 시도하는 동작에서 어떠한 움직임들의 조화가 필요한지 잘 분석할 수 있어야 한다. 특정 동작이 어려울 때, 그것이 어떤 움직임의 부족으로 인한 것인지 정확히 파악해야 효과적으로 신체를 개선하고 균형 잡힌 신체를 만들 수 있다.

"플랭크에는 자신 있었는데, 플랭크와 함께 다리를 움직이는 동작은 정말 엉망이었어요. 그동안 코어 운동을 제대로 하지 않았구나 싶더라고요. 다리를 벌릴 때 복부에 자극이 확실히 느껴져요."

Q 다리를 벌리면 중둔근보다
골반 앞쪽에 힘이 들어가요.

A 골반 앞쪽에 힘이 들어가는 부위는 아마도 대퇴근막장근이라는 근육일 가능성이 높습니다. 엉덩이 근육보다 이 부위에 과도하게 힘이 들어가는 이유는 다리를 충분히 들어올리지 않은 상태에서 다리를 벌리기 때문일 수 있습니다. 다리를 들어올려 엉덩이 근육에 먼저 힘이 들어가게 한 뒤, 그 높이를 유지하며 다리를 바깥쪽으로 벌려 보세요.

1 플랭크 자세를 만든다.

2 한쪽 다리를 옆으로 벌려준다.

3 다시 제자리로 돌아와 반대쪽 다리를 벌린다.

4 10~20회씩 3세트 진행한다.

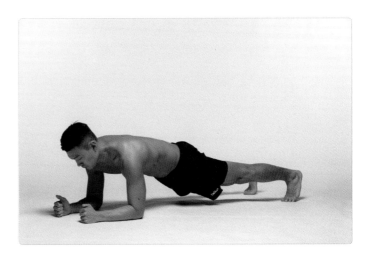

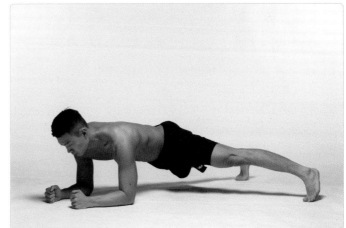

❶ 플랭크 자세보다 난이도를 낮추기 위해서는 하이 플랭크 자세로 운동한다.
❷ 한쪽 다리를 벌릴 때, 반대쪽 발은 지면을 강하게 눌러 균형을 유지한다.
❸ 다리를 벌릴 때 호흡을 내뱉는다.

❶ 한쪽 다리를 벌릴 때 반대쪽 골반이 옆으로 빠지며 골반이 틀어지지 않도록 주의한다.
❷ 고관절을 벌릴 때 다리가 회전되지 않도록 플랭크 자세에서 고관절의 정렬을 유지하며 바깥쪽으로 발을 뻗는다.

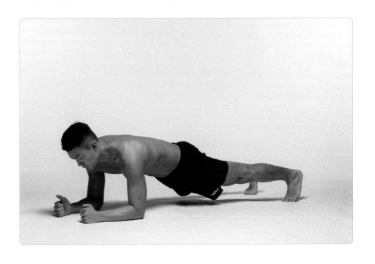

10 플랭크 고관절 신전(Plank Hip Extension)

고관절의 신전 능력을 평가하기 위해 바닥에 엎드려 다리를 들어올리는 방식이 주로 사용된다. 근육 불균형과 근력 약화가 심한 사람들은 이 평가에서도 문제가 드러나는 경우가 많다. 엎드린 상태에서 양쪽 다리를 쭉 편 뒤, 한쪽 다리를 들어올릴 때 허리가 과도하게 젖혀지거나 무릎이 굽혀져 들어올려 진다면, 이는 고관절 신전을 담당하는 대둔근의 기능 약화를 의미한다.

하지만 이 평가에서 별다른 문제가 발견되지 않았다고 해서 고관절 신전이 항상 잘 이루어진다고 보기 는 어렵다. 고관절은 체중을 지탱하거나 더 큰 힘을 발휘할 때 고관절 주변 근육들을 효과적으로 활용 해야 하므로, 평가와 운동은 일상과 스포츠 활동에서 요구되는 강도와 밀접하게 연관되어야 한다. 그 래서 신체에 심각한 통증이 없다면, 더 어려운 과제를 통해 도전을 이어가는 것이 중요하다.

플랭크 자세에서 고관절 신전을 하는 운동은 다리를 뒤로 젖히는 대둔근의 역할을 기능적인 관점에서 평가하고 훈련할 수 있는 효과적인 방법이다. 계속 강조하지만, 고관절의 움직임은 코어의 기능이 뒷받 침되지 않으면 제대로 이루어지지 않을 뿐 아니라, 큰 힘을 발휘하기도 어렵다. 따라서 몸통의 안정화 와 함께 고관절을 훈련하면 고관절의 움직임뿐만 아니라 코어의 기능도 함께 발달시킬 수 있는 것이다.

"처음에는 다리가 바닥에서 거의 떨어지지 않을 정도로 코어 힘이 부족했어요. 그런데 한 달 동안 이 운동을 매일 했더니, 이제는 몸통이 1자로 된 상태에서 다리를 훨씬 더 높이 들어올릴 수 있게 됐어요. 그리고 남편이 제 걷는 자세가 더 반듯해 졌다고 하더라고요."

Q 저는 왜 버티는 다리에 힘이 더 많이 들어갈까요?

A 너무 당연하고 자연스러운 현상입니다. 고관절뿐만 아니라 모든 관절의 움직임에서는 항상 반대편에 서 안정적으로 자세를 유지해야 움직임이 제대로 나올 수 있어요. 플랭크 자세에서 한쪽 다리를 들어올 릴 때도 마찬가지로, 반대쪽 다리가 지면을 강하게 눌러 하체와 몸통의 안정성을 만들어 주기 때문에 버티는 쪽 다리에 힘이 더 많이 들어가는 겁니다. 다리를 더 잘 들어올리기 위해 꼭 필요한 기능이니, 지금처럼 계속 운동을 꾸준히 이어가 주세요.

1 플랭크 자세를 만든다.

2 한쪽 다리를 들어올리며 고관절을 신전
한다.

3 천천히 제자리로 돌아와 반대쪽 고관절
을 신전한다.

4 10~20회씩 3세트 진행한다.

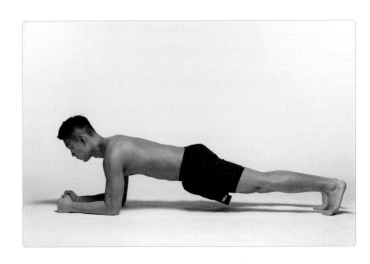

❶ 고관절을 신전할 때 엉덩이 근육에 힘
이 들어오는 것을 느낀다.
❷ 한쪽 다리를 들어올릴 때, 반대쪽 발
은 지면을 누르며 허벅지와 몸통에 힘
이 들어오는 것을 느낀다.
❸ 다리를 들어올릴 때 호흡을 내뱉는
다.

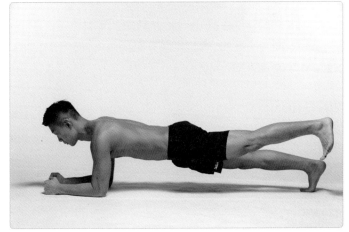

❶ 고관절을 신전할 때 허리가 젖혀지지
않도록 주의한다.
❷ 골반이 틀어지지 않도록 좌우 균형을
유지한다.
❸ 팔꿈치와 어깨가 일직선을 이루도록
한다.

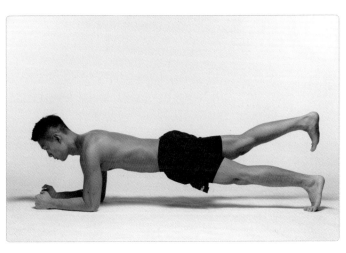

11 플랭크 골반 전방경사 & 후방경사(Plank Pelvic Tilt)

골반의 전방경사와 후방경사 움직임은 복부 근육의 다양한 수축 방식을 유도한다. 골반이 전방경사할 때는 복부가 늘어나고 척추 기립근이 짧아진다. 플랭크 자세에서 골반이 전방경사되면 배가 바닥 쪽으로 처지며 복부의 힘이 빠진 것처럼 보일 수 있지만, 골반 움직임을 천천히 조절하며 수행하면, 복부는 늘어나면서도 긴장하는 '신장성 수축'을 하게 된다. 복부가 늘어난 상태이지만, 중력에 저항하며 힘을 발휘하고 있는 것이다. 복부의 이러한 신장성 수축 능력은 허리가 과도하게 젖혀지는 것을 방지하며, 몸의 안정성을 높이는 중요한 역할을 한다. 반대로, 골반이 후방경사할 때는 복부가 짧아지며 단축성 수축이 이루어진다. 이 과정에서 골반을 후방으로 경사시키며, 엉덩이 근육도 활성화된다.

플랭크 자세에서 중력을 저항하며 골반의 움직임을 조절하는 것은 복부가 본연의 역할인 골반의 안정성과 움직임 제어를 충실히 할 수 있도록 훈련하는 것이다.

"그냥 서서 골반을 움직이는 것과는 다르게, 플랭크 자세에서는 골반 움직임이 잘 느껴지지 않았어요. 처음에는 아주 미세하게 움직였지만, 연습을 거듭하니 골반의 움직임 반경이 훨씬 커졌고, 다른 운동을 할 때도 골반 정렬을 스스로 인지하고 조절할 수 있게 되었어요."

Q 저는 전방경사는 잘되는데 후방경사가 잘 안돼요.

A 많은 분들이 중력을 이겨내며 복부를 수축해야 하는 후방경사를 어렵게 느끼는 경우가 많습니다. 반대로 전방경사는 플랭크 자세에서 힘을 빼고 있어도 자연스럽게 나오는 자세라 비교적 쉽게 느껴질 수 있습니다. 후방경사를 할 때는 배꼽이 몸속으로 들어간다는 느낌으로 복부를 집어넣으면, 자연스럽게 복부에 힘이 들어가면서 골반의 후방경사 움직임이 일어나게 됩니다. 처음에는 동작 범위가 작을 수 있지만, 이 과정을 꾸준히 반복하면 점차 움직임 범위가 넓어질 것입니다. 포기하지 말고 계속 도전해 보세요!

1 플랭크 자세를 만든다.

2 천천히 골반을 전방경사시킨다.

3 반대로 골반을 후방경사시키며 동작을
  반복한다.

4 동작을 10회씩 3세트 진행한다.

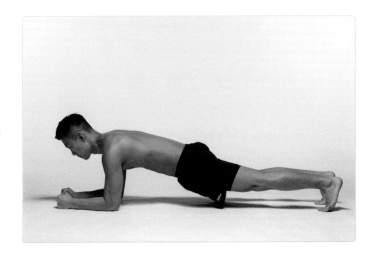

❶ 강도를 낮추기 위해 무릎을 대고 플랭
  크, 하이 플랭크, 또는 네발자세로 변
  경해 골반의 움직임이 더 편안해질 수
  있는 자세를 찾아 본다.
❷ 골반이 전방경사될 때는 복부가 늘어
  나는 느낌으로, 후방경사될 때는 복
  근이 수축하며 엉덩이 근육에 힘이 들
  어오는 느낌으로 동작을 만든다.
❸ 골반 전방경사 시 호흡을 들이마시
  고, 후방경사 시 호흡을 내뱉는다.

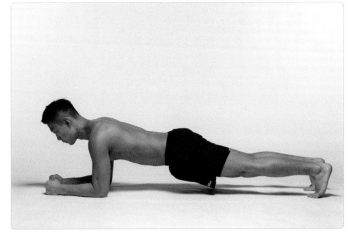

❶ 골반 움직임에 대한 인지가 되지 않는
  다면, 이전에 배웠던 골반 기능성 운
  동을 다시 복습한다.
❷ 허리 통증이 없는 범위 내에서 운동한
  다.
❸ 플랭크 자세는 기본적으로 정자세를
  유지하도록 한다.

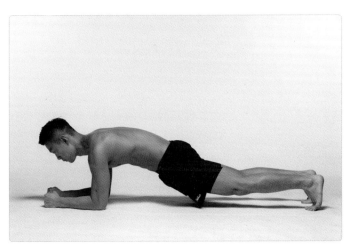

12 네발기기(Quadruped Walk)

생후 6~12개월, 아기들은 본능적으로 네 발로 기기를 시작한다. 이 단계는 걷기와 달리기 이전의 팔다리의 협응력과 척추 안정화를 자연스럽게 습득하는 중요한 시기다. 놀라운 점은 아무도 가르쳐 주지 않았는데도 모든 아기가 이 움직임을 스스로 터득한다는 것이다. 이러한 원초적 움직임은 움직임 발달에 있어서 필수적인 과정이어서, 현대 재활 운동에서도 이를 모방한 운동법들이 널리 활용되고 있다.

과거에는 '코어 운동'이라는 개념 자체가 존재하지 않았다. 아이들은 정글짐을 오르내리고 나무를 타면서, 성인들은 농사일과 일상적인 노동을 통해 자연스럽게 코어 근육을 발달시켰다. 특별한 운동 없이도 일상적인 움직임만으로 충분한 신체 능력을 유지할 수 있었던 것이다.

하지만 현대 사회는 다르다. 과학 기술의 발달로 생활이 편리해진 만큼 자연스러운 움직임의 기회는 줄어들었다. 이제는 의도적으로 시간을 내어 운동해야만 건강한 신체 기능을 유지할 수 있게 되었다.

회원들에게 네 발로 기는 운동을 시켜보면 우리가 어렸을 때 해왔던 움직임들을 얼마나 잃고 살았는지 극명하게 알 수 있다. 대각선으로 연결된 팔과 다리의 협응이 어렵고, 어떤 순서로 움직여야 할지 혼란스러워 한다. 더 큰 문제는 자세 조절 능력의 상실이다. 대부분 네 발로 기기를 할 때 복부가 처지고 척추가 무너지며, 견갑골의 힘이 약해져 거북목 자세가 된다.

이는 우리가 얼마나 기본적인 움직임 능력을 잃어버렸는지를 보여주는 명확한 증거다. 동시에 원초적 움직임을 재학습하는 것이 현대인의 건강한 신체 기능 회복에 얼마나 중요한지를 일깨워 준다.

"자녀의 아기 때를 떠올려 보면, 한 단계씩 성장하기 위해 얼마나 많은 노력을 했는지 기억이 납니다. 그런데 저는 고작 운동 동작을 몇 번 반복하고 힘들다고 포기하려 했네요. 지금부터라도 네발기기를 통해 어렸을 때 신체가 성장했던 과정을 다시 밟아야겠다고 생각하며, 열심히 기어 다니고 있어요."

 Q 무릎을 떼고 네발기기를 하면 허벅지가 너무 힘든데, 잘하고 있는 건가요?

A 네발자세에서 무릎을 떼면, 무릎이 굽혀진 상태로 체중을 지탱해야 하기 때문에 허벅지 앞 근육인 대퇴사두근에 힘이 들어가는 것은 정상입니다. 이 동작은 코어를 강화할 뿐 아니라, 하체를 무릎 관절에 부담 없이 단련하는 데도 효과적입니다. 지금 허벅지에 힘이 많이 들어가고 힘들게 느껴진다면, 그만큼 하체가 약하다는 신호일 수 있습니다. 그러니 힘들더라도 계속 운동해 보세요.

1 네발기기 자세를 만든다.

2 양쪽 무릎을 바닥에서 살짝 뗀다.

3 오른손과 왼발을 떼어 앞으로 이동시킨다.

4 반대쪽도 동일하게 동작을 하며 네 발로 걷는다.

5 운동 공간에 맞게 앞으로 네발걷기를 하고, 다시 제자리로 돌아올 때는 뒤로 걷는다.

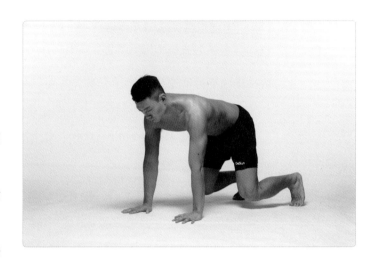

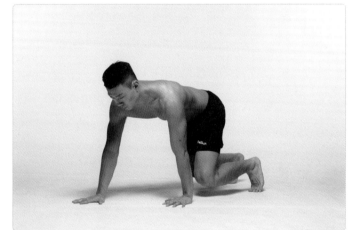

❶ 난이도를 낮추기 위해 무릎을 바닥에 대고 걷는다.

❷ 양쪽 무릎이 바닥에서 약 5cm 떨어지도록 유지한다.

❸ 손과 발의 보폭을 맞춘다.

❹ 허리 위에 물컵이 올려져 있다고 상상하며 움직인다.

❶ 어깨가 무너지지 않도록 팔과 견갑골로 지면을 밀어 준다.

❷ 자신의 체력 수준에 맞게 운동 시간을 설정한다.

❸ 팔과 다리가 따로 움직이지 않도록 동시에 손발을 움직여 준다.

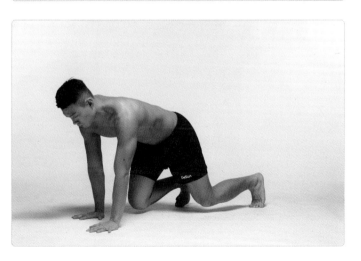

측면 근육을 OFF에서 ON으로 전환하는 다섯 가지 필수 운동

회원들에게 근육의 불균형과 약화를 설명할 때 스위치에 비유하곤 한다. 스위치를 ON 하면 근육의 기능이 활성화된 것이고, OFF 하면 기능이 꺼진 상태로 볼 수 있다. 우리는 종종 근육의 불균형과 약화를 해결하려면 근육량을 늘려야 한다고 생각한다. 하지만 대부분의 경우 문제는 근육량이 아니라 그 근육을 제대로 사용하지 못하는 데 있다. 근육이 어떻게 작동해야 하는지에 대한 신체의 기억이 희미해져 있거나, 근육이 잠들어 있는 상태인 것이다. 우리는 이 잠들어 있던 근육을 깨우고, 다시 제대로 사용하는 방법을 학습해야 한다.

현대인들의 신체에서 측면 근육은 움직임 부족으로 인해 오랜 시간 동안 OFF 상태로 비활성화되어 있다. 사이드 플랭크는 이러한 잠들어 있던 측면 근육을 깨우고, 스위치를 ON 상태로 전환시켜 주는 최고의 운동이다. 목 외측, 무릎 외측, 고관절 외측, 옆구리, 그리고 목 측면까지 신체의 여러 관절과 근육을 한 번에 타깃할 수 있다.

사이드 플랭크 자세로 1분을 버텨 보면 양쪽 근력 차이와 측면 근육의 지구력 부족을 즉시 느낄 수 있다. 만약 40초 이상 정자세로 버티기 어렵다면, 사이드 플랭크를 정확한 자세로 수행하는 능력을 먼저 길러야 한다.

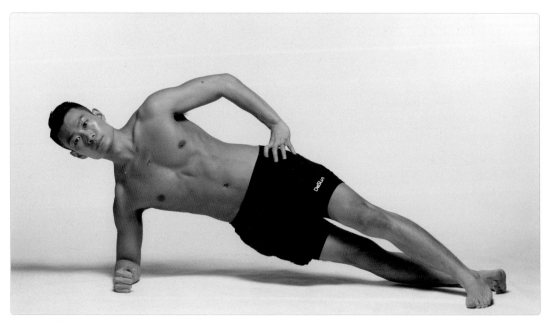

사이드 플랭크

다음에 배울 사이드 플랭크 변형 운동은 전신의 다양한 관절을 활용해 측면 안정성을 강화하고, 여러 관절의 움직임에서 측면 코어 근육이 효과적으로 작동하도록 도와줄 것이다. 기초편에서는 무릎을 굽혀 수행하는 낮은 강도의 사이드 플랭크 동작을 통해 측면 근육의 기초를 다지며, 더 높은 난이도의 변형 동작으로 나아가기 위한 기반을 만드는 것을 목표로 한다.

13 니 사이드 플랭크 로우(Knee Side Plank Row)

당기는 운동을 할 때 등 근육에만 힘이 들어올 것이라고 생각하기 쉽지만, 실제로는 몸통의 앞쪽과 측면까지도 코어의 안정성을 위해 힘이 쓰인다. 이처럼 고어는 당기는 동작을 할 때도 움직임을 더 잘 수행하도록 돕는 데 중요한 역할을 한다. 사이드 플랭크 자세에서 당기는 동작을 하면, 옆구리 근육에 힘이 많이 들어가는 것을 느낄 수 있다. 이는 측면 코어가 약하면 당기는 동작 중에 몸통을 안정적으로 유지하지 못한다는 것을 의미한다.

달리기를 할 때 팔을 뒤로 당기는 동작에서도 측면 코어의 안정성은 중요한 역할을 한다. 발이 지면에 닿는 순간, 몸통의 측면 근육은 안정성을 유지하며, 팔이 움직이는 상황에서도 척추를 지지한다. 우리의 모든 움직임에서 측면 근육은 몸을 더욱 견고하게 잡아주기 위해 끊임없이 작용한다.

팔을 몸 뒤로 당기는 동작을 학습하면서 동시에 측면 코어를 강화하면, 팔이 움직이는 상황에서도 척추를 안정적으로 유지할 수 있는 능력을 기를 수 있다. 만약 운동 후 허리 통증이 자주 발생했다면, 이 동작이 효과적인 해결책이 될 수 있다.

"이 운동을 꾸준히 한 이후로, 옆구리 근육이 단단해 졌고, 척추가 곧게 펴진 느낌이에요."

Q 옆구리 근육이 생기면
옆구리가 두꺼워지는 건 아닌가요?

A 사이드 플랭크와 같은 등척성 운동은 근육이 길이 변화 없이 자세를 유시하면서 힘을 발휘하는 운동입니다. 이러한 운동 방식은 주로 근육의 안정성과 지구력을 강화하는 데 초점이 맞춰져 있어, 근육의 근비대(크기 증가)를 유발하지 않습니다. 따라서 옆구리 근육이 강화되더라도 두꺼워지는 걱정 없이 근력과 기능을 높일 수 있습니다. 꾸준히 운동하면 보다 탄탄하고 균형 잡힌 몸을 만들 수 있을 것입니다.

1 무릎을 대고 사이드 플랭크 자세를 만든다.

2 한 손을 앞으로 뻗어 준다.

3 주먹을 쥐고 팔을 뒤로 당겨준다.

4 천천히 팔을 펴서 제자리로 돌아온 뒤 동작을 반복한다.

5 10~15회 반복하고, 양쪽 번갈아가며 3세트 진행한다.

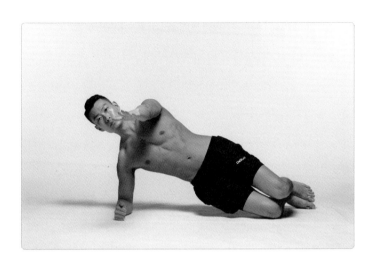

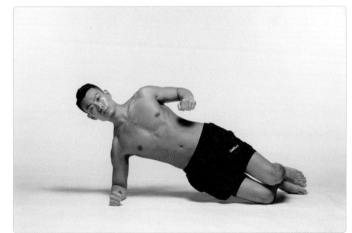

❶ 팔을 뒤로 당길 때 견갑골이 모아지면서 등근육에 힘이 들어오도록 한다.
❷ 엉덩이를 최대한 위로 들어올려 옆구리에 힘이 들어오도록 한다.
❸ 골반을 앞으로 내밀어주며 뒤쪽 엉덩이 근육에 힘이 들어오도록 한다.
❹ 운동 강도를 올리기 위해서는 전면에 탄성 밴드를 걸고 저항을 활용한다.

❶ 몸통이 앞으로 기울여지지 않도록 하며, 양쪽 어깨가 같은 선상이 되도록 한다.
❷ 팔꿈치가 벌어지지 않도록 한다.

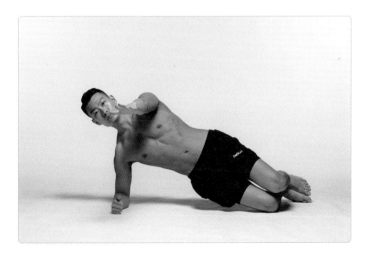

14 니 사이드 플랭크 고관절 벌림(Knee Side Plank Hip Abduction)

사이드 플랭크에서 바닥 쪽에 있는 다리는 바깥쪽으로 벌리는 힘을 이용해 엉덩이를 들어올리고 신체를 지지한다. 이 자세에서 다리까지 벌리는 동작을 추가하면, 벌리는 다리뿐만 아니라 지지하고 있는 다리에도 바깥쪽으로 벌리는 힘이 더 많이 요구된다. 이렇게 고관절의 벌림 운동 두 가지를 조합하는 것은 훨씬 더 높은 수준의 기능 발휘를 필요로 한다.

이때 지지하고 있는 다리의 고관절은 천장 쪽으로 움직이는 다리를 안정적으로 지지해야 하므로, 지속적으로 고관절에 실시간으로 많은 정보를 처리하게 된다. 이러한 정보는 고관절을 다양한 상황에서도 안정화할 수 있는 중요한 데이터로 활용된다. 근육과 관절은 경험이 적을수록 다양한 상황에 대처하는 능력이 떨어지고, 이로 인해 통증이나 부상이 발생할 가능성이 높아진다.

이 정보를 잘 수집하고 잘 활용하기 위해서는 다양한 움직임을 반복적으로 수행하며 근신경계의 적응력을 향상시켜야 한다. 예를 들어, 사이드 플랭크에서 다리를 벌리는 동작을 천천히, 그리고 통제된 방식으로 연습하면 고관절 주변 근육들의 안정성과 협응 능력이 개선된다. 또한, 반복적인 훈련을 통해 신체는 움직임에 대한 경험을 쌓아 다양한 상황에서도 안정적으로 반응할 수 있게 된다.

"저는 달리기를 할 때 무릎이 계속 안쪽으로 모였어요. 이 운동을 통해 고관절을 벌리는 능력을 키운 뒤, 달릴 때 무릎이 정면을 향하게 되었고, 무릎에 가는 부담도 줄어들었어요."

Q 이 운동을 어떤 운동과 함께 하면 더 효과적인가요?

A 중둔근과 측면 근육을 발달시키는 것이 목표라면, 고관절 벌림 운동을 다양한 자세로 조합하는 것이 좋습니다. 예를 들어, 앞서 배운 몬스터 워크(Monster Walk), 사이드 라잉 고관절 외전(Side Lying Hip Abduction) 운동과 함께 운동하고, 고관절의 벌림과 반대 작용을 하는 고관절 내전 운동을 함께 진행하면 고관절이 양쪽 방향에서 안정성을 길러줄 수 있습니다.

1 무릎을 대고 사이드 플랭크 자세를 만든다.

2 한쪽 다리를 몸통 선상에 맞춰 길게 뻗는다.

3 뻗은 다리를 수직으로 들어올린다.

4 천천히 제자리로 돌아와 동작을 반복한다.

5 10~15회 반복하고, 양쪽 번갈아가며 3세트 진행한다.

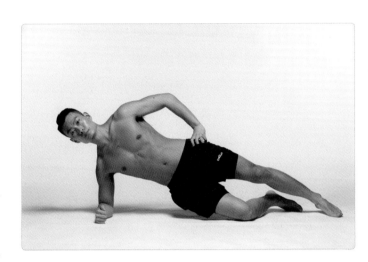

❶ 다리를 몸통 선상보다 살짝 뒤로 보내 고관절을 신전한 후 벌리면 중둔근에 힘이 더 잘 들어온다.

❷ 다리를 올린 후 잠시 자세를 유지하며 엉덩이 바깥쪽 근육에 힘이 들어오는 것을 느낀다.

❸ 전완부로 바닥을 밀어내며 사이드 플랭크 자세를 견고하게 유지한다.

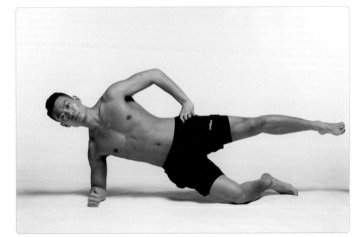

❶ 옆구리가 굽혀지지 않을 만큼만 고관절을 벌린다.

❷ 다리가 몸통 선상보다 앞으로 나오지 않도록 하여 고관절이 굽혀지지 않게 한다.

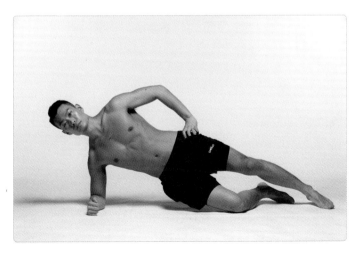

15 니 사이드 플랭크 흉추 회전(Knee Side Plank Thoracic Rotation)

신체 측면과 흉추 회전의 조합은 몸통의 앞, 뒤, 측면을 모두 강화시켜 준다. 또한, 흉추와 함께 견갑골과 어깨 관절의 움직임을 동반하기 때문에 어깨 관절의 기능도 몸통 근육과 함께 발달시킬 수 있다.

코어 운동의 관점에서는 코어를 활용하며 어깨와 흉추를 사용하는 운동으로 볼 수 있지만, 어깨 관절의 관점에서는 어깨의 운동을 하면서 코어를 강화하는 운동으로 볼 수 있다. 따라서 이 운동은 코어 운동 프로그램에 넣을 수도 있고, 어깨 운동 프로그램에 포함시킬 수도 있다.

흉추를 회전시킬 때 많은 사람들이 팔을 등 뒤로 벌릴 때만 흉추가 회전한다고 생각하지만, 팔을 몸 쪽으로 끌어안을 때도 흉추는 반대 방향으로 회전한다. 그래서 어느 방향에서 사이드 플랭크를 하든 흉추의 움직임은 양쪽 방향을 모두 타깃하게 된다.

특히 골반을 고정한 상태에서 팔을 바닥과 몸통 사이로 최대한 깊게 집어넣으면, 몸통을 회전시키는 복부 근육의 활용이 극대화된다. 덕분에 이 운동은 복부 근육을 선명하게 만드는 데에도 효과적이다. 여름철 복부를 강화하고 선명하게 만들고자 하는 사람들에게 매우 유용한 운동이다.

유일한 단점이라고 한다면, 이 운동은 전신을 활용해야 하므로 단순하지 않고 힘들기 때문에 운동을 시작하기 전에 의지가 필요하다는 점이다. 하지만 꾸준히 실천한다면, 운동의 효과로 충분히 보답받을 것이다.

"다이어트를 하면서 매일 코어 운동으로 이 운동을 했더니, 바깥쪽 복부 근육이 더 선명해 졌어요."

Q 저는 복부 근육에 느낌이 잘 오지 않아요.

A 아마 팔을 바닥 쪽 옆구리로 넣을 때, 팔을 충분히 뻗지 않거나 몸통 회전이 제대로 이루어지지 않았을 수 있습니다. 또한, 몸통을 회전하면서 골반이 함께 회전하면 실제로 몸통 회전이 일어나지 않을 수 있어요. 우선 골반을 고정하는 연습을 하고, 그 다음에 몸통 회전 범위를 점차 늘려 보세요.

1 무릎을 대고 사이드 플랭크 자세를 만든다.

2 한 팔을 천장 쪽으로 길게 뻗는다.

3 바닥 쪽 옆구리와 바닥 사이로 손을 집어넣으며 몸통을 회전시킨다.

4 천천히 제자리로 돌아오며 동작을 반복한다.

5 10~15회 반복하고, 양쪽 번갈아가며 3세트 진행한다.

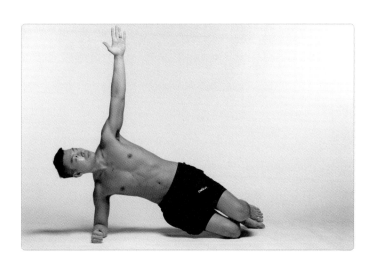

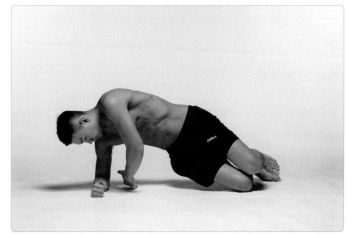

❶ 손을 옆구리와 바닥 사이로 집어넣을 때, 견갑골이 척추에서 멀어지며 벌어지게 한다.

❷ 몸통이 회전할 때 복부 근육에 자극을 느낀다.

❸ 난이도를 올리기 위해서는 다리를 편 사이드 플랭크 자세에서 흉추 회전을 한다.

❶ 몸통이 회전할 때 골반이 함께 돌아가지 않도록 주의한다.

❷ 몸통을 회전할 때, 지지하고 있는 어깨가 무너지지 않도록 견고함을 유지한다.

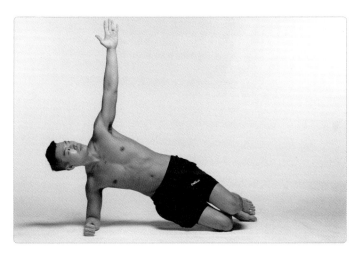

16 니 사이드 플랭크 고관절 굽힘(Knee Side Plank Hip Flexion)

사이드 플랭크 자세에서 고관절을 벌리는 운동을 할 때, 고관절의 두 가지 움직임이 조합된다고 했다. 다리를 편 상태에서 벌려야 하기 때문에, 고관절의 폄(신전)을 유지하면서 고관절의 벌림(외전) 동작이 동시에 이루어진다. 만약 글로 이해하기 어렵다면, 실제로 동작을 수행하며 다리가 어떻게 움직이는지 직접 느껴 보는 것이 도움이 될 것이다.

이 운동에서도 고관절의 두 가지 움직임이 조화롭게 이루어져야 한다. 사이드 플랭크 자세에서 무릎을 가슴 쪽으로 당겨 고관절을 굽히는 동작을 할 때, 먼저 다리를 벌려 고관절의 외전 움직임을 만들어 놓아야 한다. 이러한 움직임 덕분에 고관절의 외전 근육인 중둔근을 활용하면서 동시에 고관절을 굽혀주는 능력을 발달시키는 것이다.

이 운동은 고관절 기능에서 아주 중요한 의미를 가진다. 어떠한 움직임에서든 고관절을 굽힐 때, 항상 고관절의 바깥쪽에서 안정성이 잘 유지되어야 하기 때문이다. 이러한 안정성이 없다면 고관절의 움직임은 제한을 받거나 움직임의 질이 떨어질 수 있게 된다. 따라서 이 운동도 신체 측면을 강화하는 동시에 고관절의 좋은 움직임을 만들어내기 위해 꼭 필요한 훈련이라고 할 수 있다.

"저는 계단을 내려갈 때 무릎이 항상 불안정했어요. 허벅지 근육이 약해서 그런 줄 알았는데, 이 운동을 하면서 코어와 고관절의 움직임을 발달시킨 후, 무릎 상태가 많이 좋아졌어요."

Q 나이가 많아도 이런 운동을 해도 될까요?

A 나이로 운동 방법을 결정할 수는 없습니다. 나이가 적어도 체력 수준이 좋지 않은 사람도 있고, 같은 나이라도 그동안 해온 운동, 유연성, 근력 유지를 얼마나 잘 해왔느냐에 따라 차이가 있습니다. 중요한 것은 운동을 할 때 동작을 정확하게 수행할 수 있는지, 통증이 없는지 확인하며 현재 자신의 체력 수준에서 이 동작을 할 수 있는지를 판단하는 것입니다. 나이가 많다고 해서 자신의 체력 수준보다 낮은 강도의 운동을 지속하면 신체 노화가 더 빨리 진행될 수 있으므로, 신체에 부담이 되지 않는 범위에서 운동 동작에 도전하는 것이 좋습니다.

1 무릎을 대고 사이드 플랭크 자세를 만든다.

2 한쪽 다리를 몸통 선상에 맞춰 길게 뻗는다.

3 뻗은 다리의 고관절을 굽혀 무릎을 최대한 가슴 방향으로 당겨 올린다.

4 천천히 제자리로 돌아오며 동작을 반복한다.

5 10~15회 반복하고, 양쪽 번갈아가며 3세트 진행한다.

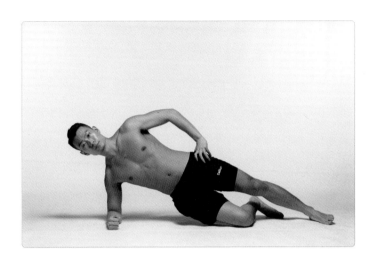

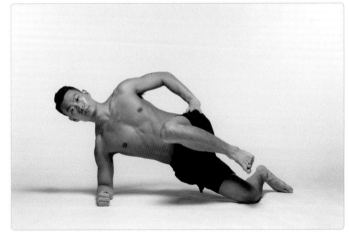

① 고관절을 굽히는 동안 지지하고 있는 쪽 엉덩이가 아래로 처지지 않도록 주의한다.

② 키가 커진다는 느낌으로 목부터 몸통까지 반듯한 자세를 유지한다.

① 고관절이 굴곡될 때 등이 굽어지지 않도록 한다.

② 자신이 설정한 고관절 굴곡 궤적에 맞게 정확한 움직임을 유지하도록 신경 쓴다.

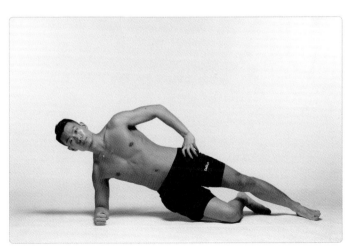

17 니 사이드 플랭크 어깨 굽힘(Knee Side Plank Shoulder Flexion)

사이드 플랭크 자세에서 어깨를 굽히는 동작은 어깨 움직임에 여러 이점을 제공한다. 서 있는 상태에서 팔을 들어올리는 어깨 굽힘(굴곡) 동작과 달리, 옆으로 누운 상태에서 어깨를 굽히면 중력의 저항이 측면에서 작용하므로 상대적으로 더 쉽게 어깨 굴곡 동작을 수행할 수 있다.

이러한 이유로, 어깨 재활 운동에서는 팔을 들어올리기 어려운 사람들에게 옆으로 누운 상태에서 팔을 들어올리며 어깨 굴곡의 움직임을 학습시키곤 한다. 중력의 저항이 적은 환경에서 움직임을 조절하는 과정은 겉근육보다는 속근육을 활성화시키며, 관절의 안정성을 강화하는 데 효과적이다.

또한, 사이드 플랭크 자세에서 측면 근육을 활성화한 상태로 어깨 굽힘을 최대 가동 범위까지 수행하면, 어깨를 굽히는 동안 측면 코어 근육이 함께 발달한다.

따라서 이 운동은 수영, 배드민턴, 배구 등 팔을 머리 위로 들어올리는 모든 스포츠에서 균형 잡힌 움직임을 돕고, 몸통의 안정성과 어깨의 협응력을 동시에 강화한다.

"저는 머리 위로 팔을 들어올릴 때 통증이 있었는데, 이 운동을 하면서 팔을 들어올릴 때 통증이 없어졌어요."

 **Q 근육에 큰 자극이 없는 데도
신체가 발달하는 건가요?**

A 기능성 운동의 목표는 움직임을 효율적으로 만들어 내는 것입니다. 근육에 큰 부하를 주어 근력을 발달시킬 수도 있지만, 신체의 여러 부위가 서로 협응하는 능력이나, 원하는 방향으로 쉽게 움직일 수 있는 조절력이 발달하지 않으며, 근육이 강해도 효율적으로 움직이기가 어려워집니다. 근육에 큰 자극이 없더라도, 복잡하고 다양한 동작을 통해 근육과 신경계의 상호 작용이 강화되기 때문에, 반복적인 훈련만으로 근육이 커지지 않아도 동작이 더 쉬워지고 움직임이 편해지는 것입니다. 만약 근육 크기를 증가시키는 것이 목표라면, 이 운동과 함께 무게 저항 트레이닝을 병행하는 것을 추천드립니다.

1 무릎을 대고 사이드 플랭크 자세를 만든다.

2 천천히 어깨를 굴곡시키며 손을 머리 위로 최대한 들어올린다.

3 다시 제자리로 팔을 내리고 동작을 반복한다.

4 10~15회 반복하고, 양쪽 번갈아가며 3세트 진행한다.

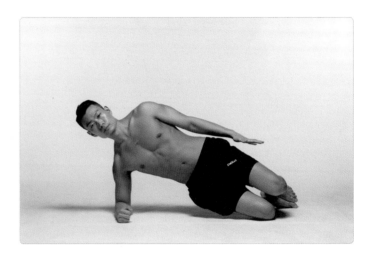

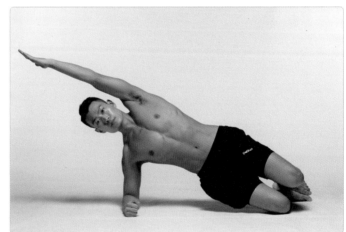

❶ 흉추의 신전과 견갑골의 후방경사가 잘 만들어지도록 하면서 어깨를 굴곡시킨다.

❷ 큰 반원을 그린다는 느낌으로 손을 멀리 뻗어주면서 어깨를 굴곡시킨다.

❶ 몸이 앞으로 기울어지지 않도록 주의한다.

❷ 통증이 없는 범위에서 운동한다.

❸ 어깨를 굴곡하는 동안 사이드 플랭크 자세를 잘 유지한다.

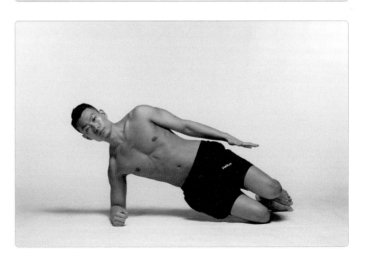

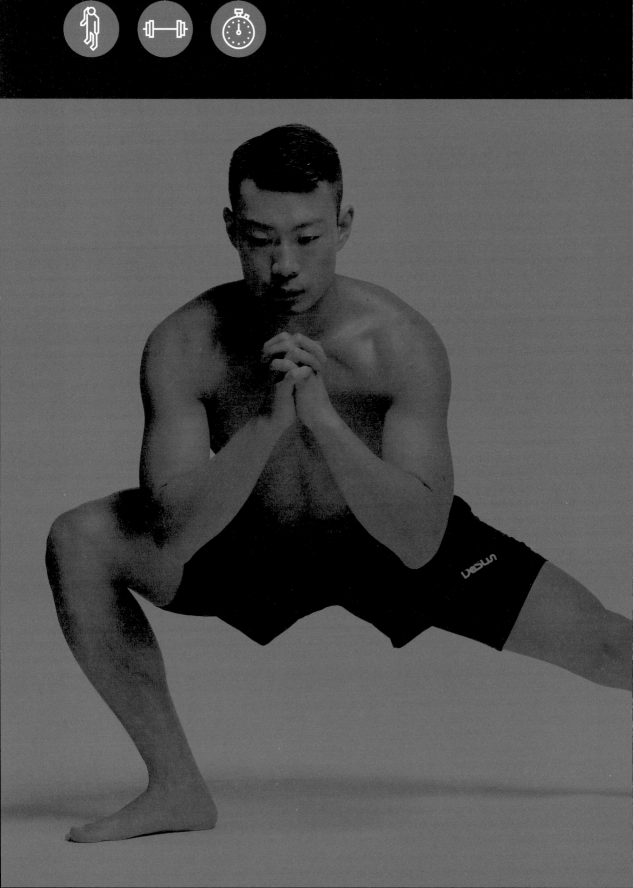

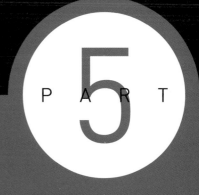

PART 5

스포츠와 일상을 모두
개선하는 기능성 근력 트레이닝

한 다리 운동(Single Leg Exercise)

한 다리 운동을 무조건 해야하는 다섯 가지 이유

과거에는 신체 기능을 평가할 때 주로 근육의 양과 근력 증가에 초점을 맞췄다. 올림픽 시즌이 되면 태릉선수촌에서 종목에 상관없이 선수들이 무거운 중량으로 스쿼트와 데드리프트 같은 운동을 했던 이유도 이 때문이다. 하지만 최근에는 신체 능력을 단순히 근육의 크기나 절대적인 근력 수치로만 평가하지 않는다. 스포츠 의학과 운동 과학의 발달로 부상 예방과 퍼포먼스 향상에는 근육의 크기뿐만 아니라 균형, 안정성, 유연성, 협응력 등 다양한 요소가 영향을 미친다는 사실이 밝혀졌기 때문이다. 이러한 변화는 훈련 방식에도 큰 변화를 가져왔다.

미국의 저명한 트레이너 마이클 보일은 선수들의 부상 위험을 줄이고 경기력을 높이기 위해 양측성 운동보다 편측성 운동, 즉 한쪽 다리로 하는 훈련을 강조한다. 나 역시 회원들의 운동 프로그램에서 스쿼트보다는 한 다리로 균형을 잡는 운동의 비중을 높이고 있다. 그렇다면 왜 한 다리 운동이 기능성 운동에서 필수적인지, 다섯 가지 이유를 통해 살펴 보겠다.

첫째, 한 다리 운동은 하체의 기능을 더 효과적으로 강화한다.

발목, 무릎, 고관절은 하체를 구성하는 대표적인 관절이다. 이 관절들이 제대로 기능하기 위해서는 관절을 둘러싼 근육들의 균형이 매우 중요하다. 예를 들어 발목의 안정성은 전경골근과 후경골근에 의해 유지되는데, 이 근육들은 발의 아치를 높여 발이 충격을 흡수할 수 있도록 돕는다. 무릎의 경우, 슬개골을 중심으로 연결된 허벅지 근육들이 균형을 유지해야 무릎 관절에 부담을 줄일 수 있다. 고관절 안정성은 중둔근이 책임지며, 중둔근이 약해지면 고관절의 기능이 떨어지게 된다. 연구에 따르면 이러한 관절들의 균형과 기능을 강화하는 데 한 다리 운동이 매우 효과적이다.

둘째, 한 다리 운동은 균형 감각을 향상시킨다.

우리 몸에는 균형을 유지하기 위한 전정 기관이 있다. 몸이 흔들리면 전정 기관은 뇌에 신호를 보내고, 뇌는 중심을 잡기 위해 여러 근육들을 활성화한다. 코어 안정성을 높이기 위해서는 몸속 깊은 근육들이 제대로 작동해야 한다. 이를 위해 균형을 유지하는 능력이 중요하다. 한 다리 운동은 이러한 균형을 잡아주는 신체의 심층 근육들을 활성화해 코어 근육을 발달시키고, 결과적으로 몸통의 안정성을 높여준다.

셋째, 한 다리 운동은 일상 생활과 스포츠에서의 기능을 향상시킨다.

일상에서 가장 흔한 움직임 중 하나가 걷기다. 계단 오르기, 달리기, 방향 전환과 같은 동작도 한 다리 운동과 밀접하게 연결되어 있다. 걷거나 달릴 때 두 발이 동시에 지면에 닿는 순간은 거의 없다. 방향 전환이나 점프 후 착지할 때도 한쪽 다리에 체중이 실린다.

한쪽 다리로 균형을 잡지 못하면 스포츠에서 부상 위험이 높아진다는 사실이 많은 연구를 통해 입증되었다. 따라서 한 다리 운동을 훈련하면 일상적인 움직임과 스포츠 동작에서의 기능을 강화해 주고 부상을 예방해 준다.

넷째, 한 다리 운동은 신체의 좌우 불균형을 개선한다.

누구나 약간의 좌우 불균형을 가지고 있지만, 불균형이 지나치게 크면 문제가 될 수 있다. 특히 신체의 좌우 밸런스를 유지하는 데 핵심적인 근육은 측면에 위치한 근육들이다. 그중에서도 중둔근은 신체의 균형을 잡아주는 중요한 근육이다. 한 다리 운동을 할 때는 중둔근이 활발하게 활성화된다. 좌우 균형이 맞지 않은 상태에서 스쿼트나 데드리프트 같은 양다리 운동을 무리하게 하면 불균형이 오히려 심화될 수 있다. 따라서 스쿼트나 데드리프트를 하기 전, 한 다리 운동을 준비 운동으로 사용하는 것이 매우 효과적이다.

다섯째, 한 다리 운동은 신경근 협응력을 향상시킨다.

신경근 협응력은 신경과 근육의 상호작용을 말한다. 신경이 근육에 명령을 내리고, 근육이 그 명령에 따라 움직임을 실행한 후, 다시 그 정보가 신경으로 전달되는 과정이 반복된다. 이 상호작용이 잘 이루어져야 다양한 움직임이 가능해진다. 불안정한 환경에서 다양한 정보를 뇌에 전달하고, 그에 맞게 몸을 조절하는 것이 신경계를 활성화하는 데 중요하다. 한 다리 운동은 신경이 근육에 더 많은 정보를 제공할 수 있도록 돕는다. 다양한 움직임을 통해 신경근 협응력을 향상시키는 것이 퍼포먼스를 높이는 방법이다.

한 다리 운동은 단순히 기능적인 근육을 강화하는 데 그치지 않는다. 신체의 균형과 안정성을 향상시키고, 부상 예방에도 중요한 역할을 한다. 하지만 무턱대고 따라 하기보다는 자신의 신체를 먼저 제대로 인지하고, 기본적인 조절 능력을 기른 후 동작의 복잡성을 높여가며 훈련해야 한다.

발목, 무릎, 고관절을 동시에 공략하는 한 다리 운동 네 가지

한 다리 운동의 프로그램을 구성할 때는 발목, 무릎, 고관절이 어떤 방향과 면에서 움직이는지를 고려하는 것이 중요하다. 지지하는 다리는 안정성이 필요하지만, 반대쪽 다리가 목표한 방향으로 움직일 때 지지하는 다리도 체중이 실린 상태에서 충분한 관절 가동 범위를 가져야 한다. 안정성과 가동성은 개념적으로 구분할 수 있지만, 실제 운동 동작에서는 이 두 가지를 따로 분리해 훈련할 수 없다. 지지하는 다리의 안정성과 가동성이 충분히 확보되야만 반대쪽 다리의 움직임도 원활히 조절할 수 있다.

한 다리 운동을 할 때 발목, 무릎, 고관절은 항상 함께 작용한다. 그러나 운동의 목적에 따라 어떤 부위를 중점적으로 훈련할지, 어떤 자세로 수행할지는 달라질 수 있다. 예를 들어, 무릎 관절을 타깃으로 한 한 다리 운동을 하려면 고관절의 움직임보다 무릎의 움직임을 더 강조해야 한다. 반대로, 고관절을 타깃으로 하려면 고관절의 움직임을 더 많이 가져가야 한다. 일상과 스포츠에서는 다양한 환경에서 무릎과 고관절이 여러 각도로 사용되기 때문에, 특정 각도나 특정 관절만을 집중해서 훈련하는 것이 아니라, 다양한 각도와 움직임을 통해 전반적인 운동을 수행하는 것이 중요하다.

다음에 소개할 네 가지 한 다리 운동은 이러한 다양한 환경을 고려하여 각 부위가 적절히 사용되도록 돕고, 한발로 균형을 잡으며 신체의 안정성을 기르는 데 중요한 역할을 할 것이다.

01 한 다리 전면 터치(Single Leg Front Touch)

한 발로 균형을 잡으며 반대 발을 얼마나 멀리 뻗을 수 있는지는 지지하는 다리가 얼마나 안정적으로 유연성과 힘을 발휘하는지를 보여주는 중요한 지표가 된다. 만약 무릎을 굽히는 힘이 부족하거나 발목의 유연성이 부족하다면, 발을 멀리 뻗기 전에 신체 균형이 깨질 것이다. 특히 발목 유연성이 부족하면 발을 멀리 뻗더라도 뒤꿈치가 바닥에서 떨어지거나 무릎이 정면을 바라보지 못하고 안쪽으로 무너지게 된다. 이러한 움직임은 무릎에 과도한 스트레스를 유발해 부상의 위험을 높인다.

발목과 무릎을 동시에 굽히는 동작은 일상 생활과 스포츠에서 매우 흔히 사용된다. 예를 들어, 농구에서 리바운드를 한 뒤 한 발로 착지하거나 축구에서 공중볼 경합 후 균형을 잃으며 한 발로 착지하는 상황에서, 하체는 충격을 흡수해 근육과 관절에 부담이 가지 않도록 해야 한다.

또한, 무릎에 통증이 있는 사람들은 계단을 오를 때보다 내려갈 때 통증을 더 많이 호소한다. 계단을 내려갈 때는 한 발로 지지하며 반대 발을 아래 계단에 딛는 과정에서 지지하는 다리가 유연성과 균형을 잡아주지 못하면 무릎에 가해지는 충격이 높아질 수 있다.

이 운동은 하체 안정화에 필요한 다양한 요소들을 훈련시켜 줌으로써, 스포츠와 일상에서 발생할 수 있는 부상의 위험을 줄이고, 더 나은 하체 움직임을 만들어 주는 데 필수적이다.

"저는 평소에는 무릎이 아프지 않다가, 계단을 내려가거나 산에서 하산할 때 무릎 통증이 심했어요. 이 운동을 꾸준히 하면서 한 다리씩 안정성을 길러준 뒤, 이제는 무릎 통증이 없어졌어요."

Q 무릎이 계속 안으로 모아지는데 어떻게 해야 할까요?

A 무릎이 안으로 모아지는 이유는 크게 세 가지가 있습니다. 첫째, 발목 유연성이 부족한 경우입니다. 발목이 더 이상 굽혀지지 않으면 그에 따라 보상으로 무릎이 안으로 모아지게 됩니다. 이 경우 발목 유연성 운동을 병행해 주셔야 합니다. 두 번째로, 고관절 벌림 근육의 힘이 약해서 고관절이 안으로 모아지고 회전되면서 무릎이 안으로 들어갈 수 있습니다. 이 경우에는 중둔근 운동을 통해 고관절 강화 운동을 병행해 보세요. 마지막으로, 유연성이나 근력은 충분하지만 무릎의 위치에 대한 인지 감각이 부족한 경우입니다. 이 경우, 평소 무릎이 안으로 모이는 패턴이 습관처럼 자리잡았을 수 있습니다. 이때는 무릎 전방에 레이저 포인트가 있다고 생각하고 무릎 정면을 응시하거나, 긴 폼롤러를 무릎 안쪽에 두고 폼롤러를 넘어뜨리지 않도록 하며 운동하면, 무릎 위치를 조절하기 위한 감각 피드백이 개선되어 도움이 될 수 있습니다.

1 한 다리로 중심을 잡은 뒤, 반대쪽 다리를 들어올린다.

2 들어올린 다리를 최대한 앞으로 내밀며 발가락 또는 발바닥을 바닥에 가볍게 터치한다.

3 천천히 제자리로 돌아온다.

4 10~15회 반복하고, 양쪽 번갈아가며 3세트 진행한다.

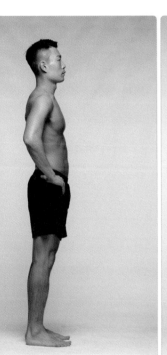
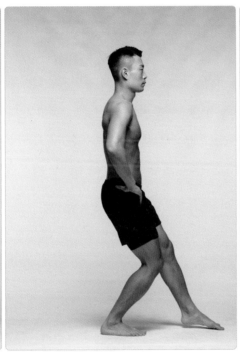
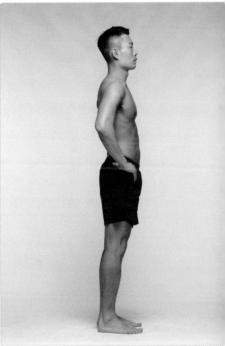

❶ 지지하고 있는 다리의 발목이 굽혀지는 것을 느낀다.
❷ 지지하고 있는 발의 뒤꿈치로 바닥을 눌러 준다는 느낌으로 운동한다.

❶ 지지하는 발의 아치가 무너지지 않도록 하고, 무릎은 정면을 바라보도록 한다.
❷ 지지하는 발의 뒤꿈치가 바닥에서 떨어지지 않도록 주의한다.

02 한 다리 측면 터치(Single Leg Lateral Touch)

한 다리 전면 터치 운동은 발을 앞으로 내밀며 신체를 앞뒤로 움직이는 시상면에서의 동작이다. 반면, 한 다리로 지지하며 반대 발을 측면으로 뻗는 운동은 좌우로 움직이는 관상면에서의 동작이다. 다양한 신체면과 방향에서 한 다리를 활용한 운동을 수행하는 것은 하체가 여러 방향에서의 움직임에도 흔들리지 않고 신체를 안정화하는 데 매우 중요한 훈련 원칙이다.

앞뒤 방향에서의 움직임은 하체 전면과 후면의 근육을 활성화하여 움직임과 안정성을 강화한다면, 좌우 방향에서의 움직임은 하체 측면의 안정성을 향상시킨다. 무릎에는 안정화를 담당하는 여러 인대가 존재한다. 하지만 무릎이 불안정해지면 이러한 인대들은 더 이상 부담을 견디지 못해 무릎을 보호하는 기능을 잃게 된다. 이로 인해 연쇄적으로 무릎 주변의 조직들이 손상되기 시작할 수 있다.

이러한 상황을 예방하려면 무릎을 안정화하기 위한 운동이 필수적이다. 다리를 바깥쪽으로 뻗는 동작은 지지하는 다리의 외측 안정화 근육을 활성화하고 강화하는 데 효과적이다. 이러한 근육이 강화되면 무릎의 슬개골을 감싸고 있는 인대들의 불필요한 피로를 줄이는 데 도움을 준다.

"저는 무릎 외측 측부 인대를 다친 뒤, 이 운동을 통해 성공적으로 재활을 했어요."

 Q 무릎에 통증이 있어도 이런 운동을 해도 되나요?

A 무릎 관절의 손상 여부와 통증의 정도에 따라 운동 가능 여부는 달라질 수 있습니다. 만약 일상적인 움직임에서도 무릎 통증이 심하거나, 현재 무릎 손상이 회복되지 않은 상태라면 체중을 지지하지 않는 운동부터 시작하는 것이 좋습니다. 그런 다음, 서서 하는 운동이나 한 다리를 사용하는 운동으로 점진적으로 난이도를 높여 나가는 것이 안전합니다. 운동 중이나 운동 후에 날카로운 통증이 느껴지거나 부종이 생긴다면, 이는 해당 부위가 부하를 견딜 만큼 회복되지 않았다는 신호입니다. 이 경우 즉시 운동을 중단하고, 운동 강도를 조정하거나 전문가의 상담을 받는 것이 필요합니다. 통증이 심하지 않다면, 자신의 상태를 면밀히 관찰하면서 무리가 되지 않는 범위에서 점진적으로 운동을 진행해 보세요. 이러한 접근은 무릎 통증의 회복과 관절 안정성을 강화하는 데 도움이 될 것입니다.

1 한 다리로 중심을 잡은 뒤, 반대쪽 다리를 뗀다.

2 지지하는 발의 복숭아뼈 라인을 따라 측면으로 발을 뻗어 지면을 가볍게 터치한다.

3 지지하는 다리의 무릎과 고관절이 굽혀지도록 한다.

4 다시 제자리로 천천히 돌아온다.

5 10~15회 반복하고, 양쪽 번갈아가며 3세트 진행한다.

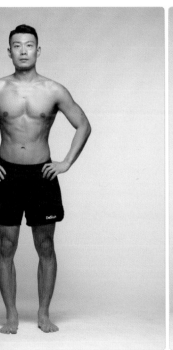
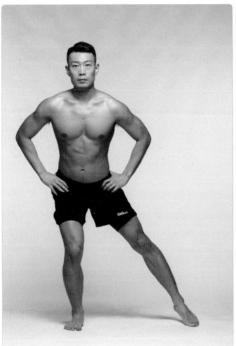
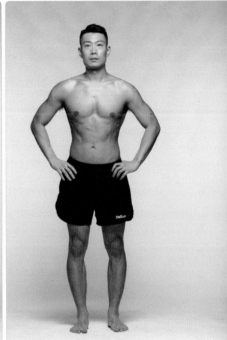

❶ 뻗는 발이 지지하는 발과 같은 선상으로 그대로 옆으로 뻗어주도록 한다.
❷ 지지하는 다리의 허벅지와 고관절 바깥쪽 근육에 힘이 들어오는 것을 느낀다.

❶ 지지하는 발의 뒤꿈치가 떨어지지 않도록 한다.
❷ 지지하는 발의 아치가 무너지면서 무릎이 안으로 들어가지 않도록 한다.

03 한 다리 데드리프트(Single Leg Deadlift)

데드리프트는 무거운 물체를 안전하게 들어올리는 가장 기본적인 동작이다. '데드(Dead)'는 완전히 움직임이 없는 상태를, '리프트(Lift)'는 이를 들어올리는 것을 의미한다. 역도 선수들이 역기를 들어올릴 때 사용하는 기본 자세가 바로 이 데드리프트 자세에서 시작되는데, 이는 인체역학적으로 무거운 물체를 들어올릴 때 가장 효율적이고 안전한 자세이기 때문이다. 일반적인 양발 데드리프트는 강력한 하체 근력을 기르는데 매우 효과적이지만, 실제 우리의 일상 생활이나 스포츠 활동은 대부분 한쪽 다리씩 번갈아가며 이루어진다. 이런 관점에서 한 다리 데드리프트는 기존 데드리프트의 장점을 살리면서도 더욱 기능적인 움직임을 만들어낸다. 한 다리 데드리프트의 동작을 수행할 때, 발목, 무릎, 고관절이 동시에 굽혀지면서 상체가 앞으로 기울어지게 된다. 이때 다리는 지면에 고정되어 있기 때문에, 골반과 몸통이 앞으로 숙여지면서 고관절의 굽힘이 일어난다. 이 과정에서 고관절을 펴주는 근육인 햄스트링과 대둔근이 늘어나게 되고, 다시 원래 자세로 돌아올 때 이 근육들이 수축하며 힘을 발휘하게 된다. 또한 한 다리로 균형을 잡고 있기 때문에 고관절의 측면 안정화를 담당하는 중둔근은 자연스럽게 활성화된다.

이러한 복합적인 기능 강화 효과로 인해 한 다리 데드리프트는 하체 재활, 부상 예방, 그리고 운동 수행능력 향상을 위한 필수적인 운동으로 자리매김하였다.

"러닝 코치님이 보강 훈련으로 이 운동을 많이 시켰는데, 동작의 기능적 의미를 이해하게 되니 더 자주 훈련하게 되었고, 막판 스퍼트를 할 때 힘이 좋아졌어요."

Q 저는 허리가 아파요

A 이 운동을 할 때 허리가 아픈 이유는 고관절의 굽힘, 즉 힙 힌지 동작이 제대로 이루어지지 않아 허리가 굽어졌을 가능성이 큽니다. 또한, 고개를 들어 정면을 바라보면서 동작을 수행하면 허리가 젖혀져 허리 근육이 긴장할 수 있습니다. 고관절 운동에서 배운 양발을 대고 하는 힙 힌지 운동을 통해 고관절 움직임을 충분히 학습한 뒤 운동을 진행하는 것이 좋습니다.

1 양발을 모아 바르게 선다.

2 한쪽 발을 뒤로 이동시키며, 지지하는 다리로 힙 힌지(고관절 굴곡) 자세를 만든다.

3 지지하는 다리의 무릎과 고관절을 펴주며 제자리로 돌아온다.

4 10~15회 반복하고, 양쪽 번갈아가며 3세트 진행한다.

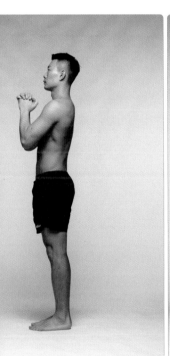
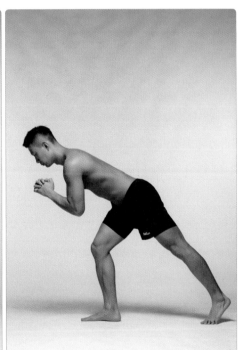
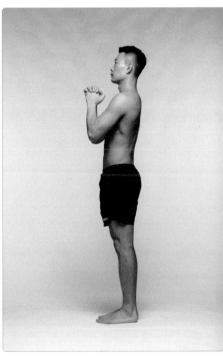

❶ 다리 동작이 익숙해지면 달릴 때의 팔 동작을 추가하여 어깨 관절과 고관절의 움직임을 협응시킨다.

❷ 고관절의 굴곡이 깊어질수록 상체가 기울어지며, 엉덩이 근육과 햄스트링이 더 많이 활성화된다.

❶ 지지하고 있는 다리의 무릎이 안으로 무너지지 않도록 한다.

❷ 뒤로 뻗는 다리의 골반이 회전하며 열리지 않도록 주의한다.

❸ 힙 힌지가 제대로 이루어지지 않아 등이 굽어지지 않도록 한다.

❹ 고개를 과하게 들어 허리가 젖혀지지 않도록 한다.

04 힙 에어플레인(Hip Airplane)

이 동작은 비행기의 몸체와 날개를 연상시키듯 고관절을 회전축으로 하여 몸을 돌리는 운동이다. 원래는 양팔을 벌려서 수행하지만, 고관절의 움직임에 더 집중하기 위해 손을 몸 앞쪽에 모아서 진행하기도 한다. 이 동작에서 가장 중요한 것은 회전의 중심이 반드시 고관절이어야 한다는 점이다.

많은 사람들이 이 동작을 수행할 때 고관절의 움직임을 제대로 인지하지 못해 몸통만 회전하는 실수를 범한다. 이렇게 되면 본래의 목적인 고관절 운동이 아닌 척추 운동이 되어 버린다. 올바른 수행을 위해서는 척추와 골반이 하나가 되어 움직여야 하고, 지면에 고정된 다리를 축으로 골반이 회전할 때 비로소 고관절의 회전 움직임이 만들어진다.

고관절은 어깨 관절과 마찬가지로 둥근 공이 컵 안에 들어가 있는 형태의 절구 관절이다. 이러한 구조적 특성 때문에 회전 능력은 필수적이다. 실제로 걷거나 달릴 때도 다리에서 발생한 힘이 전신으로 효율적으로 전달되기 위해서는 고관절의 회전이 반드시 수반되어야 한다.

특히 방향 전환이 필요한 스포츠나 회전 동작이 많은 스포츠에서는 고관절의 원활한 회전이 좋은 퍼포먼스의 기본이 된다. 만약 이러한 회전력이 부족하면, 본래 회전이 일어나지 말아야 할 무릎이나 허리에서 대신 회전이 발생하여 부상의 위험을 높이게 된다.

힙 에어플레인은 한 다리 운동에서 신체의 3면(시상면, 관상면, 횡단면) 중 횡단면을 훈련하는 동작이다. 따라서 앞서 학습한 다른 한 다리 운동들과 함께 수행함으로써 신체의 모든 움직임 면을 완벽하게 훈련할 수 있는 최종 단계의 운동이 된다.

"저는 고관절이 뻣뻣해서 골프를 칠 때 골반 회전이 잘 안됐었는데, 이 운동을 한 뒤로 스윙 자세가 좋아지고 비거리가 늘었어요."

Q 한 발로 균형을 잡을 때 발에 쥐가 나려고 해요.

A 발에는 많은 근육들이 발과 발목의 움직임을 돕고 있습니다. 이 근육들이 서로 균형을 잡고 조화롭게 작용할 때 체중을 지지하고, 몸이 바르게 서는 데 도움이 됩니다. 만약 발 근육이 약하거나 많은 근육들이 협응하지 못하면 갑작스러운 근육 긴장이 생길 수 있습니다. 이럴 때는 신발과 양말을 벗고 운동하는 것이 좋습니다. 발의 관절들이 자연스럽게 움직일 수 있는 환경을 제공하면, 발 근육들이 더 원활하게 협력하게 되어 쥐가 나는 현상이 줄어들 수 있습니다.

1 한쪽 다리를 뒤로 뻗은 상태에서, 지지하는 다리의 고관절을 굽혀준다.

2 뒤쪽 다리의 골반을 천천히 회전시켜 열어준다.

3 다시 천천히 골반을 닫아 제자리로 돌아온 후, 동작을 반복한다.

4 10회 반복하고, 양쪽 번갈아가며 3세트 진행한다.

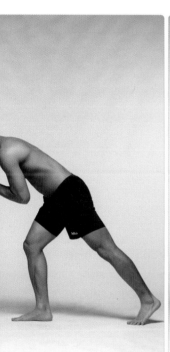
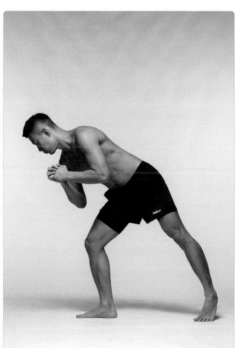
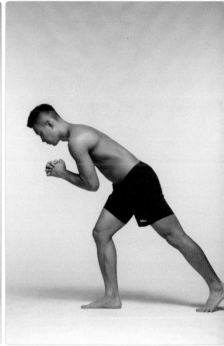

❶ 골반을 회전할 때, 지지하는 다리가 고정된 상태에서 엉덩이 바깥쪽 고관절이 회전하는 느낌을 느낀다.
❷ 골반의 움직임에 대한 인지가 부족하면, 양쪽 골반 바깥쪽에 손을 대어 골반이 돌아가는 것을 손으로 인지한다.
❸ 무게 중심을 앞으로 두어 지지하는 다리의 허벅지 뒤쪽과 엉덩이 근육에 힘이 들어오도록 한다.

❶ 골반을 돌릴 때 무릎이 안으로 들어가지 않도록 주의한다.
❷ 골반이 고정된 상태에서 흉추가 회전하지 않도록 한다. 이 자세에서는 흉추 회전이 타깃이 된다.

런지 (Lunge)

스쿼트의 부족함을 채워주는 런지의 매력

지금까지 배운 기능성 운동의 동작들에서는 런지 자세를 기반으로 한 자세가 많았다. 그만큼 런지가 신체 기능을 발달시키는 핵심 자세임을 의미한다. 런지는 원래 펜싱에서 한쪽 무릎을 굽히며 찌르는 동작을 뜻하지만, 펜싱뿐만 아니라 다양한 스포츠에서도 활용된다. 예를 들어, 테니스에서 몸 앞에 떨어지는 공을 치거나 옆으로 오는 공을 받아칠 때 모두 런지 동작이 필요하다. 등산이나 계단 오르기, 바닥에 앉았다 일어나는 일상적인 동작에서도 런지 자세가 사용된다.

런지 운동은 단순히 정적인 자세로 버티는 것만이 아니라 하체 근육의 힘을 발휘하여 앉았다 일어나는 동작으로도 수행될 수 있다. 우리가 흔히 아는 근력 운동에서의 런지는 이러한 방식을 통해 근력을 강화한다. 런지는 일반적인 한 다리 운동에 비해 더 큰 가동 범위를 활용하여 무릎 관절과 고관절을 사용한다. 이 동작을 수행할 때 고관절과 무릎이 깊게 굽혀지기 때문에 관절 주변 근육을 더 효율적으로 자극하고, 관절의 기능적인 움직임을 개선하는 데 도움을 준다.

또한, 런지는 고관절과 무릎의 굽힘과 펴는 동작을 만들어 내기 때문에 대퇴사두근, 햄스트링, 그리고 둔근과 같은 하체 근육의 활성화를 높인다. 특히 이 동작에서는 둔근이 강하게 작용하여 엉덩이 근육을 단련하는 데 매우 효과적이다.

스쿼트와 비교했을 때, 런지는 더 좁은 기저면에서 동작이 이루어지기 때문에 균형 유지에 더 많은 노력이 필요하다. 한 다리 운동과 마찬가지로 하체가 좁은 기저면에서도 체중을 지탱하면서 균형을 잡아야 하기 때문에 코어 근육을 비롯한 전신 근육들이 적극적으로 협력한다.

하지만 아무리 좋은 운동이라도 자신의 체력 수준에 맞지 않으면 운동 효과가 떨어질 뿐만 아니라 부상의 위험이 커질 수 있다. 따라서 런지 운동을 할 때는 자신의 체력과 유연성에 맞게 운동 동작의 가동 범위를 조절하는 것이 중요하다.

런지 마스터를 위한 운동 다섯 가지

최근 피트니스 업계와 물리치료 분야에서는 무릎 통증을 예방하거나 재활하는 과정에서 엉덩이 근육의 중요성이 부각되면서, 무릎 관절의 사용을 최소화하고 고관절의 움직임만을 강조하는 경향이 있다. 하지만 허벅지 힘이 제대로 길러지지 않은 상태에서 고관절 근육만 강하다면, 지면으로부터 전달되는 강한 힘이 발목을 거쳐 허벅지에서 엉덩이로 제대로 전달되지 못한다.

런지는 스쿼트와 비교했을 때 상대적으로 유연성이 부족한 사람도 깊은 가동 범위로 앉았다 일어날 수 있는 장점이 있다. 맨몸으로 수행하는 런지는 바벨과 같은 무게 저항을 사용해 가동 범위를 적게 하여 운동하는 것보다 더 큰 근육 자극을 느끼고, 그만큼 더 많은 운동 효과를 얻을 수 있다.

다음에 소개할 다섯 가지 런지 변형 동작은 한 다리 운동과 마찬가지로 다양한 방향과 움직임을 고려한 하체의 전반적인 기능 향상에 초점을 맞추고 있다.

05 제자리 런지(Lunge)

하체 재활 운동에서는 단계적인 접근이 매우 중요하다. 예를 들어, 달리기 동작으로 복귀하기 위한 재활 과정에시는 앞으로 이동하며 달리기를 하기 진에 민저 제자리에서 수직으로 뛰는 운동부터 시작한다. 이는 전방으로의 추진력을 만드는 것보다 수직 방향으로의 움직임이 신체에 더 적은 부하를 주기 때문이다.

이러한 원리는 런지 운동에도 동일하게 적용된다. 앞뒤로 이동하는 런지는 신체가 이동하면서 가속과 감속이 지속적으로 일어나 관절에 더 큰 부하가 가해진다. 반면, 제자리에서 수직으로 하는 런지는 이러한 가속과 감속의 부담이 줄어들어 더 안전하게 기본기를 다질 수 있다.

다만, 제자리에서 수행하는 런지라고 해서 결코 쉬운 운동은 아니다. 여전히 한쪽 다리의 안정성과 균형 능력이 크게 요구되므로, 균형 감각이 떨어지거나 근력이 부족하다면 주변 사물의 도움을 받아가며 안전하게 동작을 익혀 나가야 한다. 이러한 기초적인 수직 런지 동작의 숙달은 추후 다방향 런지 운동으로 발전하기 위한 필수적인 과정이다.

"런지 운동을 몇 달간 꾸준히 했더니, 작년에 힘들게 올랐던 한라산을 올해는 수월하게 다녀올 수 있었어요."

Q 무릎이 발목보다 앞으로 나가면
무릎에 부담을 주는 거 아닌가요?

A 무릎이 발목보다 앞으로 나오는 것은 스쿼트나 런지에서 자연스러운 움직임입니다. 다만 뒤꿈치가 뜨거나 체중이 무릎에 과도하게 실리면 무릎에 부담을 줄 수 있으니 주의가 필요합니다. 발 전체를 바닥에 고정하고 무게 중심을 몸통 중심에 두면서 운동하시면 안전하게 운동할 수 있습니다.

1 양발을 보폭보다 조금 더 넓게 앞뒤로 벌린다.

2 양쪽 무릎을 동시에 천천히 굽히며 앉는다.

3 앞발과 뒷발로 지면을 밀어주며 다시 제자리로 일어난다.

4 10~15회 반복하고, 양쪽 번갈아가며 3세트 진행한다.

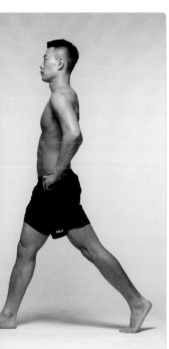
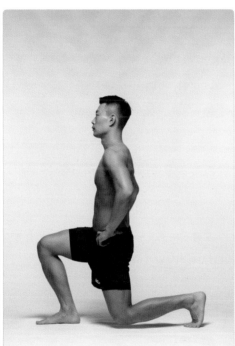
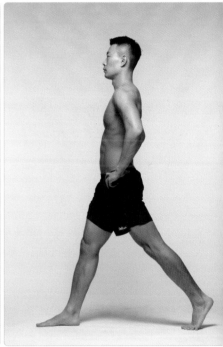

❶ 앞다리가 더 많은 일을 할 수 있도록 양발의 힘 비중을 앞다리에 60~70%, 뒷다리에 30~40%로 설정한다.
❷ 더 큰 가동 범위로 운동하기 위해 뒷다리의 무릎이 바닥에 닿을 정도로 운동한다.
❸ 고관절의 움직임을 함께 인지하기 위해 골반에 손을 얹고, 고관절이 굴곡되는 것을 느낀다.

❶ 무게 중심이 앞이나 뒤로 과도하게 쏠리지 않도록 한다.
❷ 무릎이 안으로 모이거나 바깥쪽으로 벌어지지 않게, 무릎이 정면을 바라보도록 한다.
❸ 무릎에 통증이 있으면 가동 범위를 줄여본다.

06 사이드 런지(Side Lunge)

사이드 런지는 측면으로 한쪽 다리를 뻗으며 수행하는 런지 동작이다. 많은 사람들이 플랭크는 알지만 사이드 플랭크를 잘 하지 않는 것처럼, 기존에 런지를 알고 있던 사람들도 사이드 런지는 잘 알지 못하거나 알고는 있어도 실제로 수행하지 않았을 것이다. 앞뒤 방향의 시상면 움직임이 우리에게 익숙하기 때문에, 자연스럽게 익숙한 동작만 하려는 경향이 있다. 하지만 이러한 편향된 훈련은 오히려 익숙하지 않은 동작에서 부상의 위험을 높일 수 있다.

다리를 측면으로 뻗으며 방향 전환을 할 때는 측면으로의 가속과 함께 하체 근육이 늘어나며(신장) 에너지를 흡수하는 감속 과정이 일어난다. 이러한 능력은 테니스나 배드민턴처럼 좌우로 빠르게 이동해야 하는 스포츠에서 특히 중요하다. 또한, 축구와 농구처럼 상대를 제치거나 공을 빼앗기 위해 빠른 방향 전환이 필요한 상황에서도 사이드 런지와 같은 측면 저항 훈련이 반드시 필요하다.

그래서 사이드 런지는 스포츠 선수라면 반드시 수행해 봤을 기능성 근력 강화 운동이다. 관상면에서의 운동답게, 이 동작은 고관절의 안쪽 근육인 내전근과 바깥쪽 근육인 외전근을 효과적으로 발달시킨다.

"저는 축구를 하던 중 방향 전환을 하다가 무릎 십자인대 부상을 입었어요. 재활 과정 동안 선생님께서 사이드 런지 운동을 많이 시키셨는데, 덕분에 지금은 무릎이 완전히 회복되어 축구를 즐기고 있습니다."

Q 깊이 앉을수록 좋은가요?

A 가동 범위를 많이 활용할수록 근육이 더 많은 힘을 발휘하게 되어 운동 강도가 높아지고, 효과도 더 좋아집니다. 하지만 자신의 관절 가동 범위와 근력 수준을 고려해 자세를 설정하는 것이 가장 중요합니다. 깊이 앉지 않는다고 해서 잘못된 자세는 아니니, 무리하지 않는 선에서 조금씩 범위를 늘려 나가 주세요.

1 차렷 자세로 선다.

2 한쪽 발을 옆으로 멀리 이동시키며, 이동한 쪽 다리의 무릎을 굽혀 앉고, 반대쪽 다리는 펴준다.

3 굽힌 쪽 다리를 펴면서 제자리로 돌아온다.

4 양쪽 다리를 번갈아가며 10~20회 반복한다.

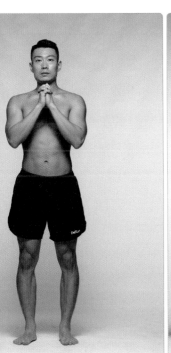

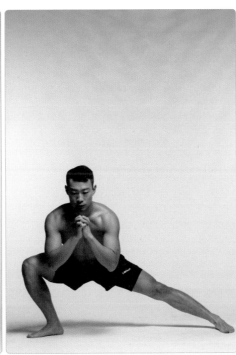

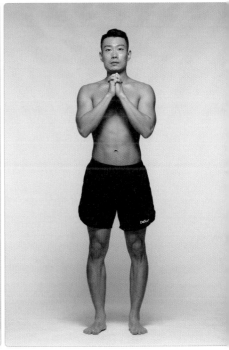

1 내전근에 힘이 들어오는 것을 느낀다.

2 힙 힌지 자세를 만들어 준다.

3 운동 난이도를 낮추기 위해서는 한 번에 동작을 하지 않고, 구분 동작으로 나눠서 수행한다.

1 굽힌 쪽 다리의 무릎이 안으로 모이지 않도록 2~3번째 발가락과 무릎이 같은 방향을 바라보게 한다.

2 양쪽 고관절의 근육을 고르게 타깃하기 위해, 몸통이 굽힌 다리 방향으로 돌아가지 않도록 하면서 몸통이 정면을 바라본 상태에서 운동한다.

07 프론트 런지(Front Lunge)

한쪽 다리를 전방으로 내딛는 프론트 런지는 하체의 신장성 수축과 근력을 효과적으로 훈련할 수 있는 동작이다. 앞으로 발을 내딛으면서 체중이 실리는 순간, 무릎은 굽혀지게 되고 이때 대퇴사두근은 신장되면서도 동시에 수축하게 된다. 이러한 신장성 수축은 무릎 관절이 과도하게 굽혀지는 것을 제어하면서 체중을 안정적으로 지탱하는 역할을 한다. 또한, 다시 시작 자세로 돌아오는 과정에서, 하체 근육이 신장되면서 흡수한 에너지를 마치 스프링처럼 활용하여 원래 자세로 돌아오게 된다. 여기서 플라이오매트릭(Plyometric) 운동의 원리가 적용된다.

플라이오매트릭은 근육이 빠르게 신장된 직후 더 강한 힘을 낼 수 있는 신장반사(Stretch Reflex)를 활용한 운동이다. 줄넘기를 할 때 발이 땅에 닿자마자 다시 튀어오르는 것과 같은 원리로, 근육의 탄성 에너지를 효과적으로 사용하는 방법이다. 육상 선수들이 달릴 때나 농구 선수들이 점프할 때, 이와 같이 근육이 빠르게 늘어났다가 짧아지면서 힘을 발휘하는 동작이 반복적으로 일어나게 된다. 프론트 런지는 이러한 움직임을 더 통제된 환경에서 훈련할 수 있게 해주는 효과적인 운동이다.

이러한 근육과 힘줄의 탄성을 활용한 운동은 스포츠 선수들뿐만 아니라 모든 연령대에서 중요하다. 특히 나이가 들수록 근육의 신장반사 능력이 자연스럽게 퇴화하기 때문에, 60대 이상의 연령층에서도 체력 수준에 맞게 이러한 운동을 꾸준히 실시하는 것이 매우 중요하다.

"60대이지만, 근력 수준에 맞게 무릎을 많이 굽히지 않으면서 프론트 런지를 하고 있어요. 덕분에 걸을 때 다리가 훨씬 가벼워지고, 힘 있게 걸을 수 있어 보폭도 더 커졌습니다."

Q 저는 무릎을 많이 굽히면 통증이 있는데,
이 운동을 해도 되나요?

A 통증이 없는 가동 범위 내에서 운동을 하신다면 괜찮습니다. 무릎을 조금만 굽히더라도 근육의 길이 변화는 크지 않지만, 근육이 무릎을 안정시키고 굽혔다 펴지는 움직임을 제어하면서 점차 무릎이 더 강해질 것입니다.

1 차렷 자세로 선다.

2 한쪽 다리를 앞으로 크게 내딛으며, 앞다리의 무릎을 굽혀 런지 자세를 만든다. 이때, 뒷다리의 무릎은 바닥에 가깝게 내려간다.

3 앞발로 지면을 밀어내며, 앞다리의 무릎과 고관절을 펴서 제자리로 돌아온다.

4 반대쪽 다리도 동일하게 동작을 반복한다.

5 10~20회 반복하고, 3세트 진행한다.

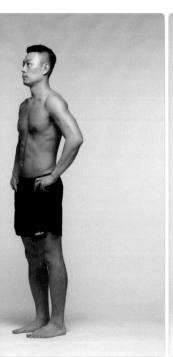
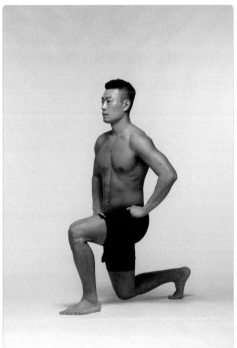
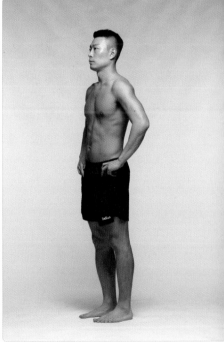

❶ 앞뒤 발에 체중을 적절히 나누어 균형을 잡되, 앞발에 더 많은 체중을 실어 앞다리의 엉덩이와 허벅지 근육을 더 활성화시킨다.
❷ 양쪽 다리를 번갈아가며 운동하거나 한쪽 다리로만 동작을 반복할 수 있다.

❶ 무릎이 정면을 향하도록 한다.
❷ 한 번에 앞발을 이동시키며 앉기가 어렵다면, 앞발을 먼저 딛고 나서 앉는다.

08 백 런지(Back Lunge)

백 런지는 한쪽 다리를 뒤로 보내면서 수행하는 런지 동작이다. 프론트 런지와 동일하게 시상면에서 이루어지는 움직임이지만, 다리를 뒤로 빼는 방식은 근육의 활성화 패턴에 차이를 만들어낸다.

한쪽 다리를 뒤로 빼면서 앉는 과정에서 앞쪽 지지 다리의 고관절에 체중이 실리는 비율이 높아진다. 이때 앞쪽 다리의 대둔근(엉덩이 근육)과 햄스트링(허벅지 뒤쪽 근육)이 체중에 대한 저항을 견디면서 강하게 활성화된다.

이 동작은 프론트 런지에 비해 더 어렵게 느껴질 수 있다. 프론트 런지는 신체 전면에서 눈으로 확인할 수 있는 곳에 발을 딛기 때문에 공간에 대한 인지가 쉽지만, 백 런지는 보이지 않는 후면에 발을 위치시켜야 하기 때문이다. 이렇게 시각적 피드백 없이 신체 감각만을 활용해 수행하는 운동은 고유수용감각을 극대화하여 근육과 관절의 감각 지도를 더욱 정교하게 만들어준다. 이는 마치 내비게이션을 업데이트하는 것처럼 우리 몸의 위치 감각 시스템을 향상시키는 효과가 있다

"처음엔 뒤로 발을 정확히 지면에 갖다 대는 것부터 어려웠어요. 하지만 꾸준히 연습하다 보니 제 발이 어느 지점에서 지면을 터치하는지 정확히 인지할 수 있게 되었고, 그 덕분에 신체도 더 균형 잡힌 상태로 운동할 수 있게 됐어요."

 상체를 기울여도 괜찮나요?

상체를 힙 힌지 자세처럼 앞으로 기울이면 고관절의 굽혀짐이 더 강조됩니다. 둔부 자극에 더 집중하고 싶거나, 무릎에 가해지는 부하를 줄이고 싶다면 이러한 방법을 하나의 전략으로 사용할 수 있습니다. 그러나 상체를 지나치게 기울여 고관절만 강조하면 발목이나 무릎이 충분히 역할을 하지 못해 균형적인 운동 측면에서는 바람직하지 않습니다.

1 차렷 자세로 선다.

2 한쪽 발을 뒤로 크게 내딛으며, 앞다리의 무릎을 굽혀 런지 자세를 만든다. 이때, 뒷다리의 무릎은 바닥에 가깝게 내려 간다.

3 앞발로 지면을 밀어내며, 앞다리의 무릎과 고관절을 펴서 제 자리로 돌아온다.

4 반대쪽 다리도 동일하게 동작을 반복한다.

5 10~20회 반복하고, 3세트 진행한다.

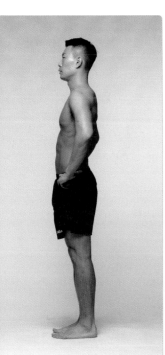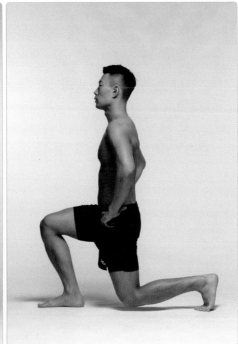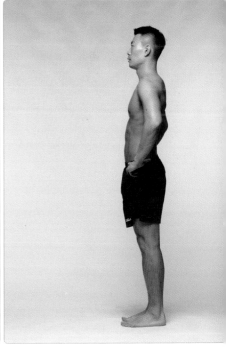

❶ 양쪽 다리를 번갈아가며 운동하거나 한쪽 다리로만 동작 을 반복할 수 있다.
❷ 한 발을 뒤로 내딛을 때는 발을 최대한 지면에 늦게 갖다 댄다고 생각하며, 앞쪽 다리로 버티면서 앉는다.

❶ 발을 뒤로 내딛을 때, 앞쪽 다리의 긴장감이 풀리거나 무게 중심이 뒤로 쏠리지 않도록 한다.
❷ 한 번에 뒷발을 이동시키며 앉기가 어렵다면, 뒷발을 먼저 딛고 나서 앉는다.

09 사이드 투 사이드 런지(Side To Side Lunge)

좌우로 번갈아가며 실시하는 사이드 투 사이드 런지는 관상면에서의 움직임을 연속적으로 수행하는 동작이다. 한쪽으로 체중을 이동했다기 다시 반대쪽으로 체중을 옮기는 과정에서 하체의 유연성, 안정성, 그리고 순발력이 모두 요구되는 복합적인 운동이다.

이 운동은 축구 선수들의 서혜부 부상을 예방하기 위한 필수적인 운동으로, 코펜하겐 운동과 함께 여러 연구에서도 그 효과가 입증되었다. 실제로 많은 축구 선수들과 다양한 스포츠 선수들이 내전근 부상 방지를 위해 이 운동을 준비 운동과 보조 운동으로 프로그램에 포함시키고 있다.

이 운동은 반복적으로 내전근을 늘려주면서 하체 유연성 향상에도 큰 효과가 있다. 내전근 스트레칭을 통해 하체 유연성을 평가한 다음, 이 운동 후 다시 스트레칭을 해보면 얼마나 이 운동이 유연성 향상에 도움을 주는지 알 수 있다.

기초적인 스트레칭이 필요한 수준이 아니라면 가벼운 부하로 이러한 기능성 근력 운동을 수행함으로써 스트레칭 효과와 근력 향상을 동시에 얻을 수 있다는 것을 의미한다.

"사이드 투 사이드 런지를 꾸준히 했더니, 내전근 약화로 인한 오다리가 개선됐어요."

Q **하루에 여러 번 해도 괜찮나요?**

A 한 번 운동할 때 한두 세트씩만 진행한다면, 하루에 여러 번 해도 괜찮습니다. 이렇게 자주 반복하는 방식은 움직임을 더 잘 학습하고 익히는 데 도움이 됩니다. 하지만 한 번 운동한 후 하체에 근육통이나 피로를 느낀다면, 충분히 휴식한 뒤에 진행하는 것이 좋습니다.

1 발을 45도 정도 바깥으로 벌린 상태에서 양발을 넓게 벌리고 선다.

2 한쪽 무릎을 굽히며, 옆으로 사이드 런지를 한다. 반대쪽 다리는 펴준다.

3 굽힌 쪽 다리로 지면을 밀어내며 반대쪽으로 이동해, 반대쪽 다리의 무릎을 굽히며 사이드 런지를 한다.

4 양쪽을 번갈아가며 동작을 반복한다.

5 10~20회 반복하며 3세트 진행한다.

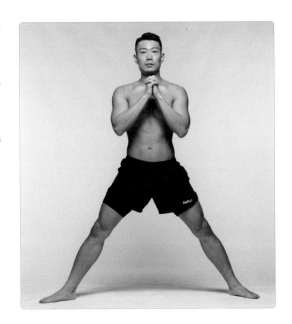

1 엉덩이를 뒤로 밀어내며 힙 힌지 동작을 만들어준다.
2 무릎에 부담이 있다면, 사이드로 이동할 때 체중이 무릎이 아닌 엉덩이 쪽으로 실리도록 한다.
3 다리를 펴는 쪽 내전근이 늘어나는 것을 느끼며, 근육이 신장되는 느낌을 유지한다.
4 천천히 동작을 수행하며 움직임의 정확성에 집중한다.

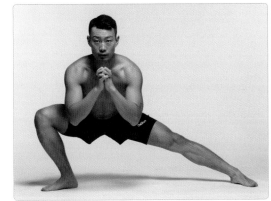

1 무릎이 안으로 모이지 않도록 주의하고, 무릎이 2~3번째 발가락과 같은 방향을 유지하도록 한다.
2 상체가 지나치게 앞으로 기울어지지 않도록 한다.
3 굽힌 다리 쪽 발의 뒤꿈치가 들리지 않도록 한다.

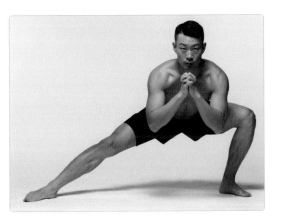

푸시업(Push Up)

푸시업을 할 수 없다면 어깨 재활은 아직 끝난 게 아니다

어깨 재활 운동은 부상 상태에 따라 단계별로 진행된다. 각 단계에서는 어깨 기능을 회복하기 위한 다양한 전략이 사용된다. 초기에는 어깨 가동 범위를 개선하는 데 중점을 두고, 이후에는 어깨 근육의 힘을 키우고 주변 관절과의 협응력을 높이는 훈련을 한다. 마지막 단계에서는 부상을 일으켰던 동작이나 평소 수행하던 스포츠 동작을 재현해 어깨가 실전에서 잘 반응하도록 대비한다. 이 단계에서 푸시업은 실전적인 어깨 기능을 발달시키는 데 매우 유용한 운동이 될 수 있다.

푸시업은 팔을 앞으로 밀어내는 과정에서 어깨 굽힘, 팔꿈치 폄, 견갑골 벌림 같은 움직임이 조화롭게 이루어지며, 몸통과 하체는 중력을 지탱하기 위해 끊임없이 활성화된다. 이 동작은 스포츠뿐만 아니라, 문을 밀 때나 아이를 안을 때처럼 일상 생활에서도 중요한 역할을 한다. 이처럼 팔을 앞으로 굽히는 모든 자세에는 푸시업의 움직임과 원리가 담겨 있다.

푸시업이 어깨 재활에 중요한 이유는 실전에서 사용되는 움직임과 유사할 뿐만 아니라 어깨의 여러 관절이 체중과 중력을 버티며 조화롭게 협력하기 때문이다. 많은 사람들이 팔을 움직일 때 어깨와 팔꿈치, 견갑골을 따로 사용하는 경향이 있다. 특히 고

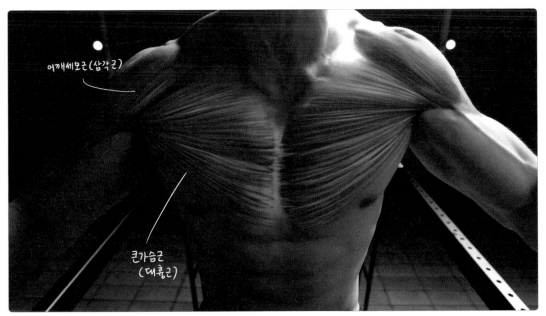

어깨세모근(삼각근)

큰가슴근
(대흉근)

푸시업을 할 때 쓰이는 대흉근과 삼각근

립식 웨이트 트레이닝을 자주 해온 사람들은 특정 근육만을 자극하는 습관이 있다. 예를 들어 벤치프레스를 자주 하던 사람은 푸시업을 할 때 견갑골을 제대로 벌리지 않고 모아둔 채로 팔을 펴기 쉬운데, 이는 가슴 근육을 자극하는 데 효과적일 수 있지만 결과적으로 미는 동작에서의 어깨 관절 협응을 방해할 수 있다. 팔뼈가 움직일 때 견갑골도 함께 움직여야 어깨가 기능적으로 작용한다. 그렇지 않으면 일상 생활에서도 어깨 부상을 일으킬 수 있는 잘못된 움직임 패턴이 생길 수 있다.

보디빌딩식 웨이트 트레이닝이 나쁘다는 것은 아니다. 근육의 미적인 측면을 강조하기 위해서는 그에 맞는 방식으로 운동하면 된다. 나도 여름철에는 근육미를 위해 그렇게 운동을 한다. 중요한 것은 얼마나 균형 잡힌 운동을 하고 있느냐다.

대흉근 자극에 초점을 맞춘 자세로 운동하더라도, 준비 운동과 보조 운동에서 견갑골의 움직임과 전신 관절을 협력하여 사용하는 운동을 한다면, 불균형을 예방하면서도 멋진 근육을 만들 수 있다.

몸에 좋은 음식을 주로 먹으면서 가끔 영양가 없는 음식을 즐긴다고 해서 바로 건강에 해가 되지는 않는다. 또한 몸에 좋다는 음식도 한 가지 음식만 먹거나 과식을 하면 영양 불균형이 생기고 탈이 난다. 푸시업도 몸에 좋은 운동이지만 자신의 수준에 맞지 않게 무리해서 한다면 오히려 부상을 당할 수 있다.

다음에 배워볼 다섯 가지 난이도별 푸시업은 현재 자신이 어떠한 자세로 푸시업을 훈련해야 할지 난이도를 평가하는 것은 물론, 점진적으로 푸시업의 강도를 올려 나가면서 부상 없이 좋은 효과를 얻을 수 있도록 도와줄 것이다.

단계별로 마스터하는 다섯 가지 푸시업

자신이 어떤 단계에서 푸시업을 연습해야 하는지 가장 쉽게 확인하는 방법은 낮은 단계부터 시작해 보는 것이다. 만약 해당 단계에서 푸시업을 수행할 때 자세가 흐트러지거나, 불편함이 있거나, 동작이 원활하지 않다면 이전 단계로 돌아가 충분히 연습한 후 다음 단계로 넘어가는 것이 좋다. 운동에서 신체의 발전을 위한 적절한 강도는 너무 쉽지도, 지나치게 어렵지도 않은 수준이어야 한다. 따라서 운동 중과 운동 후에 자신의 컨디션을 점검하며 난이도를 지속적으로 조절해야 한다.

높은 강도로 훈련을 계속하기보다는 오히려 비교적 낮은 강도로 정확한 자세를 유지하면서 자주 반복하는 것이 부상을 예방하고 지속 가능한 운동 습관을 만들어 장기적으로 더 효과적일 수 있다. 운동을 시작하기 전 난이도를 설정하는 데 고민이 많다면 1단계부터 시도해 보며 자신의 수준을 빨리 파악하는 것이 현명한 방법이다. 운동 계획은 처음부터 완벽할 수 없고, 지속적인 수정과 보완이 필요하다.

만약 푸시업을 처음 접하는 사람이라면 단계별 푸시업에 들어가기 전에 '푸시업의 흔한 실수 다섯 가지'를 먼저 숙지한 후 연습을 시작하길 권한다.

10 웨이브 무릎 푸시업(Wave Knee Push Up)

1 무릎을 대고 엎드린 자세를 취한다. 손목은 어깨 바로 아래에 두고, 몸을 일직선으로 유지한다.

2 코브라 자세처럼 가슴을 앞으로 밀며 팔꿈치를 굽혀 가슴이 바닥 가까이 내려가도록 한다.

3 가슴을 들어올리며 몸통을 젖혀 부드럽게 제자리로 돌아온다.

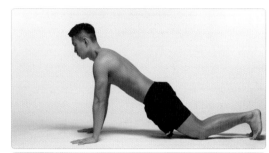

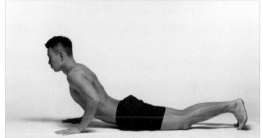

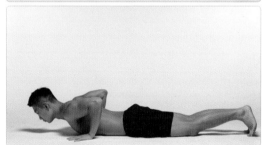

모든 운동에서 난이도를 낮추는 방법은 타깃 근육에 가해지는 부하를 줄이기 위해 다른 근육과 관절을 함께 동원하거나 저항을 최소화하는 것이다. 푸시업은 대흉근, 삼각근, 삼두근이 주 타깃이 되는 운동이지만, 동작 중 척추의 움직임을 추가하면 이 근육들이 보조적으로 작용해 푸시업이 더 쉬워질 수 있다.

이 동작 안에서도 푸시업의 난이도를 조절할 수 있다. 몸통의 웨이브를 만들면서 팔과 가슴에 더 많은 무게를 실으면 난이도가 높아지고, 척추의 움직임을 더 활용하면 동작이 쉬워진다.

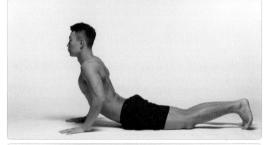

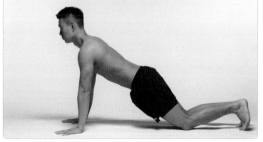

11 네거티브 무릎 푸시업 & 웨이브 무릎 푸시업

1 무릎을 대고 엎드린 자세를 취한다. 손목은 어깨 바로 아래에 두고, 몸을 일직선으로 유지한다.

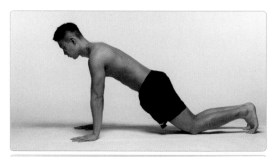

2 팔꿈치를 천천히 굽히며 가슴을 바닥 쪽으로 낮춘다. 이때 상체와 코어에 힘을 주고, 몸이 바닥으로 내려가는 속도를 버티면서 조절한다(네거티브 푸시업).

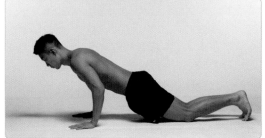

3 가슴이 바닥 가까이까지 내려가면, 가슴을 앞으로 밀어내며 몸통을 젖혀 부드럽게 웨이브처럼 상체를 들어올린다. 코브라 자세 이후 엉덩이도 함께 들며 제자리로 돌아온다(웨이브 푸시업).

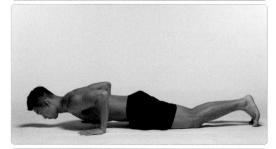

4 다시 무릎을 댄 엎드린 자세로 돌아와 동작을 반복한다.

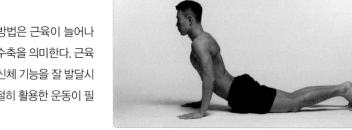

운동에서 네거티브(Negative) 훈련 방법은 근육이 늘어나면서 저항을 버티는 동작, 즉 신장성 수축을 의미한다. 근육의 수축에는 세 가지 종류가 있으며, 신체 기능을 잘 발달시키기 위해서는 이 세 가지 수축을 적절히 활용한 운동이 필요하다고 배웠다.

그중 신장성 수축의 장점은 천천히 저항을 버티면서 동작을 수행할 수 있어 보다 안전하게 운동할 수 있고, 근육이 늘어나는 과정에서 근육에 더 많은 장력이 발생하여 근육 강화 측면에서도 매우 효과적이다.

또한, 몸을 지면에서 밀어 올리기 전에 푸시업의 동작 구간에서 저항을 버티는 훈련을 통해 해당 구간에 대한 적응을 우선적으로 만드는 데에도 신장성 수축이 큰 도움이 된다.

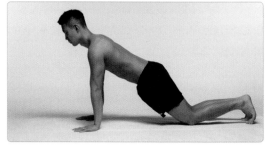

12 무릎 푸시업(Knee Push Up)

1 무릎을 대고 엎드린 자세를 취한다. 손목은 어깨 바로 아래에 위치시키고, 몸은 일직선을 유지한다.

2 팔꿈치를 굽히며 천천히 가슴을 바닥 쪽으로 내린다. 팔꿈치는 약간 바깥쪽으로 향하게 하여 어깨와 팔의 긴장을 유지한다.

3 가슴이 바닥에 가까워졌을 때, 척추를 반듯하게 세운 상태를 유지하며 팔을 펴서 다시 원래 자세로 돌아온다.

4 설정한 횟수나 시간만큼 반복하여 수행한다.

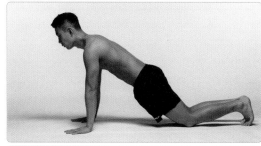

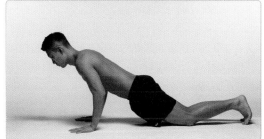

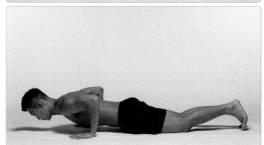

많은 사람들이 푸시업을 처음 시작할 때, 난이도를 낮추기 위해 무릎을 대고 정자세 푸시업을 시도한다. 하지만 운동 경험이 없는 사람이 이전의 1단계나 2단계 푸시업을 충분히 거치지 않고 바로 이 동작부터 시작한다면 부상의 위험이 있을 수 있다. 이 자세는 생각보다 쉬운 동작이 아니기 때문이다.

무릎 푸시업은 척추를 반듯하게 세우고 체중의 부하를 버티면서 내려갔다가 다시 밀어 올리는 동작으로, 운동 경험이 어느 정도 있는 남성들도 한 세트를 제대로 수행하면 대흉근에 강한 자극을 느낄 정도로 만만치 않은 동작이다. 운동 초보자라면 단계를 거치며 점진적으로 진행하는 것이 안전하고 효과적이다.

무릎을 대고 하는 푸시업에서 목표로 해야 하는 것은 팔꿈치, 어깨, 척추와 같은 상체의 움직임을 제대로 컨트롤할 수 있는 능력을 기르는 것이다. 이것이 되어야 다리를 펴는 푸시업 동작에서 상하체의 협응을 쉽게 만들어 낼 수 있다.

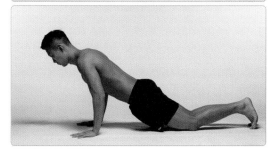

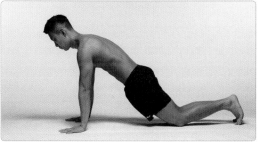

푸시업 가이드 4단계

13 네거티브 푸시업 & 무릎 푸시업

1 하이 플랭크 자세를 취한다. 발가락으로 바닥을 눌러 지지하고, 손목은 어깨와 일직선이 되도록 하며, 몸은 일직선을 유지하고 코어에 힘을 단단히 준다.

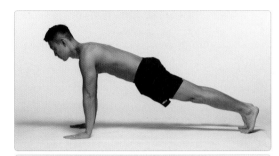

2 팔꿈치를 천천히 굽히며 가슴을 바닥 가까이 내린다. 이때 엉덩이가 위로 들리지 않도록 몸 전체를 일직선으로 유지한다.

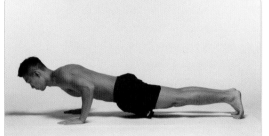

3 가슴이 바닥 가까이에 도달하면, 무릎을 바닥에 댄 상태에서 팔을 펴며 상체를 다시 밀어 올린다.

4 무릎을 다시 편 후, 하이 플랭크 자세로 돌아가 동작을 반복한다.

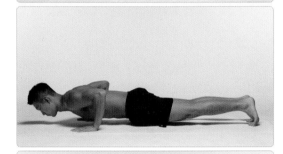

이제 다리를 펴고 푸시업을 할 준비를 시작할 때이다. 무릎을 대고 훈련한 후 바로 다리를 펴서 푸시업을 시도할 수도 있지만, 부상을 예방하고 신체를 최적화하기 위해 반드시 거쳐야 할 단계가 있다. 그것은 바로 네거티브 푸시업이다. 다리를 펴고 상체를 밀어 올릴 힘이 아직 부족할 수 있기 때문에, 하이 플랭크 자세에서 몸 전체를 사용해 천천히 내려가는 동작을 먼저 연습하는 것이다. 밀어 올리는 동작이 어려워도, 내려갈 때 버티는 것은 상대적으로 쉬울 수 있어 이를 활용하여 근육의 신장성 수축을 훈련한다.

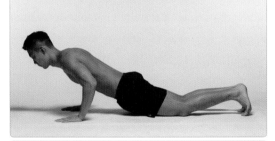

이 과정을 통해 하체, 코어, 상체까지 전신을 조화롭게 사용하는 법을 익히고, 다리를 펴고 푸시업을 할 수 있도록 점진적으로 근력을 향상시킬 수 있다. 이를 통해 최종 단계인 정자세 푸시업을 보다 안정적이고 효율적으로 수행할 수 있다.

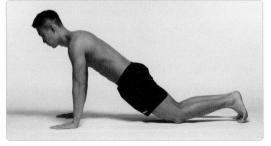

14 푸시업(Push Up)

1 하이 플랭크 자세를 취한다. 발가락으로 바닥을 눌러 몸을 지탱하고, 손목은 어깨와 일직선이 되도록 하며, 몸 전체를 일직선으로 유지한다.

2 팔꿈치를 천천히 굽히며 가슴을 바닥 쪽으로 내린다. 이때 코어를 단단히 유지하며 엉덩이와 몸 전체가 일직선을 유지하도록 한다.

3 가슴이 바닥 가까이에 도달하면, 팔을 펴며 상체를 밀어 올려 다시 하이 플랭크 자세로 돌아온다.

4 설정한 횟수만큼 동작을 반복한다.

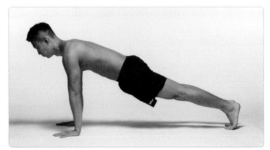

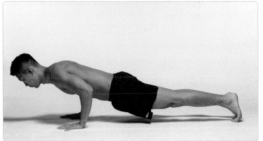

푸시업을 여러 단계로 연습해 왔다면 그 과정에서 이미 상체 근력은 많이 향상되었을 것이다. 푸시업은 앞서 말했던 것처럼 재활과 건강 관리 측면에서 중요한 운동이지만, 그 자체가 목적이 되어서는 안 된다. 우리가 푸시업을 연습하는 이유는 어깨 관절의 움직임, 상하체의 협응력 등을 기르기 위함이지, 단순히 푸시업 동작 자체를 완성하는 데 있는 것이 아니다. 하버드 대학의 연구에서도 푸시업 기록이 좋았던 사람들이 심혈관 질환에 걸릴 확률이 낮았다고 밝혔지만, 이는 푸시업을 잘하는 것이 곧 심혈관 건강과 직결된다는 의미는 아니다. 푸시업을 할 수 있었던 사람들은 꾸준한 운동을 통해 전반적인 신체 건강을 유지해왔기 때문에, 결과적으로 이러한 상관 관계가 나타난 것이다. 중요한 것은 자신의 수준에 맞는 방식으로 푸시업을 연습하며 꾸준히 운동을 이어가는 것이고, 이를 통해 전반적인 신체 기능을 발달시키는 것이 핵심이다. 다리를 펴서 푸시업을 하거나 더 어려운 변형 푸시업을 할 수 있는 것은 신체 기능의 한 지표일 뿐이지, 이것이 모든 신체 능력을 나타내는 절대적인 척도는 아니기 때문이다. 마지막으로 다시 한 번 강조하지만, 푸시업을 완성하는 과정에서의 성장에 집중하는 것이 중요하다. 꾸준한 연습과 적절한 난이도 설정이 신체 기능을 자연스럽게 발전시켜줄 것이다.

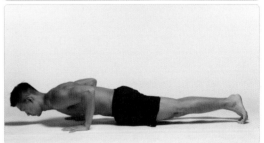

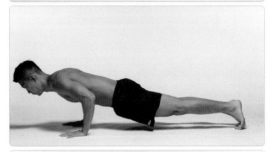

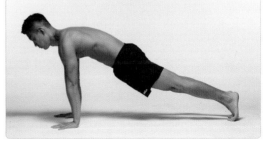

푸시업의 흔한 실수 다섯 가지

지금까지 배운 모든 동작과 방금까지 배웠던 푸시업도 그렇듯이, 잘못된 자세를 취했다고 해서 모든 사람이 부상을 입는 것은 아니다. 평생 올바르지 않은 자세로 운동해도 부상 없이 지내는 사람들도 있다. 부상은 여러 가지 요인이 복합적으로 작용해 발생한다. 하지만 그 요인들을 모두 파악하는 것은 불가능하다. 그래서 누구에게나 일률적으로 적용할 수 있는 보편적인 '올바른 자세'를 제시하는 것이고, 이를 통해 부상의 확률을 줄이는 것이 목표다.

'난 이 자세로 해도 다치지 않는데?'라고 조롱 섞인 말투로 반박하는 사람들도 있을 수 있다. 그러한 개인적인 경험만으로 모든 사람에게 적용되는 결론을 내릴 수는 없다. 그래서 다음으로 다섯 가지 잘못된 자세들의 문제점과, 그것들이 어떻게 부상으로 이어질 수 있는지에 대해 이야기해 볼 것이다.

1 팔꿈치가 어깨선상으로 벌어진 자세

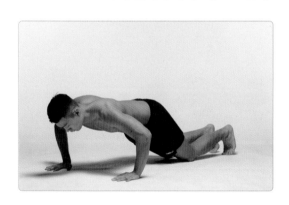

푸시업 자세에서 팔꿈치가 벌어진다는 것은 그만큼 어깨 관절이 내회전된다는 것을 의미한다. 팔이 벌어진 채로 푸시업을 하는 자세를 그대로 세운다면, 어깨 관절이 어깨선까지 외전된 상태에서 내회전된 모습이 된다. 이 자세는 어깨의 회전근개 중 극상근이 지나가는 견봉하공간이 좁아지는 자세와 같다. 만약 어깨충돌증후군이나 회전근개 손상이 있다면, 특히 손상 초반에 어깨의 내회전 자세를 조심해야 한다. 손상된 힘줄은 염증으로 인해 두꺼워져 있고, 좁아진 공간은 회복을 방해하고 통증을 다시 유발하게 만들 수 있기 때문이다. 그래서 어깨 통증이 있는 경우에는 팔꿈치를 몸에 가깝게 위치시키고 푸시업을 하는 것이 어깨 부담을 줄이는 데 더 효과적이다.

2 내려가는 동작에서 목이 앞으로 빠지고 견갑골이 과도하게 모이는 자세

푸시업에서 내려가는 동작 시 견갑골을 모아줘야 한다는 상식은 많은 사람들이 알고 있지만, 실제로 이를 제대로 실천하는 사람은 많지 않다. 견갑골은 팔꿈치가 굽혀

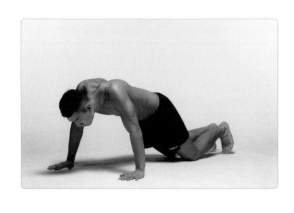

지는 속도에 맞춰 천천히 모아줘야 하는데, 팔꿈 치가 굽혀지기 전에 견갑골이 먼저 모이면 목이 앞으로 빠지고 어깨 관절의 리듬이 깨지게 된다.

어깨 기능성 운동 파트에서도 설명했듯이, 팔뼈의 움직임과 견갑골의 움직임은 일정한 리듬으로 서로 조화를 이루어야 한다. 만약 팔이 움직이기 전에 견갑골이 먼저 움직였다면, 견갑골이 아

무리 잘 모였다고 해도 팔뼈와의 조화가 이루어지지 않았기 때문에 어깨의 안정성이 떨어질 수 있고 어깨 근육의 힘을 발휘할 수 없다.

이러한 리듬을 유지하기 위해서는 팔꿈치를 굽히는 동작에 신경을 쓰면서 목이 앞으로 빠지지 않도록 턱을 당기고, 뒤통수를 천장 쪽으로 밀어주는 자세를 유지하는 것이 중요하다. 또한, 견갑골이 팔뼈의 움직임 속도에·맞춰 천천히 모아지도록 버티는 동작을 연습하는 것도 필요하다. 점진적 훈련 단계에서 '네거티브 푸시업'을 통해 버티면서 내리는 연습을 우선적으로 하는 이유가 바로 이러한 어깨 관절의 협응력을 기르기 위함이다.

3 미는 동작에서 견갑골이 충분히 벌어지지 않는 자세

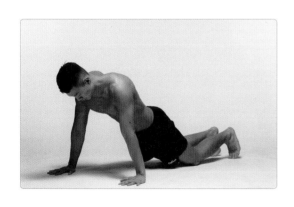

푸시업 동작의 마지막 단계에서 팔을 완전히 폈을 때, 견갑골은 자연스럽게 벌어져야 한다. 팔을 앞으로 미는 동작과 견갑골이 벌어지는 동작은 하나의 세트로 이루어진다. 예를 들어, 전방에 있는 물건을 잡으려 손을 앞으로 뻗어 보면, 의식하지 않아도 견갑골이 자연스럽게 벌어지는 것을 느낄 수 있다. 하지만 견갑골을 뒤로 모은 상태에

서 팔을 앞으로 뻗으려 한다면, 어깨의 움직임이 부자연스러울 뿐만 아니라 어깨 주변에 불편함을 느낄 수 있다.

엄밀히 말하면, 견갑골이 모아진 상태에서 팔을 뻗는 동작은 견갑골이 몸에 제대로 밀착되지 않고 날개처럼 떠 있는 '익상견갑(Winging Scapula)' 자세다. 이 문제는 전거근 (serratus anterior)의 기능과 관련이 있다. 전거근은 견갑골을 바깥쪽으로 벌려주는 주

요 근육이기 때문에, 견갑골이 바르게 움직이려면 이 근육이 제대로 활성화되어야 한다. 어깨충돌증후군을 개선하기 위해 전거근을 강화해야 한다는 말도, 팔뼈가 움직일 때 견갑골이 잘 벌어지도록 돕는 역할 때문인 것이다.

4 손바닥이 지면에서 떨어진 자세

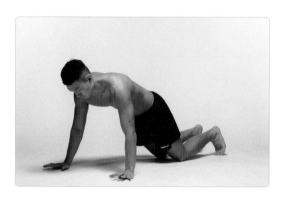

이 자세가 좋지 않은 이유는 간단한 예시로 설명할 수 있다. 스쿼트를 할 때 발 뒤꿈치로만 체중을 지탱한다고 가정해 보자. 발가락과 발바닥이 지면에 제대로 닿지 않은 상태에서 스쿼트를 하면, 허벅지와 엉덩이 근육에 힘이 올바르게 전달되지 않는다. 물론, 앞서 배웠던 발목 기능성 운동처럼 특정 관절을 선택적으로 강화하기 위한 목적으로 그렇게 운동할 수 있지만, 허벅지와 엉덩이를 타깃으로 한 스쿼트라면 발 전체가 지면에 고르게 닿아 지면 반력을 제대로 활용해야 한다.

푸시업도 마찬가지다. 손이 바닥에 완전히 붙어 지면을 밀어내는 힘을 손을 통해 전달해야 하는데, 손바닥이 떨어져 있으면 그 힘이 제대로 상체로 전달되지 않는다. 마치 스쿼트에서 발 전체로 체중을 지탱하지 않으면 힘이 제대로 전달되지 않는 것과 같은 원리다.

발목이나 무릎의 문제를 볼 때 발가락의 기능을 평가한다. 발가락의 기능에 문제가 있으면 발목과 무릎이 그 기능을 대신해서 과사용될 수 있기 때문이다. 푸시업을 할 때도 손바닥과 손가락이 지면을 제대로 누르면서 제 역할을 하지 않으면 손목이나 팔꿈치가 대신하게 되어 과부하가 걸릴 수 있다. 손가락과 손바닥이 지면에 고르게 닿아 있으면, 지면에서 발생하는 힘이 손목, 팔꿈치, 어깨로 균형 있게 전달되어 불필요한 신체 부담을 줄일 수 있다.

손목이 뻣뻣해서 손바닥 전체를 지면에 대기 어려운 사람은 푸시업바를 사용해 손에서부터 손목과 팔꿈치를 지나 어깨까지 자연스럽게 힘이 전달되는 느낌을 받으며 운동해야 한다.

5 견갑골을 벌린 채로 고정한 자세

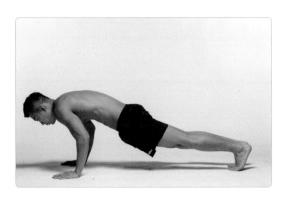

이 동작을 푸시업에서 올바르지 않은 자세로 구분하는 것에 대해선 갑론을박이 있을 수 있다. 단순히 이 자세가 옳다 그르다라고 단정짓기보다는, 왜 이 자세가 적절하지 않은지 설명을 듣고 어떤 전제로 그런 주장이 나오는지 이해하는 것이 불필요한 논쟁을 피하는 데 도움이 된다. 모든 운동 자세는 관점에 따라 조심해야 할 자세가 될 수도 있고, 올바른 자세가 될 수도 있다.

이 동작은 견갑골을 벌린 채로 고정한 자세다. 어깨 관절의 올바른 사용 측면에서 보면 팔뼈가 움직일 때 견갑골이 협응하지 못한 부자연스러운 자세로 볼 수 있다. 그러나 플란체나 프론트레버 같은 고난이도의 맨몸 운동에서는 이러한 자세가 훈련 방법으로 유용하다. 견갑골을 충분히 벌려두면 복부 주변 근육이 더 활성화되고, 어깨를 단단히 고정할 수 있기 때문이다. 이런 특수한 맨몸 운동 동작에서는 이러한 자세가 도움이 될 수 있다.

하지만 일상적인 기능과 신체의 자연스러운 움직임이 목표라면, 팔뼈가 움직일 때 견갑골도 자연스럽게 함께 움직이는 것이 중요하다는 점을 기억해야 한다.

에필로그

이제 여러분만의 레시피로
운동을 만들어 보세요

인터넷에는 수많은 운동 정보와 방법들이 넘쳐납니다. 그 정보의 홍수 속에서 자신에게 맞는 운동을 찾고, 앞으로 나아갈 방향을 계획하는 것은 쉽지 않을 것입니다. 저또한 전공 외의 다른 분야에서 정보를 찾다 보면 여러 가지 정보가 오히려 혼란을 키우는 경우가 많습니다.

최근 제게 사랑스러운 아기가 태어났습니다. 초보 부모로서 모르는 것이 많아 인터넷에서 여러 정보를 찾아 보았는데, 사람마다 의견이 다 다르고, 심지어 전문가들조차서로 다른 말을 하다 보니 혼란만 더해지더군요. 결국 저는 정보 검색을 그만두기로했습니다. 대부분의 정보가 본질은 놓친 채 결과만을 중시하고, 아기의 상황이나 성향에 대한 설명 없이 단편적인 정보만 나열하는 경우가 많았기 때문입니다. 그래서 저는육아를 하면서 본질에 더 집중하고, 스스로 생각하고 탐구하기로 결심했습니다. 단순히 모르는 것을 빨리 해결하려고 정보를 모으는 것이 오히려 중심을 잃고 혼란에 빠질 수 있다는 것을 깨달았습니다.

운동도 마찬가지입니다. 어떤 운동이 좋다고 해서 무작정 따라 하기보다는, 내가 그운동을 왜 해야 하고, 그것이 나에게 왜 필요한지 명확하게 이해한 상태에서 운동을해야 합니다. 그럴 때 그 운동이 진정으로 의미가 있는 것입니다.

초창기에 제가 유튜브 콘텐츠를 만들 때, 영상이 길다는 이유로 '세 줄 요약해 달라'

는 댓글이 많았습니다. 하지만 저는 단순히 운동 동작만을 보여주는 것이 아니라, 그 동작이 가지는 의미까지도 전달하고 싶었기 때문에 영상이 길어질 수밖에 없었습니다. 구독자가 빠르게 늘지 않았지만, 제가 추구하는 운동과 움직임의 본질에 충실하고자 했습니다. 요즘은 짧은 영상이 인기를 끌며 많은 콘텐츠가 빠르게 결론만을 전달합니다. 하지만 그 트렌드 속에서도 저는 자막이나 설명을 통해 운동의 본질과 이해를 돕기 위해 꾸준히 노력하고 있습니다.

이번 BASIC 과정이 여러분에게 완벽한 정답은 아닐 수 있습니다. 앞으로도 스스로의 몸과 움직임을 계속 탐구하고 경험을 쌓으셔야 합니다. 이 BASIC 과정은 여러분에게 올바른 첫걸음을 제공하는 기초 중의 기초라고 생각합니다. 이 과정을 통해 보이지 않던 것들이 보이기 시작했을 것이라 확신합니다.

어려운 것만이 좋은 것은 아닙니다. 알파벳도 모르는 상태에서 어려운 영어 원서를 읽는 것은 좋은 공부가 아닙니다. 오히려 동화책이 더 좋은 시작이 될 수 있습니다. 마찬가지로, 좋은 운동이라고 무조건 따라 하기보다는 자신의 몸에 맞는 운동을 선택해야 합니다.

이제는 자신에게 맞는 운동을 찾기 위해 지금까지 배운 움직임의 재료들을 활용해, 적극적으로 자신만의 레시피를 만들어 운동 프로그램을 구성해 보세요. 처음 요리를 할 때는 간을 제대로 맞추기 어려울 수 있지만, 경험이 쌓이면 남들이 흉내 낼 수 없는 자신만의 조리법이 생기듯, 운동도 마찬가지입니다. 자신의 움직임을 이해하고 자신에게 맞는 운동 방법을 지속적으로 탐구하다 보면, 남들이 대신 만들어 줄 수 없는 나만의 운동 프로그램이 완성될 것입니다.

저는 앞으로도 운동 콘텐츠를 통해 다양한 운동의 기능적 해석과 방법들을 제시하며 많은 사람들의 운동 여정에 길라잡이가 되도록 노력할 것입니다. 여러분도 몸에 대한 공부를 멈추지 마시고, 평생 함께 할 자신의 신체를 발전시키기 위해 꾸준히 도전하시고 정진하시길 바랍니다.

감사합니다.

데스런 윤현용